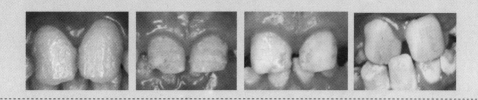

口腔遗传病学
Genetic Diseases of Oral Cavity

段小红　编著

第四军医大学口腔医学院

U0391801

人民卫生出版社

图书在版编目（CIP）数据

口腔遗传病学 / 段小红编著 . —北京：人民卫生出版社，
2012.12
ISBN 978-7-117-16566-2

Ⅰ. ①口… Ⅱ. ①段… Ⅲ. ①口腔疾病－遗传病－
诊疗 Ⅳ. ①R78

中国版本图书馆 CIP 数据核字（2012）第 248052 号

人卫社官网	**www.pmph.com**	出版物查询，在线购书
人卫医学网	**www.ipmph.com**	医学考试辅导，医学数 据库服务，医学教育资 源，大众健康资讯

口腔遗传病学

编　　著：段小红
出版发行：人民卫生出版社（中继线 010-59780011）
地　　址：北京市朝阳区潘家园南里19号
邮　　编：100021
E－mail：pmph@pmph.com
购书热线：010-67605754　010-65264830
　　　　　010-59787586　010-59787592
印　　刷：北京中新伟业印刷有限公司
经　　销：新华书店
开　　本：787×1092　1/16　印张：13　插页：4
字　　数：316千字
版　　次：2012年12月第1版　2012年12月第1版第1次印刷
标准书号：ISBN 978-7-117-16566-2/R · 16567
定　　价：45.00元

序

我国的医学遗传学兴起于 20 世纪 60 年代，最初以遗传病病例报道为主，随后北京、湖南等地开展了相关的分子诊断，20 世纪 80 年代初一些高等医学院校开设了医学遗传学课程。经过几十年的发展，我国在医学遗传学的基础研究和临床诊断方面取得了较快的进步，特别是近十年，呈现出一个迅速发展的趋势。口腔医学领域相关的遗传学研究在近二十年也取得了一些进展，2001 年中国学者在国际遗传学顶级杂志——《自然遗传》上率先报道了遗传性牙本质发育不全的相关致病基因，该研究引起了国内外同行的关注，推进了我国口腔医学领域遗传学的临床和研究工作，目前这一领域的研究已日益深入和广泛。但从整体上来看，我国口腔遗传病学的医疗、教学和科研发展滞后，特别是在教学方面。口腔专业学生通常是在口腔专业课的学习中，通过口腔生物学、口腔组织病理学、儿童口腔医学等教材散在地接触与口腔相关的遗传性疾病知识，这些知识较为凌乱、缺乏系统性、内容也很有限。这样的知识背景远不能满足在口腔临床工作中诊断和治疗口腔遗传病及与口腔相关的全身性遗传病的需要。系统地对口腔专业学生、口腔医师进行口腔遗传性疾病的教学，将有助于提升口腔医师对口腔遗传性疾病的认知能力，提升对口腔遗传性疾病的诊疗和研究水平。

段小红教授主编的这本《口腔遗传病学》适应了这种教学、研究和临床工作的需求。系统深入地介绍了医学遗传学基本理论、口腔遗传性疾病发生的细胞和分子基础、常见的与口腔相关的遗传性疾病、口腔遗传性疾病的临床诊断和鉴别诊断、口腔遗传病学的研究方法等。其中，常见的口腔遗传性疾病是本书的重点，其包括牙体组织相关的遗传病（如牙的形态和数目、釉质、牙本质、牙骨质、牙根等相关的遗传性疾病）、颌骨、唾液腺、皮肤等相关遗传病。在口腔颌面部有异常表现的系统性遗传性疾病也是本书的亮点之一。本书较为全面地总结了该领域的基本知识、基本理论和基本研究方法，收集了一百余种与口腔颌面相关的遗传性疾病，介绍了国内外在此领域的一些经典和最新的研究成果，是我国口腔遗传病学领域一本具有重要影响力的教科书。这本书的出版标志着我国口腔遗传病学的发展进入了一个新的阶段，并已成为口腔医学知识体系的重要组成部分。广大口腔医务人员和科研人员，以及口腔医学生将借此系统地学习和掌握口腔遗传性疾病知识，并指导其临床和研究工作，期望本书能够促进我国口腔遗传病学的教学和科学研究。

段小红教授是一位优秀的青年学者，近十年中在口腔遗传病学领域进行了大量的医疗、教学和科研工作，曾两次赴美国 Johns Hopkins 大学医学院和美国国家基因研究所专项从事口腔遗传病的研究，积累了较丰富的经验。回国后一直从事该领域的研究，形成了自己的学术专长，在第四军医大学口腔医学院首次为口腔医学生开设了口腔遗传病学课程，并开设了口腔罕见病与遗传病门诊、建立了口腔罕见病与遗传病咨询网、揭示了多种遗传性疾病在口腔颌面特有的表现，并重点对氯通道基因突变引起的遗传性疾病及其内在机制进行了一系列的研究。衷心期望段教授的耕耘能够结出丰硕的果实，也希望有越来越多的同行关注她的工作，与她同行，共同造福患者们。

第四军医大学口腔医学院院长　教授

2012 年 10 月

前　言

迄今为止，已明确的人类单基因遗传病达 4000 余种。在全球范围内，每年出生的新生儿中，3%～4% 有严重的先天性疾病；我国每年出生缺陷的发生率在 4% 以上，全国每年发生的出生缺陷有 50 万～60 万例，其中遗传因素引发的出生缺陷占 25%。目前国内多所口腔医学院正在开展相关的遗传病学研究，并呈逐年上升的趋势。

我从 2002 年开始接触遗传病学的相关知识，2004～2007 年在美国 Johns Hopkins 大学医学院进行博士后研究，主要从事囊性纤维化、Dent 病等遗传性疾病的研究。医学遗传学最早由 Johns Hopkins 大学医学院的 Victor A McKusick 教授提出，目前国际遗传学网站 OMIM 也是由 Johns Hopkins 大学医学院建立并维持。在近三年的博士后研究中，通过耳濡目染、课题研究、临床观摩，萌生了长期进行遗传病学研究的想法。2007 年回国后我投入了更多的精力开展了口腔遗传病学的临床和科研教学工作，于 2010 年 10 月为我校（第四军医大学口腔医学院）口腔专业的本科生开设了口腔遗传病学课程，并多次为各种继续教育班讲授口腔常见的遗传性疾病，并于 2011 年 3 月在我校口腔医院正式开设了口腔罕见病与遗传病门诊。近十年中，获得了国家、教育部、省市等多方的课题资助进行遗传病的科研工作，也发表了口腔遗传病学相关的中英文文章。2011 年 11 月我再次赴美在美国国立卫生研究所的基因研究所（National Human Genome Research Institute，NHGRI）进行访问学习，参加了"未诊断疾病项目"，包括临床查房会诊和参与相关的基础研究，进一步拓展了医学遗传学方面的知识。

本书的撰写历时 3 年，在此期间我借鉴了 1990 年由陆可望、施荣山和杨保秀编著的《遗传性口腔疾病》、Robert J.Gorlin 博士不同版本的《Syndromes of the Head and Neck》，以及正式发表的口腔遗传病学相关中英文章和大量的网络数据库资料，旨在为我国口腔相关人员提供一个现代的、系统的口腔遗传病学知识的介绍。本书内容涵盖了口腔临床和口腔基础的知识内容，既有临床病例介绍，又有相关遗传病的基础研究内容，非常适合本科生、研究生、口腔专业人员和科研人员对口腔遗传病学的学习，协助其进行科研设计和临床实践，并激发其从临床中发现问题、解决问题。期望本书能够促进我国口腔遗传病学的教学和科学研究，促进相关疾病临床诊断标准的制订和专业术语的规范化，希望更多的人加入到口腔遗传病学的研究队伍之中。

感谢毛天球教授（口腔颌面外科专业）、周以钧教授（牙周黏膜病学专业）和毛勇副主任医师（口腔修复学专业）审阅本书。

段小红

2012 年 10 月

目　录

第一章

医学遗传学基础理论

第一节　遗传学概述

一、遗传病的概念和特点

1. 遗传病的概念　遗传病或遗传性疾病（genetic diseases，genetic disorders，hereditary diseases）是指遗传物质的结构或功能异常，并按一定的方式传于后代的疾病。具体来讲，由亲代传递到后代的是遗传性疾病的遗传信息，后代按照这种遗传信息发育形成遗传性疾病。

2. 遗传病的特点

（1）先天性：是指生来就有的，如牙本质发育不全（dentinogenesis imperfecta）是一种常染色体显性遗传病，当其牙齿萌出时即表现出异常的牙本质特征。但不是所有的遗传病都是先天性的，如亨廷顿病（Huntington's disease）是一种典型的常染色体显性遗传病，但它往往在 35 岁以后才发病。

（2）家族性：是指疾病的发生具有家族聚集性，如亲代与子代间代代相传；但不是所有的遗传病都表现为家族性，如白化病（albinism）在家系中很可能仅仅是偶发的，患儿父母亲均为正常。家族性疾病可能是遗传的，如遗传性牙本质发育不全，也可能是环境因素所造成，如家族性的夜盲症。

遗传性疾病在临床上还有下列特点：①患者在亲祖代和子孙中是以一定数量比例出现的（即患者与正常成员间有一定的数量关系）；②该病不延伸至无亲缘关系的个体，即环境因素所致疾病在一代中按水平方式出现，而遗传性疾病一般则按"垂直方式"出现，这在显性遗传性疾病中尤其突出；③如果是遗传性疾病，单卵双生比双卵双生同时患病的机会大得多。

二、人类遗传病的分类

人类遗传病的种类繁多，据统计，目前每年新发现的遗传性综合征有 100 种左右，现代医学遗传学将人类遗传病划分为以下 5 类：

1. 单基因遗传病　单基因遗传病（monogenic disorders，single gene disorders）是指由单基因突变所致的遗传性疾病。这种突变可发生于两条染色体中的一条，由此所引起的疾病呈常染色体（或性染色体）显性遗传；也可同时存在于两条染色体上，由此所引起的

1

疾病呈常染色体（或性染色体）隐性遗传。这类单基因病较少见，发生率较高时也仅为 1/500，但其危害很大。遗传性釉质发育不全（amelogenesis imperfecta）、牙本质发育不全多为单基因遗传病。

2. 多基因遗传病　多基因遗传病（polygenic disorders，multifactorial disorders）包括有一定家族史但没有单基因性状遗传中所见到的系谱特征的一类疾病，如某些先天性畸形及若干人类常见病（高血压、动脉粥样硬化、糖尿病、哮喘、自身免疫性疾病、老年痴呆、某些精神分裂症、类风湿关节炎等）。口腔常见的多基因遗传病包括唇腭裂以及某些类型的牙周病等。

3. 染色体遗传病　染色体遗传病（chromosomal disorders）是染色体结构或数目异常引起的一类疾病。从本质上说，这类疾病涉及一个或多个基因结构或数量上的变化，因此，对个体的危害往往大于单基因病和多基因病，其中最常见的染色体异常为 Down 综合征（唐氏综合征，Down syndrome），又称 21 三体综合征（21 trisomy syndrome）。

4. 体细胞遗传病　单基因病、多基因病和染色体病的遗传异常发生在人体所有细胞包括生殖细胞（精子和卵子）的 DNA 中，并能传递给下一代。而体细胞遗传病（somatic cell genetic disorders）只在特异的体细胞中发生；这类疾病包括恶性肿瘤、白血病、自身免疫缺陷病以及衰老等。体细胞基因突变是此类疾病发生的基础。

5. 线粒体遗传病　线粒体是细胞内的一个重要细胞器，是除细胞核之外唯一含有 DNA 的细胞器，具有自己的蛋白质翻译系统和遗传密码。线粒体遗传病（mitochondrial disorders）是由线粒体 DNA 缺陷引起的疾病，包括 Leber 视神经萎缩等，该类疾病具有独特的遗传模式和临床特征。

三、遗传因素和环境因素的关系

遗传是生物体的基本生命现象，表现为性状在亲代与子代之间的相似性和连续性。人类的一切正常或异常的性状综合起来看都是遗传与环境共同作用的结果，但它们在每一具体性状的表现上可能不尽相同，可分为以下几类：

1. 遗传因素决定发病　该类疾病的发生并非与环境因素无关，只是还不能确定哪些特定的环境因素是发病所必需的，例如单基因遗传病中的先天性成骨不全（osteogenesis imperfecta）、白化病（albinism）、血友病 A（haemophilia A）以及一些染色体病。

2. 遗传因素起主导作用　此类疾病的发生需要一定的环境因素诱发，例如单基因遗传病中的苯丙酮尿症，在几十年前人们只知道它与遗传有关，后来研究发现，吃了含苯丙氨酸量多的食物才诱发本病；葡萄糖 -6- 磷酸脱氢酶缺乏症（俗称蚕豆病）除有遗传基础外，需要食用蚕豆或服用氧化性药物伯氨喹等外因诱发溶血性贫血。

3. 遗传因素和环境因素共同参与　该类疾病的遗传度各不相同，即遗传因素对发病作用的大小是不同的。例如在唇裂、腭裂、先天性幽门狭窄等畸形中，遗传度都在 70% 以上，说明遗传因素对这些疾病的发生较为重要。另一些病，例如在先天性心脏病、十二指肠溃疡、某些糖尿病等的发生中，环境因素的作用比较重要，而遗传因素的作用较小，遗传度不足 40%，但是就其发病来说，也必须有遗传基础。

4. 环境因素决定发病　该类疾病与遗传因素基本上无关，例如烧伤、烫伤等外伤的发生与遗传因素无关。有人认为，这类疾病损伤的修复可能与个体的遗传类型有关。

第二节　单基因遗传病

一、孟德尔遗传病基础

孟德尔遗传病（Mendelian inherited disease，Mendelian genetic disease）是指按照孟德尔方式传递的疾病。这些疾病通常为单基因病。根据其致病基因所在染色体及基因显、隐性质的不同，可以把孟德尔遗传病分为常染色体遗传（autosomal inheritance）和性连锁遗传（sex-linked inheritance）遗传两大类，两者各进一步分为显性（dominant）遗传和隐性（recessive）遗传两种，由于性染色体还包括 X 染色体和 Y 染色体，因此，性连锁遗传包括 X 连锁遗传和 Y 连锁遗传。

通常，显性与隐性之间的基本区别点是：显性遗传（dominant inheritance）是指单个致病等位基因（allele）发生突变后，即处于杂合子（heterozygous）状态，就可导致疾病的发生并显示出其特征性的表型；而隐性遗传（recessive inheritance）则需一对致病等位基因都发生突变，即处于纯合子（homozygous）状态，才能显示特征性的表型。显性与隐性的区分不是绝对的，是基于临床表型（phenotype）上人为的一种定义。

1. 常染色体显性遗传

（1）特点：与常染色体显性（autosomal dominant，AD）遗传相关的致病基因都位于 1～22 号常染色体上，通常用 A 表示；其相应的等位基因则为正常基因，通常用 a 表示。AD 病只需一个等位基因突变即可导致疾病的发生，致病基因频率很低，绝大多数患者为杂合子（Aa）。图 1-1 显示的是一个典型常染色体显性遗传的神经纤维瘤病的家系谱图。其特点如下：①垂直传递，代代相传，即每代都有可能出现患者，患者的父母之一必为患者，而非患病者的后代都正常；②患者双亲一方为杂合子患者，另一方为正常纯合子，患者把致病基因传递给每一胎儿而发病的风险为 1/2；③疾病在家系中能代代相传，且男女皆可发病，发病几率接近，可以出现"父 - 子"表型遗传现象，这是与 X 连锁隐性遗传相鉴别的特点，患病父亲也可以有正常的女儿；④相当部分病例属散发性，并且与新基因突变有关。

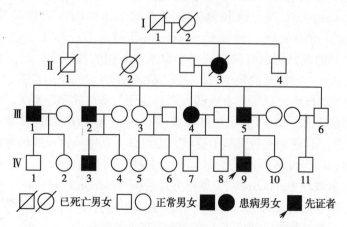

图 1-1　一个常染色体显性遗传的神经纤维瘤病的家系谱图

（改编自俞峰等，2009）

（2）常染色体显性遗传相关概念：由于基因突变及其表达受到多种复杂因素的影响，AD杂合子基因型不一定能表现出与突变纯合子基因型一样的临床表型，临床表现也会有相当大的区别，遗传咨询过程中往往遇到以下不同的现象：

1）完全显性：在常染色体显性遗传病中，如果杂合子或纯合子基因型的表达都导致相同表型的发生，称为完全显性（complete dominance）；否则，则称为不完全显性（incomplete dominance）。到目前为止，只有两种属于完全显性的疾病，即亨廷顿病和Ⅰ型多发性内分泌腺瘤病。

2）不完全显性：当杂合子基因型表达所导致的表型在严重程度上与纯合子的基因型不一样时，称为不完全显性。大部分常染色体显性遗传病的基因表达都属于不完全显性。软骨发育不全（achondroplasia）是其中的一个例子，该病的纯合子个体（AA）病情严重，常于婴儿期死亡，杂合子则可以发育成临床上所见的软骨发育不全性侏儒。

3）共显性：两个不同的等位基因同时存在表达，并且显示出不同表型的现象称为共显性（codominance）。人类的ABO血型、MN血型和人类白细胞抗原（HLA）的遗传都属于这种遗传方式。

4）延迟显性：一些常染色体显性遗传的杂合子其致病基因在早年并不表达，只有到一定的年龄后才表达致病，称为延迟显性（delayed dominance）。

5）外显、外显不全、表现度差异和基因多效性：理论上，致病基因发生突变后都能在个体内表达并使这一个体患病，显示出其相关的表型。基因能在患者身体表达并且能显示临床表型称为基因外显（penetrance）。这是"有"与"没有"的总体概念，而不是程度上的区别，哪怕能表达出轻微的临床表现，都视为基因表达有外显。但在临床上，可以遇到有显性基因突变的发生，但缺乏相关的表型，或临床表型严重程度不一，或临床表现不一样的病例。

外显不全（reduced penetrance）是指不是所有含显性致病基因突变的个体都能显示出临床表型的现象。外显不全的发生可能与生长发育、时间和性别等因素有关，与性别有关的外显不全又称限性遗传。外显不全可用外显率来表示。外显率是指表现出疾病症状的个体数与所有带有突变基因的个体数之比，即外显率＝患者数/（患者数＋无临床表型的致病基因携带者数）。外显率为100%者为完全外显，低于100%者为外显不全。

表现度（expressivity）是指致病基因突变引起个体的临床表现及其严重程度。临床表现及其严重程度在患同一种疾病的不同患者间的差异称为表现度差异（variable expressivity）。这样的差异可以反映在同一个家系里不同的患者上，也可以反映在不同家系的患者上。造成前一种情况的发生与修饰基因和环境因素的作用有关，其发生属于随机性；而后一种情况的发生，除了所有这些因素外，还与座位异质性有关。例如，成骨不全的致病基因分别位于17号和7号染色体长臂的COLIA1和COLIA2，其杂合子患者可以同时出现多发性骨折、耳聋和蓝色巩膜的症状，也可只有其中一种或两种表现。

一个或者同一对等位基因的突变可以导致多种不同器官系统或一些特异性的症状和体征，称为基因多效性（pleiotropy）。如马方综合征（Marfan syndrome），是由于FBN1基因突变引起原纤维素的合成障碍，可以导致感觉（如晶状体异位）、骨骼［如蜘蛛脚样指（趾）］和心血管（如主动脉根部扩张）等三大器官系统的病变。

以上的特殊现象通常见于常染色体显性遗传，但不只限于常染色体显性遗传。

6）从性显性与限性遗传：同样的基因突变其表型的出现偏重于一种性别的现象称为从性显性（sex-influenced dominance）；如果疾病表型只出现在一种性别，但完全不出现在另一种性别，则称为限性遗传（sex-limited inheritance）。

2. 常染色体隐性遗传　常染色体隐性（autosomal recessive，AR）遗传是指一对常染色体上的隐性等位基因表达遗传性状的遗传方式。患者为突变基因的纯合子；杂合子为携带者（carrier），即带有一个突变等位基因和一个正常等位基因，其表型正常。图 1-2 显示的釉质发育不全的疾病传递方式即为 AR。

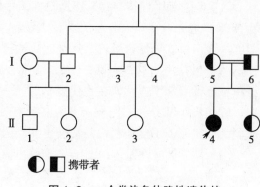

◑ ◨ 携带者

图 1-2　一个常染色体隐性遗传的釉质发育不全的家系谱图

（改编自 Hart TC，2003）

AR 的遗传特点有：①患者常在系谱中呈水平分布，即患者在同一代里的个体，尤其是同胞间出现；患者的父母与子女通常不发病，故患者在系谱里呈散发或隔代出现，这是与常染色体显性遗传的主要鉴别点。②患者的父母都是无临床症状的致病基因携带者。患者同胞患病的概率为 1/4，致病基因携带者占表型正常同胞的 2/3。③发病没有性别区别，男女患病概率相等，因此，在总体上，男女之间患者的数量基本相等。④多见于近亲结婚。由于近亲双方同时携带同一种致病隐性基因的概率高，其子女是致病隐性基因纯合子的概率比正常人群明显增高，患病概率就升高；近亲结婚家族里出现的疾病通常是极其罕见的隐性遗传病。大多数的代谢性缺陷疾病都是常染色体隐性遗传病，其他常见的还有白化病、肝豆状核变性、尿黑酸尿症和地中海贫血等。

由保持生育能力的 AR 纯合子患者与杂合子婚配，可以出现类似 AD 的遗传系谱，即子女为患者的概率为 1/2，且男女机会均等，把这种情况称为假显性遗传（pseudo-dominant inheritance）。在这种情况下，如果进一步分析较多的案例和较大的家系，就可以与常染色体隐性遗传加以鉴别。假显性遗传有两个特点：①父母通常为近亲结婚；②患者通常只能连续两代出现。

3. 性连锁遗传　性连锁遗传是由位于性染色体上的基因发生突变后表达的传递方式，分为 X 连锁遗传（X-linked inheritance，XL）和 Y 连锁遗传（Y-linked inheritance，YL）。根据基因性质的不同，X 连锁遗传分为 X 连锁显性（X-linked dominant，XLD）遗传和 X 连锁隐性（X-linked recessive，XLR）遗传。与常染色体遗传相比，X 连锁遗传有如下的特点：①半合子（hemizygote）：是指男性 X 染色体上的基因型，由于正常男性只有一条 X 染色体，等位基因数目只相当于正常女性的一半，称为半合子；位于男性唯一的一条 X 染色体上的基因，不管是显性或者是隐性，都能表达而导致疾病的发生。②交叉遗传（crisscross inheritance）：即男性患者的 X 连锁基因只能来自母亲并只能传给女儿，不存在"父 – 子"或"男 – 男"传递的现象。③女性杂合子表达差异：在 X 连锁遗传中，X 连锁遗传的致病基因在女性中是否表达与表达的程度如何，不仅与该基因的表达特性相关，而且与 X 染色体失活相关，这是明显区别于常染色体遗传的一个特点。

（1）X连锁隐性遗传：X连锁隐性遗传的特点有：①男性的发病率远高于女性；②女性杂合子通常不发病，但由于受X失活的影响，相当一部分女性杂合子可能表现出不同程度的表型；③男性患者的致病基因只通过所有的女儿往下代传递，其基因携带者女儿的任何一个男孩患病的概率都是1/2；④不存在"父－子"致病基因传递现象；⑤在一个系谱里，患者可能不连续地在几代里出现，一旦出现男性患者，其致病基因则从母亲传递而来；⑥相当一部分的病例与新基因突变有关。常见的X连锁隐性遗传病包括：红绿色盲、假肥大型肌营养不良症和睾丸女性化综合征等。

（2）X连锁显性遗传：图1-3显示的釉质发育不全家系的遗传方式即为X连锁显性遗传，其遗传特点是：①男性患者与正常女性配对生下来的子女，全部男孩正常，而全部女孩是患者；②女性杂合子的子女中，有1/2患病，其传递方式与常染色体显性遗传相同；③对于少见的疾病，女性患者的数目是男性患者的2倍，但女性患者的表型比男性患者相对较轻。

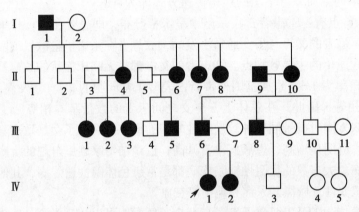

图1-3 一个X连锁显性遗传的釉质发育不全的家系谱图

（改编自Kida M，2007）

（3）Y连锁遗传：人类Y染色体包括两个遗传功能不同的区域：即拟常染色体区和Y特异区。前者位于Y染色体短臂及长臂的末端，与X染色体同源，在减数分裂中，与X染色体上的相对区域配对、同源重组和分离。Y连锁基因则位于后者，其基因数量较少，而且在X染色体上没有相应的等位基因。目前比较清楚的Y连锁基因与睾丸形成、性别分化有关，如H-Y抗原、睾丸决定因子（*SRY*基因）和无精子因子（*AZF*基因）等相关。Y连锁遗传病的遗传特点包括：①患者仅限于男性；②全男性遗传（holandric inheritance）。"父－子"相传是其唯一的传递方式。

4. 与孟德尔遗传相关的重要概念

（1）生殖腺镶嵌体：生殖腺镶嵌体（germline mosaicism）是指基因突变只发生在部分的生殖细胞里而没有在含突变基因的体细胞的现象。这样的个体虽然不是患者，但由于能产生带有致病基因的配子，并往其下代子女传递而使他们发病。子女患病的概率与生殖腺镶嵌体携带者所能产生的异常配子占所有配子的比例有直接的关系。在临床上，表现为不典型的孟德尔遗传，疾病总是发生在某一对夫妇的晚辈家族成员，而不能在其长辈各代里的家族成员中发现患者，在这种情况下，生殖腺镶嵌体很可能发生在这一对夫妇中的任何一方。

（2）新突变：群体里出现的致病基因能否继续在群体中间传递，取决于携带该基因的个体对外环境的适应度，即其适应环境得以生存并把基因往下代传递的能力。适应度直接受自然选择影响，后者指的是生物进化过程中存优去劣的现象。新突变（new mutation）的发生是由于带突变基因个体的适应度差，在自然选择的干预下被清除的结果。

新突变既可以发生在常染色体显性遗传疾病，也可以发生于 X 连锁遗传疾病。表型越严重，基因发生新突变的可能性越大。这些疾病通常是致死性或疾病表型严重，患者通常死于宫内或者幼年夭折，或者很少能存活到生育年龄，使致病基因无法向下一代传递，大部分的新患者都源自于新的基因突变。例如，100% 的 II 型成骨不全病患者和 100% 的早老症（progeria）患者的基因突变都属于新突变，80% ~ 90% 的软骨发育不全患者的相关基因突变也是新突变。

（3）异质性：异质性（heterogeneity）包括遗传异质性（genetic heterogeneity）和临床异质性（clinical heterogeneity）两类，其中的遗传异质性包括等位基因异质性和座位异质性两种。基因座位上通常含有一个以上的突变等位基因，由这样多个不同的等位基因引起的表型差异，称为等位基因异质性（allelic heterogeneity）。这样的表型差异可以是在临床上难以区别的两种疾病，也可以是表型截然不同的两种疾病。因此，等位基因异质性是单基因病临床表现多样化的重要原因。座位异质性（locus heterogeneity）是指两个或两个以上座位上的基因突变导致相同或相似表型发生的现象，如高苯丙酮血症可以由 5 个不同的基因突变引起。临床异质性也称表型异质性（phenotypic heterogeneity），是指在单个座位上的基因突变导致一种以上的不同表型。异质性这一概念对于遗传病的临床基因诊断和确定基因治疗靶点具有重要意义，因为不同病因引起的同种疾病或者同一种病因引起不同的疾病将可能有不同的遗传方式、发病年龄、度、预后以及复发率等，需要引起临床医师的注意。

二、非经典孟德尔遗传病

孟德尔遗传规律是现代遗传学的基石。迄今为止，大多数的遗传性疾病都被归属于孟德尔遗传病的范畴，其疾病传递遵循孟德尔遗传规律。许多研究结果证明，除了孟德尔遗传机制外，还存在其他的遗传机制，如非经典孟德尔遗传（nonclassical Mendelian inheritance）。后者包括以下重要概念：

1. 基因组印记（genomic imprinting） 又称为遗传印记（genetic imprinting），是指致病基因亲源性（即父源或母源）的不同可导致不同临床表型的发生。某些基因只有来自父亲时才具有转录活性，来自母亲的基因则不表达；相反，某些基因只有来自母亲时才具有转录活性，来自父亲的基因则不表达。基因组印记的功能紊乱可以引发多种发育异常（如 Beckwith-Wiedemann 综合征等）、死胎和儿童肿瘤（如肾母细胞瘤、视网膜母细胞瘤和慢性粒细胞白血病等）。

2. 单亲二体性（uniparental disomy） 是指正常二倍体个体体细胞里某对同源染色体全部只来源于父母中的一方。

3. 遗传早现（genetic anticipation） 是指某些遗传病在代代相传的过程中，发病年龄逐代提前，临床表现逐代加重的一种现象，又称为早现现象（anticipation）。强直性肌营养不良症是典型的遗传早现疾病。

4. 静态突变（static mutation） 通常人类单基因遗传病的发生都归咎于某一基因及其调控序列中碱基的突变，此种突变的发生率在一定的条件下是相对稳定的，故称为静态突变。

5. 动态突变（dynamic mutation） 是指 DNA 中的核苷酸（主要为三核苷酸）重复序列的拷贝数发生扩增而产生的突变。动态突变伴随着世代的传递而不断扩增，重复序列的拷贝数越来越多，在达到一定的倍数后就导致疾病的发生，其发病率和疾病的严重性也逐代升高、加重。迄今为止，发现与 DNA 动态突变有关的遗传病至少有 20 余种，主要为神经肌肉系统的遗传性疾病，其重复单位片段的大小从 3 个碱基到 133 个碱基不等。脆性 X 综合征的遗传病理变化是动态突变的一个典型例子。

6. 表观遗传（epigenetic inheritance） 是指单细胞或多细胞的生物不依赖基因中的核苷酸编码序列，而是通过其他途径，如碱基修饰的改变，导致基因表达水平发生变化并将这些变化的遗传信息向后代传递。表观遗传是基因变异过程除了经典的孟德尔遗传机制的另外一种机制。表观遗传变异可自发地出现和逆转，即一些等位基因可以转换成同源染色体相同基因座位上的表观遗传状态，但受其他遗传因素和环境因素的影响。在复杂生物体中，表观遗传存在着隔代遗传。

7. 表观遗传学（epigenetics） 或称拟遗传学，是关于表观遗传的研究。目前已知的参与表观遗传的系统可分为三类：稳定状态系统（steady state systems）、结构遗传系统（structural inheritance systems）和染色质标记系统（chromatin marking systems）。其中，研究比较清楚的是染色质标记系统中的 DNA 甲基化（DNA methylation）现象。甲基化是最常见、最早发现的一种 DNA 修饰，DNA 甲基化能关闭某些基因的活性，去甲基化则诱导基因的重新活化和表达。通过选择性地甲基化与去甲基化，生物体可在胚胎发育和细胞分化的过程中实施对基因的调控，从而形成各种特异的组织类型。同理，甲基化在基因组印记中也有重要作用，可以确保某种基因的活性只表达一个亲系的遗传版本。与此同时，异常的 DNA 甲基化水平则将导致疾病的发生，近年研究发现，可把特定 DNA 序列（如 CpG 岛）的高度甲基化作为一种肿瘤标记，应用于肿瘤早期诊断、进展判断、危险性估计及一些肿瘤微小转移病灶的检测，而甲基化抑制剂则被应用于恶性肿瘤的临床治疗。

第三节 多基因遗传病

一、概　述

多基因遗传（polygenic inheritance）又称多因素遗传（multifactorial inheritance），是由多个基因的累加效应引起的遗传性状，一般与环境因素共同作用。所导致的疾病称为多基因遗传病（简称多基因病）或多因素遗传病（polygenic disease）。多因素遗传病发病呈家族倾向，但不符合孟德尔遗传规律，即同胞中的患病率远比 1/2 或 1/4 低，大约只有 1%～10%。这类疾病的群体患病率较高，一般在 0.1%～1%，少数疾病可更高，

15%~20%的人受多基因病所累。大多数先天性畸形如无脑儿、脊柱裂和其他神经管缺损以及大多数先天性心脏病，以及许多常见的成人疾病如癌症、高血压、冠心病、痛风、精神分裂症、抑郁症及糖尿病等，不是单纯由单基因突变或染色体异常所引起的疾病，这些疾病都是由多个基因和环境因素共同作用的结果，属于多因素遗传病。与口腔相关的多基因疾病有唇腭裂、牙周炎、复发性口疮等。

二、多基因遗传病的特点

1. 家族聚集倾向　患者亲属的患病率高于群体患病率，但在一个家庭中并没有明显的孟德尔遗传方式。

2. 发病风险与遗传度密切相关　根据群体患病率、遗传度和患者一级亲属患病率之间的关系，可以估计多基因病的发病风险率。当群体发病率为0.1%~1%时，遗传度如果为70%~80%，则患者一级亲属的发病率接近于群体发病率的平方根。当遗传度低于该值，患者一级亲属的患病率低于群体患病率的平方根；相反，遗传度高于此值，患者一级亲属的患病率高于群体患病率的平方根。

3. 亲缘关系的远近与发病率　患者一级亲属有相同的发病率，这与AR明显不同。二级亲属［叔，伯，舅，姑，姨，侄（女），外甥（女）］患病的危险性较一级亲属患病的危险性明显下降，但其后远亲患病的危险性下降得较慢。例如，唇裂患者一级亲属发病率为4%，二级亲属为0.7%，三级亲属为0.3%。这一遗传特性有别于常染色体遗传病，在常染色体显性遗传每一代的危险性都较前一代降低一半，危险性固定且容易推测。常染色体隐性遗传病中只有同胞患病，无其他亲属患病。

4. 增高的家庭成员患病再发风险　例如在一个家庭中只有双亲之一患神经管缺陷，再发风险为4.5%；若双亲之一再加一个子女患病，则再发风险增加到12%；若双亲之一再加两个子女患病，则再发风险增加到20%。而单基因遗传病不管有一个、两个或更多患病子女出生，再发风险对下一个孩子总是一成不变的。

5. 病情严重度影响再发风险率　患病严重的个体表明其家庭具有更多的易感基因，所以再发风险就越大。比如单纯性唇裂患儿，其同胞再发风险为4.0%，若患者患双侧唇裂和腭裂，其同胞再发风险增加到5.6%。这一点也与单基因遗传病不同，在单基因遗传病中，不论病情的轻重，一般都不影响其再发风险。

6. 性别与再发风险　当某个疾病在一种性别的发病率高于在另一种性别的发病率时，发病率低的性别其后代再发风险升高；相反，发病率高的性别患者后代再发风险则较低，这是因为发病率低的性别，发病阈值高，一旦发病则意味着其带有较多的致病基因。例如，先天性幽门狭窄的男性发病率高于女性5倍，女性患者的儿子中，发病率为20%，男性患者的儿子中，发病率为5%。

7. 近亲结婚与再发风险　双亲近亲婚配，子女再发风险率高，这是因为近亲婚配的双方带有更多相同的从共同祖先遗传来的致病基因。

三、多基因遗传的重要理论和概念

1. 数量性状与多基因遗传　在多基因性状中，每一对控制基因的作用是微小的，故称为微效基因（minor gene）。但是，若干对基因作用积累之后，可以形成一个明显的表型效应，称为累加效应（additive effect），所以这些基因也称为累加基因（additive gene），这些基因相互之间没有显隐性之分，也就是说是共显的。多基因性状往往受环境因子的影响较大，因此，这类性状或疾病也称为复杂性状或复杂疾病（complex disease）。近年来的研究发现，微效基因所发挥的作用并不是等同的，可能存在一些起主要作用的所谓主基因或宏效基因（major gene），也就是说各个基因的贡献率是不相同的。

在单基因遗传中，基因型和表型之间的相互关系比较直截了当，因此，这一性状的变异在群体中的分布往往是不连续的，可以明显地分为2～3群，所以单基因遗传的性状也称为质量性状（qualitative character）。与质量性状的分布不同，多基因遗传性状的变异在群体中的分布是连续的，只有一个峰，即平均值。不同个体间的差异只是量的变异，邻近的两个个体间的差异很小，因此，这类性状又称为数量性状（quantitative character）。例如，人的身高、智能、血压等。如果随机调查任何一个群体的身高，则极矮和极高的个体只占少数，大部分个体接近平均身高，而且呈现由矮向高逐渐过渡，将此身高变异分布绘成曲线，这种变异呈正态分布。数量性状之所以呈现单峰分布，主要取决于两点：①多对微效基因；②基因随机组合。虽然基因没有显隐性之分，但存在着作用方向问题，也就是说当平均值设为0时，基因作用就存在正向和负向；在单基因遗传中，显性基因A有可能掩盖了隐性基因a作用，而多基因遗传中A并不是掩盖了A'的作用，而是与A'共同决定性状，虽然两者的作用方向是相反的。多基因遗传中，虽然性状的遗传规律不符合孟德尔定律，但每一对基因的遗传仍符合孟德尔定律。对于一个数量性状而言，每一个个体的控制基因数量是相同的，但各型基因的比例是不同的，造成性状具有差异性。一般说来，决定数量性状的基因远不止3对，而且许多研究也显示每一个基因的作用也并非相等。数量性状在遗传过程中子代将向人群的平均值靠拢称为回归现象，回归现象对理解多基因遗传病遗传特点有着重要指导意义。

2. 易患性与发病阈值 在多基因遗传病中，遗传基础是由多基因构成的，它部分决定了个体发病的可能性，这种由遗传基础决定一个个体患病的风险称为易感性（susceptibility）。由于环境对多基因遗传病产生较大影响，因此，学术界将遗传因素和环境因素共同作用决定一个个体患某种遗传病的可能性称为易患性（liability）。在相同环境下不同个体产生的差异，可以认为是由不同的易感性造成的。一般群体中，易患性很高或很低的个体都很少，大部分个体都接近平均值。因此，群体中的易患性变异也呈正态分布。但在一定的环境条件下，易感性高低可代表易患性高低。当一个个体易患性高到一定限度就可能发病。这种由易患性所导致的多基因遗传病发病的最低限度称为发病阈值（threshold）。这样，阈值将连续分布的易患性变异分为两部分，即一部分是正常群体，另一部分是患病群体。因此，多基因遗传病又属于阈值相关疾病，阈值是易患性变异的某一点，在一定条件下，阈值代表患病所必需的、最低的易患基因的数量。一种多基因病的易患性的平均值与阈值越近，表明易患性高阈值低，群体患病率高；相反，易患性的平均值与阈值越远，表明易患性低阈值高，群体患病率低。

3. 遗传度及其估算 遗传度（heritability）（又称为遗传率）是在多基因疾病形成过程中，遗传因素的贡献大小。遗传度愈大，表明遗传因素的贡献愈大。如果一种疾病完全由遗传因素所决定，遗传度就是100%；如果完全由环境所决定，遗传度就是0，这两种极端情况是极少见的。在遗传度高的疾病中，遗传度可高达 70%~80%，这表明遗传因素在决定疾病易患性变异上有重要作用，环境因素的作用较小；在遗传度低的疾病中，遗传度仅为 30%~40%，这表明在决定疾病易患性变异上，环境因素起着重要作用，而遗传因素的作用不显著，不会出现明显的家族聚集现象。当然，对于多基因性状（如身高），遗传度的概念亦如此。

计算人类多基因遗传病遗传度的高低在临床实践上有重要意义，传统的计算方法主要有两种，即 Falconer 公式和 Holzinger 公式。

（1）Falconer 公式（Falconer method）：是根据先证者亲属的患病率与遗传度有关而建立的。亲属患病率越高，遗传度越大，所以可通过调查先证者亲属患病率和一般人群的患病率，算出遗传度（或 H）。

$$h^2 = \frac{b}{r} \qquad\qquad （式 1-1）$$

式 1-1 中，h 为遗传度，b 为亲属易患性对先证者易患性的回归系数，r 为亲属系数。当已知一般人群的患病率时，用下式计算回归系数：

$$b = \frac{X_g - X_r}{a_g} \qquad\qquad （式 1-2）$$

当缺乏一般人群的患病率时，可设立对照组，调查对照组亲属的患病率，用式 1-3 计算回归系数：

$$b = \frac{p_c(X_c - X_r)}{a_r} \qquad\qquad （式 1-3）$$

在式 1-2 和式 1-3 中，X_g 为一般群体易患性平均值与阈值之间的标准差数；X_c 为对照组亲属中的易患性平均值与阈值之间的标准差数；X_r 为先证者亲属易患性平均值与阈值之间的标准差数；a_g 为一般群体易患性平均值与一般群体中患者易患性平均值之间的标准差数；a_r 为先证者亲属易患性平均值与先证者亲属中患者易患性平均值之间的标准差数；q_g 为一般群体患病率；q_c 为对照亲属患病率，$p_c = 1 - q_c$；q_r 为先证者亲属患病率。X_g、X_r 和 a_g、a_r 均可由一般群体患病率、对照亲属患病率和先证者亲属患病率查 Falconer 表得到。

在亲属系数中，一级亲属指一个人与其双亲、子女和同胞之间，其基因有 1/2 的可能性是相同的，一级亲属的亲属系数为 1/2；二级亲属指一个人与其叔、伯、姑、舅、姨、祖父母和外祖父母之间，其基因有 1/4 的可能性是相同的；三级亲属指一个人与其表兄妹、堂兄妹、曾祖父母之间，其基因有 1/8 的可能性是相同的。在缺乏一般人群患病率数据时，可选择与病例组匹配的对照组，调查对照组亲属的患病率，用先证者亲属和对照亲属的患病率计算遗传度。

例如，对 195 个安氏Ⅲ类错𬌗先证家系和 208 个对照家系进行调查发现，先证组一级亲属患病率为 27.83%，对照组 8.09%。以二项分布 p+q 的数学模型及 Falconer 回归法进行遗传度的估算。结果发现一级亲属遗传度为 80.85%，其中男性遗传度为 90.79%，高于女性遗传度 71.08%（表 1-1）。

表 1-1　安氏Ⅲ类错𬌗一级亲属遗传度估算

组别		人数	患者数	q（%）	X值	a值	b	$h^2 \pm S（h^2）$（%）
总	对照组	445	36	8.09	1.398	1.853	0.4042	80.85 ± 7.02
	先证组	424	118	27.83	0.583	1.202		
男	对照组	219	16	7.31	1.454	1.899	0.4539	90.79 ± 9.55
	先证组	216	64	29.63	0.524	1.156		
女	对照组	226	20	8.85	1.350	1.813	0.3554	71.08 ± 10.35
	先证组	228	54	25.96	0.643	1.248		

（改编自赵红艳等，2005）

注：方差：$V（b）=（1/a_c）^2（1-q_r）/a_r^2 A$，标准误：$S（h^2）=2V^{1/2}$（一级亲属），r：亲缘系数（一级亲属 r=1/2），h 和 b 的计算参照式 1-1 和式 1-3，X 和 a 值参照 Falconer 表（表 1-2）

表 1-2　正态分布的 X 和 a 值表（Falconer 表）

q%	X	a	q%	X	a	q%	X	a	q%	X	a
0.01	3.719	3.960	0.55	2.543	2.862	1.09	2.294	2.646	1.63	2.137	2.495
0.02	3.540	3.790	0.56	2.536	2.856	1.10	2.290	2.633	1.64	2.135	2.493
0.03	3.432	3.687	0.57	2.530	2.850	1.11	2.287	2.630	1.65	2.132	2.491
0.04	3.353	3.613	0.58	2.524	2.845	1.12	2.283	2.627	1.66	2.130	2.489
0.05	3.291	3.554	0.59	2.518	2.839	1.13	2.280	2.624	1.67	2.127	2.486
0.06	3.239	3.507	0.60	2.512	2.834	1.14	2.277	2.621	1.68	2.125	2.484
0.07	3.195	3.464	0.61	2.506	2.829	1.15	2.273	2.618	1.69	2.122	2.482
0.08	3.156	3.429	0.62	2.501	2.823	1.16	2.270	2.615	1.70	2.120	2.480
0.09	3.121	3.397	0.63	2.495	2.818	1.17	2.267	2.612	1.71	2.118	2.478
0.10	3.090	3.367	0.64	2.489	2.813	1.18	2.264	2.609	1.72	2.115	2.476
0.11	3.062	3.341	0.65	2.484	2.808	1.19	2.260	2.606	1.73	2.113	2.474
0.12	3.036	3.317	0.66	2.478	2.803	1.20	2.257	2.603	1.74	2.111	2.472
0.13	3.012	3.294	0.67	2.473	2.798	1.21	2.254	2.600	1.75	2.108	2.470
0.14	2.989	3.273	0.68	2.468	2.797	1.22	2.251	2.597	1.76	2.106	2.467
0.15	2.968	3.253	0.69	2.462	2.789	1.23	2.248	2.594	1.77	2.104	2.465
0.16	2.948	3.234	0.70	2.457	2.784	1.24	2.244	2.591	1.78	2.101	2.463
0.17	2.929	3.217	0.71	2.452	2.779	1.25	2.241	2.589	1.79	2.099	2.461
0.18	2.911	3.201	0.72	2.447	2.775	1.26	2.238	2.586	1.80	2.097	2.459
0.19	2.894	3.185	0.73	2.442	2.770	1.27	2.235	2.583	1.81	2.095	2.457
0.20	2.878	3.170	0.74	2.437	2.766	1.28	2.232	2.580	1.82	2.092	2.455
0.21	2.863	3.156	0.75	2.432	2.761	1.29	2.229	2.578	1.83	2.090	2.453

续表

q%	X	a	q%	X	a	q%	X	a	q%	X	a
0.22	2.848	3.142	0.76	2.428	2.757	1.30	2.226	2.575	1.84	2.088	2.451
0.23	2.834	3.129	0.77	2.423	2.753	1.31	2.223	2.572	1.85	2.086	2.449
0.24	2.82	3.117	0.78	2.418	2.748	1.32	2.220	2.570	1.86	2.084	2.447
0.25	2.807	3.104	0.79	2.414	2.744	1.33	2.217	2.567	1.87	2.081	2.445
0.26	2.794	3.093	0.80	2.409	2.740	1.34	2.214	2.564	1.88	2.079	2.444
0.27	2.782	3.081	0.81	2.404	2.736	1.35	2.211	2.562	1.89	2.077	2.442
0.28	2.770	3.070	0.82	2.400	2.732	1.36	2.209	2.559	1.90	2.075	2.440
0.29	2.759	3.060	0.83	2.395	2.728	1.37	2.206	2.557	1.91	2.073	2.438
0.30	2.748	3.050	0.84	2.391	2.724	1.38	2.203	2.554	1.92	2.071	2.436
0.31	2.737	3.040	0.85	2.387	2.720	1.39	2.200	2.552	1.93	2.068	2.434
0.32	2.727	3.030	0.86	2.382	2.716	1.40	2.197	2.549	1.94	2.066	2.432
0.33	2.716	3.021	0.87	2.378	2.712	1.41	2.194	2.547	1.95	2.064	2.430
0.34	2.706	3.012	0.88	2.374	2.708	1.42	2.192	2.544	1.96	2.062	2.428
0.35	2.697	3.003	0.89	2.370	2.704	1.43	2.189	2.542	1.97	2.060	2.426
0.36	2.687	2.994	0.90	2.366	2.701	1.44	2.186	2.539	1.98	2.058	2.425
0.37	2.678	2.986	0.91	2.361	2.697	1.45	2.183	2.537	1.99	2.056	2.423
0.38	2.669	2.978	0.92	2.357	2.693	1.46	2.181	2.534	2.00	2.054	2.421
0.39	2.661	2.969	0.93	2.353	2.690	1.47	2.178	2.532	2.10	2.034	2.403
0.40	2.652	2.962	0.94	2.349	2.686	1.48	2.175	2.529	2.20	2.014	2.386
0.41	2.644	2.954	0.95	2.346	2.683	1.49	2.173	2.527	2.30	1.995	2.369
0.42	2.636	2.947	0.96	2.342	2.679	1.50	2.175	2.525	2.40	1.977	2.353
0.43	2.628	2.939	0.97	2.338	2.676	1.51	2.167	2.522	2.50	1.960	2.338
0.44	2.620	2.932	0.98	2.334	2.672	1.52	2.165	2.520	2.60	1.943	2.323
0.45	2.612	2.925	0.99	2.330	2.669	1.53	2.162	2.518	2.70	1.927	2.309
0.46	2.605	2.918	1.00	2.326	2.665	1.54	2.160	2.515	2.80	1.911	2.295
0.47	2.597	2.911	1.01	2.323	2.662	1.55	2.157	2.513	2.90	1.896	2.281
0.48	2.590	2.905	1.02	2.319	2.658	1.56	2.155	2.511	3.00	1.881	2.268
0.49	2.583	2.898	1.03	2.315	2.655	1.57	2.152	2.508	3.10	1.866	2.255
0.50	2.576	2.892	1.04	2.312	2.652	1.58	2.149	2.506	3.20	1.852	2.243
0.51	2.569	2.886	1.05	2.308	2.649	1.59	2.147	2.504	3.30	1.838	2.231
0.52	2.562	2.880	1.06	2.304	2.645	1.60	2.144	2.502	3.40	1.825	2.219
0.53	2.556	2.873	1.07	2.301	2.642	1.61	2.142	2.499	3.50	1.812	2.208
0.54	2.549	2.868	1.08	2.297	2.639	1.62	2.139	2.497	3.60	1.799	2.197

（2）Holzinger 公式（Holzinger formula）：是根据遗传度越高的疾病，一卵双生的患病一致率与二卵双生患病一致率相差越大而建立的。

一卵双生或单卵双生（monozygotic twins，MZ）是由一个受精卵形成的两个双生子，他们的遗传基础理论上是完全相同的，其个体差异主要由环境决定；二卵双生或双卵双生（dizygotic twins，DZ）是由两个受精卵形成的两个双生子，相当于同胞，因此，他们的个体差异由遗传基础和环境因素共同决定。所谓患病一致率是指双生子中一个患某种疾病，另一个也患同样疾病的频率。

$$h^2 = \frac{C_{MZ} - C_{DZ}}{100 - C_{DZ}}$$

其中，C_{MZ} 为一卵双生子的同病率；C_{DZ} 为二卵双生子的同病率，h 为该遗传病的遗传度。例如，通过对 48 对双生子恒牙列拥挤的调查表明，其中单卵双生 36 对，二卵双生 12 对，通过 Holzinger 公式调查计算发现，单卵与二卵双生子牙齿近远中径的平均值差别无统计学意义，说明牙齿近远中径在同卵、二卵双生子样本中平均水平接近。上下颌牙量遗传度较高，上颌为 69.97%，下颌为 75.73%；上颌牙弓弧长的遗传度 71.26% 明显高于下颌 31.33%；单卵双生子和二卵双生子上下颌牙齿的拥挤度的对内相关系数较为接近，二卵双生子略低，遗传度很低，上颌为 4.73%，下颌为 10.3%。因此，认为上下颌牙量大小和上颌牙弓弧长受较强遗传控制，下颌牙弓弧长受弱遗传控制，恒牙列拥挤度遗传度很低，受环境因素影响较大。

附录：常用系谱绘制符号及意义（图 1-4）

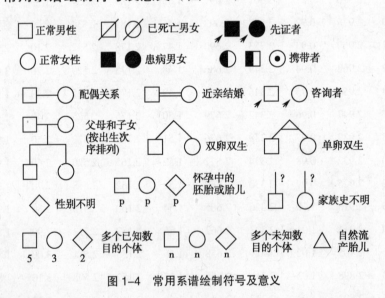

图 1-4　常用系谱绘制符号及意义

思考题

1. 常见遗传性疾病是如何分类的？
2. 常染色体显性遗传和常染色体隐性遗传疾病的主要差别有哪些？
3. 什么是多基因遗传病？其特征有哪些？

第二章

口腔遗传性疾病概论

第一节 概 述

一、一 般 特 征

口腔遗传性疾病（或称遗传性口腔疾病）是指主要病变在口腔组织的遗传病，以及全身或其他系统的遗传病引起的口腔组织损害，如主要发生于口腔局部的釉质发育不全、牙本质发育不全、短根牙等。一些系统性遗传病如颅骨锁骨发育不全、先天性外胚叶发育不全、成骨不全等在口腔组织有表现。遗传病与临床其他疾病有所不同，不是根据病原体、病变的解剖部位、病理生理特点来分类，而是根据遗传物质在多大范围内发生了改变来分类，如第一章对遗传病的分类所述，口腔遗传性疾病也可分为单基因遗传病、多基因遗传病和染色体遗传病等。

二、常见的口腔遗传性疾病类型

1. 单基因遗传病　是指由单基因突变所致的遗传性疾病，或指一些疾病的遗传主要受一对基因所控制，其遗传方式为孟德尔式遗传。口腔常见的常染色体显性遗传疾病有神经纤维瘤病、牙本质发育不全、釉质发育不全等。编码釉原蛋白（amelogenin）的基因定位于 X 染色体上，当其突变时可以引起性染色体连锁的釉质发育不全。釉质中还有其他编码釉基质蛋白的基因，这些基因位于常染色体上，其基因突变所致的釉质发育不全都属于单基因遗传病，但存在多种方式的遗传。

2. 多基因遗传病　包括有一定家族史但没有单基因性状遗传中所见到的系谱特征的一类疾病，口腔常见的有先天性唇腭裂、侵袭性牙周炎等，环境因素在这类疾病的发生中起不同程度的作用。

3. 染色体遗传病　该病是由于先天性染色体数目或结构异常而引起的一系列临床症状的综合征，因此又称为染色体综合征，包括染色体数目异常和结构畸形。迄今为止，已正式命名的染色体异常综合征有百余种，发现各种染色体异常 5000 余种。大多数染色体病都有明显的口腔颌面部表现。

4. 体细胞遗传病　由于体细胞基因突变是体细胞遗传病发生的基础，有人将恶性肿瘤和自身免疫缺陷病等归入体细胞遗传病，因此，在口腔颌面部发生的一些特异的肿瘤如黏液表皮样癌等也可以列入该类疾病。

5. 线粒体遗传病 是由线粒体 DNA 缺陷引起的疾病，也有人将此类遗传病归为单基因遗传病。目前还没有报道哪些类型的线粒体遗传病在口腔有所表现。

三、发 病 部 位

与其他系统的遗传病不同，由于口腔颌面系统的解剖结构特殊性和结构复杂性，发生于口颌系统的遗传病多种多样，因此，也可以根据遗传病主要表现的部位对口腔遗传性疾病进行分类。

1. 遗传性牙体硬组织疾病 包括釉质相关遗传病、牙本质相关遗传病、牙体形态异常相关遗传病、牙数目异常遗传病、牙萌出或脱落异常、咬合异常。这些牙体硬组织的异常可以是局部单发的遗传病，也可以是一些系统性遗传病在局部的表现，如成骨不全是累及全身骨组织的一种遗传病，这种遗传病在牙本质也有特征性的表现。

2. 累及口腔及口周软组织的遗传性疾病 如牙龈、牙周组织相关遗传病、口周皮肤及黏膜相关遗传病、面部软组织相关遗传病、舌相关遗传病、唾液腺相关遗传病等。

3. 颌骨相关遗传性疾病 如颌骨畸形相关遗传病、遗传性颌骨肿瘤及颌骨病变等。

4. 遗传性口颌面裂 面裂相关的单基因遗传病、面裂相关的多基因遗传病等。

5. 累及口腔多种组织的遗传性疾病 多为一些综合征在口腔的综合表现。

第二节 口腔遗传性疾病的临床检查

口腔遗传性疾病可以累及口腔颌面各组织，对各种病症详细检查和正确记录是诊断口腔遗传性疾病的基础，本节将从口腔相关的临床检查、全身检查、实验室检查等几个方面介绍。

一、口腔临床检查

1. 唇和颊黏膜 正常的唇颊黏膜呈光亮的淡粉红色，无角化。由于唾液的流动，唇颊黏膜表面润泽，当发生相关的遗传性疾病时，应注意以下几方面的改变：

（1）形态和大小：唇裂、唇瘘（Van der Woude 综合征）、双唇（Ascher 综合征）、巨唇或唇增厚（Froboese 综合征、黏多糖病 I -H 型）、唇残损（先天性无痛觉症）、唇突出［Zimmermann-Laband 综合征、Apert 综合征、营养不良性侏儒症（distrophic dwarfism）、Cross 综合征］、人中过长或过短（Stickler 综合征、某些染色体病）、唇系带附着过度（口面趾综合征 I 、II 型）、颊系带粘连（Meckel 综合征）、唇颊黏膜乳头状瘤或溃疡（Danbolt-Closs 综合征）、上下唇联合部苔藓样乳头样损害或结节（Cowden 综合征、Urbach-Wiethe 综合征）等。

（2）色泽：唇颊白斑（Zinsser-Engman-Cole 综合征）、唇色素斑（Peutz-Jeghers 综合征）、唇黏膜毛细血管扩张（Osler-Rendu 综合征）、口腔黏膜白色病变或白斑（白色海绵痣、先天性角化障碍、先天性甲肥厚、遗传性上皮内角化不良症）、血管角质瘤（Fabry 综合征）。

2. 腭 硬腭呈穹隆状，其颜色较其他口腔黏膜稍淡，表面角化；软腭色较红，附着于上颌后缘并向下延伸，其中央为指状突起的腭垂。腭部检查应观察腭弓形状、有无腭裂和腭垂裂，检查腭裂时注意不能遗漏黏膜下腭裂；腭垂裂较常见，一般发生率为1%，许多综合征或染色体病伴随腭裂。

3. 舌　正常舌质淡红、质柔和滋润而有光泽。舌检查时同样也应从舌的形态、大小、色泽和活动度等来观察。应注意舌粘连（Van der Woude 综合征）、秃舌（Zinsser-Engman-Cole 综合征）、舌裂和分叶舌（Meckel 综合征、Robinow 综合征）、舌乳头缺失（Riley-Day 综合征、大疱性表皮松解症）、裂纹舌（Cowden 综合征、EEC 综合征）、错构瘤（口面趾综合征 I、II 型）、舌过长（Ehlers-Danlos 综合征）、巨舌（Urbach-Wiethe 综合征）、舌正中深沟（Coffin-Lowry 综合征）、舌残损（先天性无痛觉症）、舌肌强直（Steinert 综合征）、舌狭窄（Bourneville-Pringle 综合征）、舌部神经纤维瘤（Froboese 综合征）、舌乳头状瘤（Danbolt-Closs 综合征）、舌瘫（Moebius 综合征）、舌突出（Zellweger 综合征）和舌毛细血管扩张（Osler-Rendu 综合征）等。

4. 牙龈　正常牙龈呈粉红色，包绕牙颈部，其边缘呈波浪形。遗传性病变在牙龈或牙周的表现有：遗传性牙龈纤维瘤病（hereditary gingival fibromatosis）、多发性龈脓肿（家族性低磷酸血症佝偻病）、龈纤维病（Zimmermann-Laband 综合征）、牙龈出血（Osler-Rendu 综合征）、牙龈肥大（Rutherford 综合征）、牙龈过角化、牙龈丘疹（Cowden 综合征）、龈炎（Chediak-Higashi 综合征、Ehlers-Danlos 综合征、Papillon-Lefèvre 综合征）等。

5. 牙　人一生有乳牙和恒牙两副牙齿。正常牙齿的形态、色泽、大小、数目和排列是有一定规律的。当发生牙体硬组织相关的遗传性疾病时，牙的颜色、光泽、钙化程度、排列、数目等都有明显的变化，此类检查较为容易，因种类较多，详细的表现将在以后各章节中介绍。

6. 颅面　颅面检查的范围包括头颅的检查，如有无尖头、短头、长头、小头或舟状头畸形等，同时还应特别关注颅缝是否闭合，颅骨锁骨发育不全和致密性成骨不全等均伴随颅缝闭合不全。此外，还应仔细观察有无前额和眉弓的突出。由于与口腔相关的一些综合征常伴有毛发的改变，因此，还应观察患者是否秃发、卷发、多毛或毛发稀少。面部检查要点为：是否对称、有无鸟面、面容粗俗、胎儿面容、早老面容、面扁平、面瘫、面肿、面中部发育不良、面部狭窄、面容表情异常、吹哨面容、色素沉着等。对于上下颌骨，应注意有无囊肿、肿瘤、颌骨发育不良、增厚等。一些波及头颅的遗传病也伴有眼（包括视力、色觉）、鼻、耳（包括听力）的异常，因此，必要时请专科医师会诊，确定眼、鼻、耳的异常，如 Nance-Horan 综合征具有典型的白内障等临床特征，具体细节参见相关章节的详细描述。

二、影像学检测

1. X 线相关检查　口腔 X 线检查可以辅助诊断多种口腔疾病，其检查内容包括牙 X 线片（牙片）、根尖片、咬翼片、咬合片、口外片、全口牙位曲面体层 X 线片、唾液腺造影、颞下颌关节腔造影、计算机体层扫描（CT）等。这些检查可以帮助了解颅颌面多种组织的结构特征；区别来源于外胚层（皮肤、指甲、毛发、汗腺、眼及釉质）与中胚层（牙本质、牙骨质、牙髓、牙周组织、颌骨）组织的影像结构特征，与个体器官发育相对比，可初步判断疾病在各胚层受累的部位。

　　X 线检查对以下口腔遗传性疾病的诊断有重要意义：

　　（1）牙数目异常：多见于外胚层发育不良引起的牙数目减少和颅骨锁骨发育不全引起的牙数目增多等，通过全口牙位曲面体层 X 线片可以观察到萌出和未萌出的牙，从而对牙数目及其位置有一个较为准确的认识。

　　（2）牙体硬组织发育异常：釉质相关的遗传性疾病可以独立发生于釉质，或作为系统综合征累及釉质，X 线片显示这些发育不良的釉质极薄，有的相邻牙齿接触点消失，髓腔变窄。弥漫性牙骨质增生、巨型牙骨质瘤、Paget 病、致密性成骨不全和 Gardner 综合征等可表现出牙根相关的 X 线片异常，如牙根 1/3 形成结节状增大，或与牙槽骨粘连，或牙根周围密度增高。牙本质发育不良或牙本质生成不全通常表现出髓腔扩大。

　　（3）牙萌出延缓或不萌出：一些遗传病伴随牙萌出异常，如软骨外胚层发育不良、尖头并指畸形、颅骨锁骨发育不良、Down 综合征、Goltz 综合征、低磷酸盐血症、佝偻病（rickets）、色素失禁症、眼 - 下颌面骨综合征、骨硬化症、早老症、假性甲状旁腺功能过低等。

　　（4）牙排列异常：口腔全口牙位曲面体层 X 线片揭示异常的牙排列情况。

　　（5）颌骨异常：主要表现为 X 线片显示的颌骨内阴影或骨质密度的改变等。

　　CT 检查对中枢神经系统疾病的诊断价值较高，应用普遍。对颅内肿瘤、脓肿与肉芽肿、寄生虫病、外伤性血肿与脑损伤、脑梗死与脑出血以及椎管内肿瘤与椎间盘脱出等疾病诊断效果好，诊断较为可靠。因此，脑的 X 线造影除脑血管造影仍用于诊断颅内动脉瘤、血管发育异常和脑血管闭塞以及了解脑瘤的供血动脉以外，其他如气脑、脑室造影等均已少用。螺旋 CT 扫描，可以获得比较精细和清晰的血管重建图像，即 CTA，而且可以做到三维实时显示，有望取代常规的脑血管造影。

　　2 其他检查　目前 CT、MRI、超声和核素显像设备在不断地改进和完善，检查技术和方法也在不断地创新，影像诊断已从单一依靠形态变化进行诊断发展成为集形态、功能、代谢改变为一体的综合诊断体系。与此同时，一些新的技术如心脏和脑的磁源成像和新的学科分支如分子影像学在不断涌现，影像诊断学的范畴仍在不断发展和扩大之中。这些医学影像学检查种类繁多，既有各自的特点、优势，又具有相互之间的互补、渗透性。针对不同的病情需要选择针对性的相关检测。

　　（1）CT：CT 检测在对头颈部疾病的重要诊断中发挥的重要作用上面已经提及，其他的重要诊断作用还包括：对各种颅内病变以及椎管内肿瘤与腰椎间盘突出等疾病诊断效果好，诊断较为可靠。螺旋 CT 扫描，可以获得比较精细和清晰的血管重建图像，即 CTA，而且可以做到三维实时显示，有希望取代常规的脑血管造影。其他的使用范围还包括：对胸部疾病的诊断，如采用造影增强扫描以明确纵隔和肺门有无肿块或淋巴结增大、支气管有无狭窄或阻塞，对原发和转移性纵隔肿瘤、淋巴结结核、中心型肺癌等的诊断；对心及大血管的 CT 检查，如冠状动脉和心瓣膜的钙化、大血管壁的钙化及动脉瘤改变等，CT 检查可以很好地显示。腹部及盆部疾病的 CT 检查可用于肝、胆、胰、脾，腹膜腔及腹膜后间隙以及泌尿和生殖系统的疾病诊断。尤其是占位性病变、炎症性和外伤性病变等。胃肠病变向腔外侵犯以及邻近和远处转移等，CT 检查也有很大价值。

　　（2）磁共振成像（magnetic resonance imaging, MRI）：磁共振已应用于全身各系统的成像诊断。效果最佳的是检测颅脑相关病变，其次为脊髓、心脏大血管、关节骨骼、软组织及盆腔等。对心血管疾病不但可以观察各腔室、大血管及瓣膜的解剖变化，而且可做心室分析，进行定性及半定量的诊断；同时可作多个切面图，其空间分辨率高，可显示心脏及病变全貌，及其与周围结构的关系，优于其他 X 线成像、二维超声、核素及 CT 检查。在对脑脊髓病变诊断时，可作冠状、矢状及横断面像。磁共振影像灰阶特点是磁共振信号愈强，则亮度愈大；磁共振的信号弱，则亮度也小；从白色、灰色到黑色。各种组织磁共振影像灰阶特点如下：脂肪组织、松质骨呈白色；脑脊髓、骨髓呈白灰色；内脏、肌肉呈灰白色；液体，正常速度血液呈黑色；骨皮质、气体、含气肺呈黑色。目前 MRI 已广泛应用于颅脑及脊柱、脊髓病变，五官科疾病，心脏疾病，纵隔肿块，骨关节和肌肉病变，子宫、卵巢、膀胱、前列腺、肝、肾、胰等部位的病变。

（3）正电子发射型计算机体层显像（positron emission computed tomography，PET）：PET 是目前唯一可在活体上显示生物分子代谢、受体及神经介质活动的新型影像技术，现已广泛用于多种疾病的诊断与鉴别诊断、病情判断、疗效评价、脏器功能研究和新药开发等方面。适合于对肿瘤、神经系统疾病、心血管疾病的影像诊断等。

（4）B 超（type-B ultrasonic）：B 超可以清晰地显示各脏器及周围器官的各种断面图像，由于图像富于实体感，接近于解剖的真实结构，所以应用超声可以早期明确诊断，目前广泛应用于消化系统、妇产科、眼科等多系统疾病的诊断。

三、全 身 检 查

对于口腔遗传性疾病来讲，其临床表现不仅局限于口颌领域，而且遍及全身，许多系统性遗传性疾病在口腔颌面部也有特殊的表现，因此，针对在口腔临床遇到的遗传病患者进行全身检查是十分必要的，有助于对遗传病的正确诊断。全身检查包括对心、肝、脾、肺、肾等内科相关检查，配合心电图、肝肾功能检查、超声检查、X 线、CT、MRI、实验室相关检查等。外科相关检查包括身高、体重、四肢关节、肛门等。其他特殊检查包括妇科、皮肤、神经系统检查等。常见的具有异常口腔表现的系统性遗传病包括：釉质发育不全伴随肾钙质沉着，又称 McGibbon 综合征、维生素 D 依赖性佝偻病、抗维生素 D 佝偻病、自身免疫性多腺体综合征、成骨不全等；许多染色体病在口腔和其他多器官均有表现。一些口腔遗传性疾病的全身特殊表现详见各章节。

四、临 床 检 验

如同全身检查一样，许多特异的临床检验指标也有助于一些不明原因的遗传性疾病的诊治，如对患者血碱性磷酸酶的检测，有利于对低磷酸酯酶血症的诊断。

第三节 口腔遗传性疾病的分子诊断

人类遗传病诊断的核心内容是进行基因突变分析，即遗传检测技术。由于 DNA 和 mRNA 分子是进行遗传检测的主要遗传信息靶分子，因此，又把对遗传病的基因分析（gene analysis）称为分子诊断（molecular diagnosis）。从技术角度来讲，目前基于 DNA 的分子诊断技术应用要广泛得多，当涉及基因功能分析时，才需采用定量检测 RNA（主要是 mRNA）靶分子的技术手段。

在对一种口腔遗传性疾病进行分子诊断之前，应熟悉相关的遗传病基础知识，明确疾病表型与基因之间的关系，即必须了解相关致病基因的染色体定位、基因克隆和功能分析等；其次，由于家系成员间的遗传关系是遗传病的本质特征之一，故家系分析是遗传病诊断操作的核心内容，也是取得准确诊断结果的保证。人类遗传病的表型是由个体的基因型决定的，因此，对遗传病的诊断也可理解为进行个体和家系成员的基因型分析。

一、样本的收集

1. 病例收集和记录　所有遗传病例的收集和记录应在知情同意的基础上进行，知情同意是作为实施包括遗传病分子诊断在内的遗传分析必须遵循的一般性原则。

病例或被测对象（个体或及家庭成员）样本的采集应注意：①一般应由遗传咨询门诊的专科医师、遗传咨询师或具有相应资质的专科医师接诊，并由其提出分子诊断的申请。②进行相关的询问和家系谱记录，确保家系调查的完善和准确。③明确分子诊断的对象，选择正确的参照；一些具有明确遗传背景（历史）的单基因病的诊断需有家系分析作为参照。进行某些复杂性肿瘤患者的分子诊断时，采集家系样本较为困难，此时，分子诊断检测虽然是针对个体，但其参照对象可能是健康或患病群体。④注意样本的标注和记录，包括一般资料、样本编号（实验室统一参考编号）、样本类型、样本采集量、个体数、采样和检测时间等，相关资料需有明确的记录并保留备份。

2. 样品类型　包括来源于细胞内的核酸物质，如人基因组 DNA 和 mRNA。DNA 是最广泛和方便的检测材料，一般可长期保存，而 mRNA 需从新鲜组织细胞中提取并尽快用于诊断，可在较短的有限时间内保存。

临床分子遗传诊断使用的样本以 DNA 为主，可用于临床分子诊断的主要人体组织和材料有：体液、骨髓细胞、各种活检或穿刺组织块、羊水、绒毛、精液、毛发、唾液、尿液、母血中的胎儿细胞、母血浆中的胎儿 DNA 以及用于辅助生育的植入前胚胎细胞等。在样本采集时，应根据检测目的和检测对象的要求，视具体情况选择适当的临床样品，外周血中的白细胞是目前国内外广泛采用的分子遗传检测材料。

3. 样品要求和传送　在分子遗传实验室，一般需配备有抽取外周血的人员和相应器具。

（1）DNA 样本的要求：从外周血提取基因 DNA 需 3~5ml 全血，采集时将全血收集在灭菌的已加入 ACD 或 EDTA 钠抗凝剂的试管或含 EDTA 钠抗凝剂的专业血液收集管，在低温下传送至实验室。骨髓样品的采集需用含抗凝剂的注射器抽取（至少需 1ml），然后转移至 EDTA 钠抗凝剂的试管内。

淋巴结或皮肤活检组织样品要求在无菌条件下采集（用于 DNA 检测的组织最少需 3mm³），应在 3 小时内转送至实验室进行 DNA 提取，或迅速置于 –70℃ 中保存。此外，石蜡包埋的组织切片亦可用作某些 PCR 扩增的 DNA 检测的样品来源。

（2）RNA 样本的要求：从外周血、骨髓、实体瘤和冷冻组织标本提取 RNA 样本时，其外周血或骨髓的抗凝处理同 DNA 样品，但需注意试管在低温下操作，并立即送入实验室提取 RNA，由于 RNA 极易降解，无菌和快速操作是保证 mRNA 完整性的前提。

（3）样本的传送：由于遗传病分子诊断的专业性强、技术要求高，遗传病的诊断往往集中在一些专业的临床遗传学实验室中进行，在这种情况下，标本的远程传送成为必然。采用最多的样品远程传送为通过快速邮件将在低温下保存的抗凝血液样品在 72 小时内送达指定的实验室。有条件时，也可将从临床样品中提取出 DNA，在适当的保存条件下（如置于无水乙醇中）于室温下寄送。此外，也可采用更简洁的方式操作，即将适量用于提取 DNA 的人体外周血（如 0.5ml）放在特制的清洁滤纸上，包装后以邮政快件寄达指定的实验室。人 DNA 在常温和不受核酸酶污染的情况下是非常稳定的大分子，故上述远程寄送是国外已成型的实现分子遗传检测的常规操作方式。但快速处理和低温保存仍然是在远程提取 DNA 操作中的重要原则。对于 RNA 分子诊断而言，其样品的远程传送是不可取的。

二、个体研究和家系研究

分子诊断涉及对被检者 DNA 的分析工作，与临床应用和基础研究都有紧密联系，因此，临床分子遗传诊断会经常涉及"研究"的问题，而这类研究有可能使用患者提供的 DNA 样品。

从 DNA 样品的分析方法讲，有个体研究和家系研究两种途径：①个体研究（individual study）是指针对个体的遗传分析，也称为个体水平的研究；而家系研究（family study）是针对先证者及其与先证者联系在一起的家庭成员的遗传分析。两者在个体的 DNA 分析和检测上并无本质区别，只是在遗传分析对象上和样品数量上的差异。②家系研究：家系调查对于某些遗传病的研究有不可替代的价值，澄清非亲父源性（non-paternity）是家系调查中的重要内容，因为生物学家庭（biological family）和法定家庭（legal family）有着完全不同的意义，家系研究的对象一般是指患者及其血缘亲属。

三、常用分子诊断的方法

基因分子诊断一般包括检测个体的基因序列特征、基因突变分析、测定基因的数量和拷贝数、基因表达产物分析，以及检测是否存在外源基因等。在进行不同内容的基因诊断时，需选择与检测目的相适宜的技术，基因诊断技术大致可分为定性和定量分析两大类。在遗传病诊断时，基因分型和检测基因突变一般采用定性分析，而测定基因（染色体）拷贝数及基因表达产物则属于定量分析。

1. 直接诊断 是指鉴定致病基因突变本身的遗传分析，故又称直接突变分析（direct mutation analysis）。这一诊断策略是针对致病基因及其基因突变谱已经清楚的遗传性疾病而设计的，直接诊断是目前用于临床遗传学诊断遗传病的主要方法学手段。直接诊断的优点为：①不依赖家系调查，在缺乏家系成员样品时也可实现对患病个体的诊断；②检测方法简单，结果直接准确。

基因诊断最常用的方法之一就是聚合酶链反应（polymerase chain reaction，PCR）。PCR 是一种在体外模拟自然 DNA 复制过程的核酸扩增技术，它以待扩增的两条 DNA 链为模板，由一对人工合成的寡核苷酸引物介导，通过 DNA 聚合酶酶促反应，快速体外扩增特异 DNA 序列。由于 PCR 经过变性、复性和延伸约 30 个循环就可在数小时内将靶 DNA 扩增数百万倍，并具有操作简单、快速、特异和敏感的特点。对 PCR 产物进行 DNA 测序是遗传病基因诊断的金标准。由于 PCR 检测的是决定生命本质的遗传物质——核酸（DNA、RNA），且具有敏感特异、快速简便、容易自动化等特点，PCR 技术自 1985 年问世以来，迅速而广泛地应用于生物学、医学、考古学以及食品、工业、环境保护等多个学科和领域，是分子生物学发展史上又一个里程碑，在遗传病诊断和其他领域起着重要作用。

以下介绍几种其他常用的分子诊断技术，适用范围是检测大片段的基因缺失或插入、点突变和动态突变。

（1）基因缺失或插入的诊断

1）Southern 印迹（Southern blot）：该技术用于检测大片段的基因缺失或插入。其基本操作原理为：首先用限制性核酸内切酶消化基因组 DNA，然后在凝胶电泳上将不同大小的 DNA 片段分离并变性为单链 DNA，通过虹吸作用转移到硝酸纤维素膜或尼龙膜上，用同位素标记的特异性基因探针与膜上的 DNA 片段杂交，经放射自显影显示杂交片段，根据由自显影片段构成的 DNA 限制性酶切图谱（条带的大小和数量），可获得基因缺失（或插入）片段大小等信息，并可以区分正常和突变样品的基因型。Southern 印迹实验结果可靠，缺点为操作烦琐、费时费力、需要有进行放射性同位素检测的实验条件，这些因素在一定程度上制约了 Southern 印迹在临床诊断方面的广泛开展。

2）裂口 PCR（gap PCR）：又称跨越断裂点的 PCR，已被广泛用于检测基因缺失或插入，其基本原理是：在缺失片段（20kb）的周围设计三个引物 a、b 和 c，引物 a 位于缺失基因 5′ 端断裂点的上游，引物 b 位于 3′ 端断裂点的下游，共用引物 c 位于 5′ 端断裂口的下游。通过引物进行双重 PCR 扩增待测 DNA 样本，根据产生的不同片段的 PCR 产物来判定遗传病的基因型，此方法已用于 α 地中海贫血的鉴定。同理，该方法也可用于特定的基因插入和基因重排的分子诊断。

3）多重酶联依赖性探针扩增（multiplex ligation-dependent probe amplification，MLPA）和 DNA 微阵列比较基因组杂交（array CGH，也称 DNA 芯片，DNA chip）：MLPA 是最近几年新发展的基因分子杂交和 PCR 合为一体的新的基因剂量（基因拷贝数目）测定技术。DNA 芯片技术基本原理是：将大量已知序列的 DNA 探针依次排列并固定在硬质小基片（如玻片）上，在此固相载体上与荧光标记的扩增靶序列进行微杂交，杂交信号由激光共聚焦扫描显微镜捕获并通过计算机实现数据分析和报告检测结果。由于 DNA 芯片技术可以一次"集成"数量巨大的基因探针，故代表了基因诊断向快速、高效和自动化发展的趋势，是一种有着广阔应用前景的基因诊断新技术。MLPA 和 DNA 芯片能高分辨检测染色体区段或基因的缺失和重复，并可同时检测许多目标序列，比其他方法更具优越性，适用范围为基因剂量和基因拷贝数目变化，如基因外显子的片段缺失或重复，甚至染色体（基因组）的片段缺失和重复。

（2）点突变的诊断

1）等位基因特异性寡核苷酸探针杂交技术（allele specific oligonucleotide，ASO）：ASO 是一种经典的分子诊断技术。该技术是根据已知致病点突变的确切位置及其周围序列，设计合成包含突变位点在内的一对正常和突变的寡核苷酸探针，突变碱基一般处于探针的中部，然后将这两个标记探针分别与待检 DNA 样品的扩增产物杂交和检测。序列特异性 ASO 探针在适宜的杂交和洗膜条件下，可以准确地区分出三种不同的基因型：正常人 DNA 只能与正常序列的 ASO 探针杂交，突变纯合子只能与突变序列的 ASO 探针杂交，突变杂合子则能与两种探针产生杂交信号。由于 ASO 分子杂交可以准确的进行已知突变的基因分型，对于突变类型较少的遗传病的诊断显得较为快速简便，但当一种遗传病是由许多种点突变所引起，且其频率分散时，ASO 技术就显得有些烦琐。

2）反向点杂交（reverse dot blot，RDB）：为了能够同时检测多种突变，也可以将各种突变和正常序列的 ASO 探针固定在杂交膜上，将待检 DNA 样本与其进行液相杂交，这一技术一次检测可以同时筛查多种突变，大大提高了基因诊断效率，已在一些常见遗传病如地中海贫血和囊性纤维化的诊断中得到应用。

3）DNA 芯片：也可用于检测点突变，并具有高效、高通量、操作易于自动化等特点。

4）变性高效液相色谱（denature high performance liquid chromatography，DHPLC）：在临床病例的基因诊断过程中，经常会遇到不能检测出已知类型突变的情况，如果表型明确指向某种疾病，可采用 DHPLC 对目的基因进行基因序列扫描，以期发现和确定新的或未知突变类型。DHPLC 技术的基本原理是：含有点突变的 DNA 片段通过 PCR 扩增后，会产生两种异源双链（heteroduplexes）和两种同源双链（homoduplexes），但不含点突变的片段只产生一种同源双链。在给定的部分变性洗脱条件下，DHPLC 技术可将含不同的点突变的片段分离成不同的特征性洗脱峰而达到检测基因变异的目的，出现"变异"洗脱峰的样品可进一步通过 DNA 直接测序确定样品的突变所在位置。这一技术依赖自动化操作的分析仪完成，目前已成为临床遗传学诊断的重要工具。

5）实时 PCR（real-time PCR）的点突变检测技术：利用 Taqman 探针技术进行实时 PCR 或反转录 PCR 检测点突变，也是临床遗传学实验室的常用技术方法。其原理在于：PCR 扩增时在加入一对引物的同时加入一个特异性的荧光探针，该探针为一寡核苷酸，两端分别标记一个报告荧光基团和一个淬灭荧光基团。探针完整时，报告基团发射的荧光信号被淬灭基团吸收；PCR 扩增时，Taq 酶的 5'—3' 外切酶活性将探针酶切降解，使报告荧光基团和淬灭荧光基团分离，从而荧光监测系统可接收到荧光信号，即每扩增一条 DNA 链，就有一个荧光分子形成，实现荧光信号的累积与 PCR 产物形成完全同步。而新型 TaqMan-MGB 探针使该技术既可进行基因定量分析，又可分析基因突变（SNP），有望成为基因诊断和个体化用药分析的首选技术平台。

（3）动态突变的诊断：动态突变（dynamic mutation）的特征性表现为三核苷酸重复序列（CAG），常见于神经肌肉系统遗传性疾病，如亨廷顿病和脊髓小脑共济失调症。对于动态突变的几十个串联重复序列大多数可以采用 PCR 扩增技术来诊断。通过丙烯酰胺凝胶电泳显示的 PCR 产物片段的大小，计算出三核苷酸序列的串联重复拷贝数，而对于那些由几百个串联重复序列扩增导致的遗传性疾病，则采用 Southern 印迹法检测。

2. 间接诊断 主要指采用连锁分析等方法进行诊断。

（1）连锁分析：连锁是指同一条染色体上位置相邻的基因，常被一起遗传而没有发生重组。连锁分析（linkage analysis）就是利用与致病基因相连锁的某些遗传多态性位点作为遗传标志，通过家系分析来追踪和判断被测个体是否带有致病基因及其可能的基因型。由于连锁分析没有直接检测致病的基因突变，又称为间接诊断（indirect diagnosis）。

连锁分析在临床遗传检测的应用范围包括：①因检测已知基因突变的直接诊断未能提供阳性信息或在被测家系中未发现基因突变；②致病基因尚未被详细了解，现有的研究只能提供染色体定位和一些与之相连锁的 DNA 多态性位点的信息；③致病基因的尺度大，且突变在基因上的分布无明显热点，不便于分析。

连锁分析是建立在以DNA多态性位点为标记的家系研究基础上的遗传诊断。其优点在于：致病基因及其产物尚不被了解的情况下，也可用于解决某些遗传病的诊断问题。而技术缺点在于：①需要足够多的家系成员样本才能获得有价值的连锁分析相关信息满足检测需要；②由于遗传标记杂合性信息量不足，使连锁分析不能提供确切的诊断结果；③由于基因重组，可能会引入错误诊断的结论。因此，在临床遗传学应用中，连锁分析难以成为主流技术。目前，已能对1000多种单基因病作出直接的基因诊断，连锁分析已很少应用。

（2）DNA的多态性：不同的人群由于遗传基因的差异因而对一些疾病有不同的敏感性，我们可以找到人体对某一疾病的易感基因，这些易感基因往往与DNA的多态性（DNA polymorphism）片段相关联。DNA多态性是指染色体DNA等位基因中核苷酸排列的差异性。DNA区域中等位基因（或片段）存在两种或两种以上形式，对基因功能没有影响，可分为序列多态性和序列长度多态性。通过对基因旁侧DNA多态性位点连锁分析，就可以进行遗传病的基因诊断。

目前进行DNA多态性分析的方法有：限制性片段长度多态性（restriction fragment length polymorphism，RFLP）、短串联重复顺序（short tandem repeats，STR）和单核苷酸多态性（single nucleotide polymorphism，SNP）。

RFLP技术是利用限制性内切酶能识别DNA分子的特异序列，并在特定序列处切开DNA分子，即产生限制性片段的特性，对于不同种群的生物个体而言，它们的DNA序列存在差别。如果这种差别刚好发生在内切酶的酶切位点，并使内切酶识别序列变成了不能识别序列或是这种差别使本来不是内切酶识别位点的DNA序列变成了内切酶识别位点。这样就导致用同一种限制性内切酶切割不同物种DNA序列时，产生不同长度大小、不同数量的限制性酶切片段。将这些片段电泳、转膜、变性，与标记过的探针进行杂交、洗膜，即可分析其多态性结果。RFLP技术多应用于制作遗传连锁图谱；根据RFLP制作的图谱可以开展人类相关遗传病的研究等方面的研究。

STR目前已发展为最主要的个体识别检测标记，STR各个位点的等位基因均采用数字命名，如TPOX11/12，适合于构建大规模的DNA-STR遗传标记数据库，并便于相应的检索和查询。美国联邦调查局（FBI）公布了13个核心STR位点，经过群体调查，被证实在各类人群中具有高度多态性，已被一些大的试剂公司开发成商用试剂盒，并经过FBI认证，目前已全面应用于美国、中国各法医学实验室，进行亲子鉴定和各类刑事案件的犯罪嫌疑人排除和认定，还包括大的灾难性事故的个体认定。

SNP是指DNA序列上发生的单个核苷酸碱基之间的变异，在人群中这种变异的发生频率至少大于1%，否则被认为是点突变。在人类遗传基因的各种差异，有90%都可归因于SNP所引起的基因变异。据估计，在人基因组中，平均每500～1000个碱基对中就有1个SNP，估计其总数可达300万个甚至更多。每3个SNP中有两个会是胞嘧啶（C）和胸腺嘧啶（T）的相互转变。在基因组DNA中，任何碱基均有可能发生变异，因此，SNP既有可能在基因序列内，也有可能在基因以外的非编码序列上，位于编码区内的SNP（coding SNP，cSNP）比较少，但它在遗传性疾病研究中却具有重要意义，已被广泛地用于多基因遗传病等分子遗传学的研究之中。由于SNP在进化过程中相对保守，也可以用于数量性状位点（quantitative trait locus，QTL）分析以及微卫星定位（microsatellites）。

四、现代基因检测技术

1. 全基因组测序（full genome sequencing，FGS；whole genome sequencing，WGS；complete genome sequencing，entire genome sequencing） 该技术是指采用实验室技术在一定时间内确定某些生物的全部基因组的 DNA 信息，这些 DNA 信息包括所有染色体 DNA 以及线粒体 DNA 的信息，对于植物来讲，还包括叶绿体 DNA 的信息。这些 DNA 信息数据庞大，需要一定数量或一定容量的计算机系统支持。通常来讲，只凭一个人的全基因组 DNA 信息并不能提供非常有用的临床信息，只有当积累一定数量的信息，明确基因变异的情况与疾病的关系的情况下，才有真正的临床意义。

2. 全基因组重测序（whole genome re-sequencing） 是对已知基因组序列的物种进行不同个体的基因组测序，并在此基础上对个体或群体进行差异性分析。通过在全基因组水平上扫描并检测与重要性状相关的基因序列差异和结构变异 SNP，实现遗传进化分析及重要性状候选基因预测。

3. 外显子组测序技术（exome analysis） 外显子组是指全部外显子区域的集合，该区域包含合成蛋白质所需要的重要信息，涵盖与个体表型相关的大部分功能性变异。与全基因组重测序相比，外显子组测序采用外显子组序列捕获及第二代测序技术，只针对外显子区域的 DNA，其覆盖度更深、数据准确性更高，更加简便、经济、高效。可用于寻找复杂疾病如癌症、糖尿病、肥胖症的致病基因和易感基因等的研究。同时，基于大量的公共数据库提供的外显子数据，能够结合现有资源更好地解释相关研究结果。

4. 全转录组测序（whole transcriptome sequencing，或 RNA-seq，或 whole transcriptome shotgun sequencing，WTSS） 转录组即特定细胞在某一功能状态下所能转录出来的所有 RNA 的总和，包括 mRNA 和非编码 RNA（Non-coding RNA）。非编码 RNA 又包括：tRNA、rRNAs、noRNAs、microRNAs、siRNAs、piRNAs 及 long ncRNAs。针对不同种类 RNA 特有的大小及结构特点，可采用不同的方法进行分离和富集。目前的全转录组测序主要是指针对 mRNA 的测序，根据该结果能够快速地获得某一物种特定器官或组织在某一状态下几乎所有 mRNA 转录本序列，进行 UTRs 区域界定、可变剪切研究、低丰度新转录本发现、融合基因鉴定、cSNP（编码序列单核苷酸多态性）研究等方面的研究。

5. SNP 芯片（SNP chip，或 SNP microarrays） 是指在芯片技术的基础上建立的一种快速检测高通量 SNP 的技术，适用于全基因组 SNP 分型研究及基因拷贝数变化研究，一张芯片检测几十万标签 SNP 位点，提供大规模疾病基因扫描。其 SNP 位点的设计来源于 HAPMAP 数据库中已经公布的 TagSNP，具有较好的特异性和准确性。针对特殊的研究内容，目前一些公司推出了癌症相关基因的 SNP 芯片，主要组织相容性研究 SNP 芯片等。

五、遗传检测的范畴

传统的分子遗传检测主要是针对人类单基因病的诊断性遗传检测（diagnostic genetic testing），随着人类遗传病分子医学知识的积累和新技术的发展，基于分子诊断的现代遗传检测有了更丰富的内涵，如预测性遗传检测（predictive genetic testing）。其范畴包括：针对迟发性单基因遗传病的症状前检测、针对个体治疗前的药物遗传学检测以及针对人类常见的复杂性状疾病（如冠心病、高血压、糖尿病、精神性疾病及肿瘤等）的发病风险预测性检测等，这些应用范畴将为未来个体化医学的发展奠定基础。分子遗传风险筛查与分子诊断的不同在于，单基因病的分子诊断检测结果可以给出准确的个体发病概率，并直接指导产前诊断和后续的终止妊娠操作，而复杂性状疾病则只能给出可能的发病风险概率评估。

分子诊断技术在临床遗传学上已获得了广泛的应用，目前发达国家的遗传检测服务所能提供的遗传性疾病基因已超过 1000 种，几乎涵盖了目前已经发现的包括单基因遗传病、以癌症为代表的复杂病、线粒体病和染色体病在内的所有重要的人类遗传病种类。此外，法医学上的 DNA 个体认定、血型分析、HLA 基因分型和基于 SNP 分析的细胞嵌合体分子诊断等也越来越受到临床医学的重视，相信临床分子遗传学技术对未来分子医学的发展会有更大的贡献。

第四节 口腔遗传性疾病的遗传咨询

一、概 述

随着人类对遗传性疾病认识的深入，遗传咨询（genetic counseling）在公众生活中的作用越来越重要。遗传病筛查的普遍开展，使得遗传咨询从过去的少数人咨询，变成现在的所有有生育要求的人共同的话题。随着糖尿病、高血压等常见慢性疾病及肿瘤的有关基因和遗传倾向逐渐被认识，遗传咨询的目的也不再仅仅和生育有关。伴随人类基因组序列确定而来的人类对遗传病认识的迅速深入和诊断技术的飞速进步，使得遗传咨询成为知识更新更快、涵盖范围更广阔的一个专业。

美国国家遗传咨询协会（National Society of Genetic Counseling，NSGC）于 2006 年 5 月对遗传咨询定义为：遗传咨询是一个帮助人们理解和适应遗传因素对疾病的作用及其对医学、心理和家庭的影响的程序。这一程序包括：①通过对家族史的解释来评估疾病的发生或再发风险率；②进行有关疾病的遗传、实验室检测、治疗处理及预防的教育，并提供与疾病有关的各种可以求助的渠道及研究方向；③辅导促进知情选择和对所患疾病及其再发风险的逐步认知和接受。

二、遗传咨询的适用范围

遗传咨询的适用范围包括：①遗传筛查阳性者；②高龄孕妇，即孕妇年龄达到或者超过 35 周岁；③曾怀过有遗传病的胎儿或生育过有遗传病的孩子；④父母之一是遗传病患者；⑤有反复发生的自发性流产或不孕不育病史的夫妇；⑥父母是遗传病基因携带者；⑦夫妇之一有遗传病家族史；⑧近亲婚配；⑨外环境致畸物接触史；⑩肿瘤和遗传因素明显的常见病。

三、遗传咨询原则

1. 自愿的原则 即完全尊重咨询者自己的意愿。目前普遍实行的原则是当事者必须知情、被检查者和家人有权利自己作出决定，特别是有关遗传学检查和再生育问题。这种选择不受任何外来压力和暗示的影响。未经患者同意或不知情下进行的遗传学检查都是不合法的。

2. 平等的原则　理想的状况是遗传咨询、遗传病诊断和治疗应该平等地提供给所有需要并且选择遗传学服务的人。目前的情况是遗传学服务多数在大城市进行，小城市、经济落后的地区欠缺。在中国，广大农村地区遗传学服务资源明显欠缺。

3. 教育咨询者原则　遗传咨询的重要特征是对咨询者的教育，包括：疾病特征、病史、疾病变异范围；遗传或非遗传的基础；如何诊断和处理；在不同家庭成员中发生或再发的机会；对经济、社会和心理可能的影响；为因疾病带来困难的患者家庭介绍相应的求助机构；改善或预防的策略。

4. 公开信息的原则　在对咨询者进行教育的时候，许多遗传学家和咨询师赞同公开所有有关信息，但就"有关信息"的内容一直存在争议。大多数赞成应该告知咨询者有关遗传病的诊断，包括难以接受的诊断。

5. 非指导性的咨询原则　咨询师可以根据临床判断，应该了解哪种信息对疾病诊断或对咨询者作出决定是最重要和最有帮助的。在咨询过程中，咨询师必须没有偏好地陈述信息，而不能有任何鼓励采取某种特别措施的目的。坚持非指导性的方式是遗传咨询定义中最基本的特征。咨询中应没有任何优生学的动机，防止非医学性的性别选择。

6. 关注咨询中的心理、社会和情感影响尺度　为了帮助咨询者有能力应对遗传病、再发风险，或作出困难的选择，咨询师应鼓励咨询者相信自己的能力并帮助他们一起设想各种可能选择的影响程度。因此，咨询师必须了解咨询者的社会地位、文化、受教育程度、经济能力、情感和经历，聆听、理解和运用这些信息。

7. 信任和保护隐私的原则　遗传咨询中应避免有关咨询者本人或后代的家族史、携带者状态、诊断或遗传病风险的信息不当扩散，影响其工作或生活，或成为潜在的影响因素。只有在极少的医学情形下（例如在心理治疗过程中所要公开的包括严重的遗传性疾病在内的某些信息可能会威胁他人生命安全的时候），才可以考虑采取适当的方法违背患者隐私。例如，在健康保险流通与责任法案（health insurance portability and accountability act，HIPAA）保护下，美国医师可允许考虑违背患者的隐私，警告其家属有关肿瘤的再发风险。

8. 遗传诊断的伦理、道德问题　在咨询中，咨询师本人应有明确的伦理、道德标准，给出充分的信息后，除了非常特殊的情况外，都主张由咨询者自己作出决定。

9. 遵循相关的法律原则　在遗传咨询中，可能会涉及法律方面的问题，因此，应在以下各方面注意：包括知情同意书（informed consent）、遗传歧视（genetic discrimination）、雇主与雇员关系、医患关系、遗传筛查机构与公共卫生的关系等。

10. 遗传伦理委员会　在遗传咨询过程中，应遵循遗传咨询的各项原则，同时还应有遗传伦理委员会对整个过程进行一定的监管。伦理委员会应由临床遗传医师、各临床遗传检验专家、遗传咨询师、心理医师、社会工作者、行政领导和法律顾问等组成。其职责是处理伦理与遗传疾病诊断有关的医疗纠纷、遗传歧视、遗传伦理等难题，既保护从事遗传病服务的专业人员，又保证患者的权利和利益。

四、遗传咨询的过程

1. 获取信息　家族史的获取是遗传咨询过程中重要的一部分，通常用系谱的方式来描述和记录先证者和家人的相互关系及可能和诊断有关的表型特征。其他具有潜在意义的家族史（种族、宗族、不育、出生缺陷、迟发疾病、智力障碍）也应获取。坚持用统一的符号表示性别、生物关系、生育情况和基因型情况，可以保证系谱被方便和准确地理解。在获取信息过程中，也应注意对医疗史的了解。

2. 建立和证实诊断 尽管遗传病的诊断通常可以从病史记录中获取，但相当部分通过咨询门诊后重新建立。建立诊断通常依赖临床遗传医师，有时是专科医师，有时需进行特殊的辅助检查和实验室检查。产前诊断需要医师帮助取材，越来越多的细胞和分子遗传实验室检查可以诊断患者和携带者，甚至还可以提供预后和疾病严重性的重要线索。

3. 风险评估 咨询师通过分析系谱，了解遗传类型及个体与先证者的关系，对咨询者未来再生育或个体患病的风险进行评估，称为风险评估（risk evaluation）。在统计学计算结果时通常需要参考其他因素（如群体中携带者频率、已患病和未患病个体的数目、咨询者年龄等）加以修正。

4. 给出信息 包括解释疾病的诊断、疾病的状况、遗传方式、个体发病的风险及再发风险、可以采取的对策、这些对策的优劣及其对于个体和家庭的意义、遗传病治疗和社会有关遗传病支持团体的情况等。

五、口腔特异的遗传咨询内容

在口腔遗传咨询过程中，相对于其他遗传咨询而言，与再生育、近亲婚配等相关的遗传咨询内容较少，相反，很多涉及口腔自身（如牙齿形态数目变化、釉质和牙本质异常引起的牙齿颜色变化、牙齿脱落或牙周疾病、或者口颌功能障碍等），其他涉及儿童、肿瘤等方面的咨询内容也较多见。

1. 先天性畸形的遗传咨询 口腔遗传性疾病中有许多表现出的临床特征为先天畸形，这也是患者或其家人来医院就诊的主要原因，口腔专科医师应配合专业遗传诊断人员了解造成先天畸形的原因是单基因遗传病、多基因遗传病，还是染色体病。针对不同原因造成的先天畸形，其遗传咨询内容也应有所不同。与一般的单基因遗传病相比，先天性畸形通常有其复杂且不完全清楚的发病机制、严重的临床表型及其对当事人可怕的直观感等特点。在进行遗传咨询时，应特别注意：①再发风险：由于大多数的出生缺陷的发病机制不清楚，在评估再发风险时不可能像单基因疾病一样按一定的规律计算，应通过查询文献，使用经过长期研究得到的有关疾病的经验风险。同时应考虑到再发风险受性别、亲缘关系的密切程度、疾病临床表型严重程度等多种因素影响。②心理咨询：先天畸形的病情严重，往往造成流产、新生儿死亡或新生儿畸形，这对于孕妇来说是心理和感情上的一个沉重打击，从而自然会产生强烈的罪恶感。在这种情况下的心理咨询及其技巧显得特别重要，应采取一定的措施避免不必要的伤害。

2. 儿科领域的遗传咨询 许多遗传病和出生缺陷是在出生后才发现的。遗传咨询师经常会面对有出生缺陷的患儿或有畸形的死胎的遗传咨询，也有一些是与遗传病有关的婴儿死亡。有些遗传病在出生后一段时间才被发现，有些到青少年甚至成年才被发现。如生殖和认知能力发育迟缓，要到一定的时期才会明显表现出来。遗传咨询师应针对患者的年龄和患病特征等作出适宜的咨询。

3. 肿瘤的遗传咨询 通过对肿瘤基因的检测和对有关肿瘤易感性的测定，对肿瘤的诊断、治疗和预后评估已变成现实。由于肿瘤基因突变异常复杂的特点和患者对肿瘤存在的极端惧怕心理，肿瘤遗传咨询有其相关的特点：①多方配合；②特殊的心理咨询知识和技巧；③患者的肿瘤知识教育，为易感者提供有关肿瘤的防治知识，以达到对肿瘤患者早期诊断、早期治疗，这是肿瘤遗传咨询的主要目的；④有关肿瘤预测性检测：如对已知 *BRCA1* 和 *BRCA2* 基因阳性携带者的家属成员进行早期的基因筛查检测，以利于对乳腺癌发生的早期诊断和跟踪，明显提高了肿瘤患者的生存率和寿命。

4. 美容咨询 对于一些局限于口腔某些部位的遗传性疾病而言，患者可能更多的是关心其形象和美观问题。如釉质发育不全患者，其釉质出现一些特征性表现，患者可能是通过到口腔临床就诊时偶尔发现，由于这些疾病较少对整个生命状况产生影响，因此，患者更多的是关注通过口腔科技术修复和改善其外形。在这种情况下，口腔临床医师应具有一定的职业敏感性，判断其釉质的一些特征变化，结合家族史调查，对患者作出正确的诊断。

思考题

1. 口腔常见的单基因遗传病有哪些？
2. 口腔常见的多基因遗传病有哪些？
3. 常用的基因检测技术有哪些？
4. 口腔遗传病的遗传咨询的特征是什么？

第三章

釉质相关遗传性疾病

第一节 釉质发育不全

釉质发育不全或釉质形成缺陷（amelogenesis imperfecta，AI）是指釉质外形和硬度呈现异常的遗传性疾病，常伴有其他牙、口腔或口腔外组织的异常，乳牙、恒牙均可累及。目前约有 100 种以上的釉质发育不全，人群中釉质发育不全的发病率约为 1/14 000。本节主要描述牙源性相关基因突变引起的釉质发育不全，即异常主要局限于釉质，系统性遗传性疾病或综合征引起的釉质异常在本章第二节中表述。

1. 临床表现　AI 是一组复杂的遗传性疾病，由于致病基因、遗传特性等不同，表现出复杂多样的临床特征。目前临床尚无系统分类，国际上引用较多的是 1988 年 Witkop 提出的分类方法，2004 年 Nusier 又对其进行了修订，相关内容见表 3-1。根据 AI 釉质结构特征、临床表现和遗传特征，AI 分为 4 型：发育不全型、成熟不全型、钙化不全型和复合型。其他教材将 AI 归类为 4 型 15 个亚型。

（1）发育不全型：发育不全型（hypoplastic）AI 通常釉质硬度和颜色正常，一些患者釉质较薄，甚至缺无。釉质表面光滑或多沟、凹、点窝，某些牙可出现形态异常，如前牙切缘的形变，或者伴有开𬌗［见文后彩图 3-1（1）～（3）］。

（2）钙化不全型：钙化不全型（hypocalcified 或 desmineralised）AI 釉质矿化程度低，表面粗糙，质地较软，容易碎裂；釉质色泽异常，色暗［见文后彩图 3-1（4）、（5）］。

（3）成熟不全型：成熟不全型（hypomaturation）AI 特征为釉质的厚度和硬度基本正常，但颜色呈现一定变化，如色素沉着、白灰样的改变（white-ish surface）等［见文后彩图 3-1（6）、（7）］。

（4）复合型：特征为在全口或部分牙，甚至同一颗牙出现发育不全型、成熟不全型或钙化不全型。釉质表现出一种混合的病理特征，有的患者伴有长冠牙（taurodontism）。

四种形式的遗传方式均可见釉质发育不全。一项关于 51 个瑞士 AI 家系的调查显示，约 6% 属于 X 连锁遗传，63% 属于常染色体显性遗传，12% 属于常染色体隐性遗传，其余 19% 属于散发，无家族史。随着人群的不同，各种遗传方式的发生比例也不同。对 70 000 名以色列在校儿童的调查显示，发病率最高的 AI 是常染色体隐性遗传。遗传方式的不同与导致 AI 的候选基因有一定关系。

表 3-1　釉质发育不全的分类

类 型	亚型	临床特征	遗传特征
Ⅰ型发育不全型			
	A	凹陷型	AD
	B	局限型	AD
	C	局限型	AR
	D	光滑型	AD
	E	光滑型	XD
	F	釉质缺无型	AR
	G	广泛薄釉质型	AR
Ⅱ型成熟不全型			
	A	色素沉着型	AR
	B	弥漫型成熟不全型	XR
	C	雪帽型	XR
	D	雪帽型	AD
Ⅲ型钙化不全			
	A	釉质钙化程度降低	AR
	B	釉质钙化程度降低	AD
Ⅳ型复合型			
	A	成熟不全 / 发育不全伴长冠牙	AD
	B	发育不全 / 成熟不全伴长冠牙	AD

注：AD：常染色体显性遗传；AR：常染色体隐性遗传；XD：X 连锁显性遗传；XR：X 连锁隐性遗传（改编自 Witkop，1988；Nusier，2004；Bailleul-Forestier，2008）

2. 病理特征　磨片和脱钙切片观察，釉柱间质较正常宽而显得清晰，釉柱横纹异常明显，脱钙切片 Mallory 染色可见淡染区，可能与钙盐缺失有关。由于釉质发育不全存在不同类型，其病理特征也存在不同的变异，如成熟不全型的 AI 表现为钙磷比例无明显变化。在另一些关于发育不全型的 AI 报道中，发现釉质的厚度为正常釉质的 1/4，釉质表面有点窝样凹陷，多数区域的釉柱排列不规则，丧失正常形态。

3. 诊断　根据患者临床特征、X 线片、家系分析等可作出诊断。本病应与遗传性乳光牙、四环素色素沉着斑、放射线引起的釉质发育不全、氟牙症等相鉴别。

4. 候选致病基因　目前认为引起釉质发育不全相关的牙源性基因有编码釉原蛋白的基因（amelogenin，*AMEL*）、编码釉蛋白的基因（enamelin，*ENAM*）、基质金属蛋白酶 20（matrix metalloproteinas 20，*MMP20*）编码基因、激肽释放酶（kallikrein-4，*KLK4*）编码基因等。

（1）釉原蛋白基因

1）概述：釉原蛋白是成釉细胞特异性分泌产物，主要由分泌期成釉细胞分泌，约占发育期釉基质蛋白的 80% ~ 90%。釉原蛋白参与调控釉质的发育，其主要生物学作用体现在调节釉基质的组织和矿化，如协调釉柱的排列；调节釉质矿化过程中羟基磷灰石的初始形成和生长。作为信号分子调节牙骨质和骨质的新形成，可以促进成软骨和成骨活动。此外，釉原蛋白小片段可促进牙的发育和牙周的附着；可以通过影响上皮和间充质的信号传递来调节牙发育。

2）*AMEL*：编码釉原蛋白的基因是 amelogenin（*AMEL*）基因。1985 年 Snead 等最早克隆了小鼠的 *Amel*，随后人们将 *AMEL* 定位于人的 X 染色体，以及相应的 Y 染色体区域。

人类 *AMEL* 基因位于 X 染色体上，细胞遗传学定位于 Xp22.31–p22.1，分子定位于 X 染色体的 11，221，453 至 11，228，801。在人类男性，90% 的 *AMEL* 转录体来源于 X 染色体的基因拷贝（*AMELX*）（Xp22），另外 10% 来源于 Y 染色体的基因拷贝（*AMELY*）（Yp11）。即使是在同一个细胞，X 和 Y 的基因拷贝的加工过程也不同。由于 *AMELX* 的第 1 内含子较 *AMELY* 的第 1 内含子缺少 6 个碱基，因此，可通过针对特定第 1 内含子区域的 PCR 技术对不明样本进行性别鉴定。

AMEL 由 7 个外显子和 6 个内含子组成。信号肽位于第 2 外显子，终止密码子位于第 7 外显子，由于第 4 和第 5 外显子很短，因此，在 mRNA 的剪切过程中，这些区域容易被跨过，从而产生许多不同大小的蛋白质。由于 *AMEL* 的定位特征，其基因突变所引起的釉质发育不全表现为 X 染色体连锁的遗传特征。此外，人们认为 *AMELX* 和 X 染色体连锁的 AI 有关，而 *AMELY* 和牙大小和形状异常有关（OMIM，314240）。

3）*AMEL* 相关釉质发育不全的临床特征：*AMEL* 突变可引起 X 连锁的釉质发育不全（OMIM，301200），表现为发育不全/成熟不全型、发育不全型、成熟不全型（包括雪帽型）等。*AMEL* 突变引起的发育不全型 AI 釉质硬度正常，厚度减少，因此牙外观显得较小。X 线检测无明显异常。釉质表面变异较大，呈光滑、点或窝样凹陷、局部形状变异等多种特征［见文后彩图 3-1（8）~（10）］。

在 1957 年 Witkop 的最早报道中，成熟不全的 AI 可以累及乳牙和恒牙列。男性的乳牙呈不透明的白垩色，而恒牙出现黄色、棕色或白色的异常着色。这些异常的釉质厚度正常，硬度减低。X 线检测发现与牙本质的对比度下降，釉质容易磨损，但釉质缺损的速度较钙化不全型轻。这种釉质的特征表现是出现雪帽型改变，即在牙冠的切缘或近𬌗面 1/4 ~ 1/3 处出现带状的白垩色，受累牙从前牙向后牙分布。雪帽型的釉质变化有时也可见于氟牙症。

有学者指出受累男性患者和女性杂合子携带者在釉质发育不全的临床表现存在差异，特别是釉质厚度变异较大，并认为可能与 Lyon 现象有关。男性患者的釉质薄而光滑，类似于纯合子的表现；而女性患者的釉质局部较厚，有垂直向的沟纹。

4）*AMEL* 相关釉质发育不全的遗传特征：由于釉原蛋白基因定位于 X 染色体，因此，其基因突变所导致的釉质发育不全表现出 X 连锁显性和隐性遗传特征。*AMELX* 变异至少有 14 种，主要表现为缺失（缺失的基因片段可以从 9bp 到 5kb 不等）；其次为突变，如发生于 *AMELX* 信号肽编码区域的突变；第三为移码突变。突变多发生于第 2 和第 6 外显子。第 2 外显子为信号肽编码区，第 6 外显子位于终止密码子所在的第 7 外显子之前。发生于第 2 外显子的突变或长片段的缺失可导致编码蛋白 C 末端的缺失或全长缺失，此种临床特征为发育不全型 AI。如果基因突变导致单个氨基酸编码错误，主要导致釉质的成熟不全，有时表现为发育不全。表 3-2 列出的是目前已经报道的釉原蛋白基因突变及其相关临床表型特征。

表 3-2　常见釉原蛋白基因突变

基因组 DNA^	cDNA+	蛋白变异*	遗传表型
g.2T > C	c.2T > C	p.M1T	光滑型的发育不全（钙化正常）
g.11G > C	c.11G > C	p.W4S	光滑型的发育不全（钙化正常）
g.11G > A	c.11G > A	p.W4X	光滑型的发育不全（钙化正常）
g.14_22del	c.14_22del	p.I5_A8del/insT	光滑型的发育不全（钙化正常）
g.1148_54del	c.55_54del	p.18del	成熟不全型（部分伴发育不全）
g.3455C > T	c.152C > T	p.T51I	成熟不全型（部分伴发育不全）
g.3458delC	c.155delC	p.P52fsX53	成熟不全型（部分伴发育不全，变异大）
g.3781C > A	c.208C > A	p.P70T	成熟不全型（部分伴发育不全）
g.3803A > T	c.230A > T	p.H77L	成熟不全型
g.3958delC	c.385delC	p.H129fsX187	光滑型的发育不全
g.3993delC	c.420delC	p.Y141fsX187	光滑型的发育不全
g.4046delC	c.473delC	p.P158fsX187	光滑型的发育不全
g.4114delC	c.541delC	p.L181fsX187	光滑型的发育不全（部分伴钙化不全）
g.4144G > T	c.571G > T	p.E191X	光滑型的发育不全

注：基因组 DNA^ 的序列来自 NCBI 的 AY040206，启动子 ATG 中的 A 标示为 +1；cDNA+ 的基因序列来自 Af436849，启动子 ATG 中的 A 标示为 +1；蛋白序列中 +1 位置代表编码起始的蛋氨酸位置*；fs 代表移码；X 代表终止；del 代表缺失；ins 表示插入

（2）釉蛋白基因

1）概述：釉蛋白是成釉细胞最早分泌的釉基质蛋白，主要分布在分泌期釉基质，少量在成熟期分布。釉蛋白是釉基质中分子量最大但含量最少的釉基质蛋白。新生的釉蛋白分子量为 142kD，随后逐步降解，分解成不同大小的片段，这些片段能牢固地吸附至磷灰石上。在随后的矿化中，釉蛋白片段被分解成更小的残基，绝大部分消失，少部分残留于釉质中。

2）釉蛋白基因：编码釉蛋白的基因是 enamelin（ENAM）基因。该基因由 Hu 于 1997 年最早从猪组织中获得，人类 ENAM 基因的确定是在 2000 年。ENAM 是牙特异性基因，主要在釉质组织内表达，在成牙本质细胞中少量表达。人类 ENAM 基因定位于 4q13.3，由 9 个外显子和 8 个内含子组成。起始密码子在第 3 外显子，终止密码子在第 10 外显子。同釉原蛋白基因类似，人 ENAM 的 mRNA 也可出现跳过现象，通常出现在第 2 外显子。

3）ENAM 相关釉质发育不全的临床表现特点：ENAM 基因突变可引起釉质发育不全，其临床和基因表型有一定的杂合性，呈常染色体显性或隐性遗传，临床表现为局部釉质发育不全，或釉质发育不全伴随或不伴随开𬌗。具体来讲，有常染色体显性的发育不全型 AI（AI1B；OMIM，104500）、常染色体显性的光滑型发育不全型 AI（OMIM，606585）、

常染色体隐性遗传的 1C 型的釉质发育不全伴有 Ⅱ 类前牙开𬌗（AI1C，OMIM，204650）等［见文后彩图 3-1（11）、（12）］。

　　也有一些家系表现出常染色体隐性遗传的局部釉质发育不全，其特征包括在釉质表面出现水平向的点样凹陷和沟槽，在牙冠中 1/3 更为显著，乳牙列和恒牙列可同时累及。在一个关于 50 例釉质发育不全的调查中，有 24% 的患者伴有前牙开𬌗，并伴随垂直方向颌关系的不协调。另外 20% 没有前牙开𬌗的患者伴随垂直方向的骨性前突。Hart 等（2003）发现 3 位土耳其先证者具有严重而广泛的釉质发育不全，表现为釉质的发育不全及矿化不全，这三位先证者也表现出 Ⅱ 类前牙错𬌗，但没有出现长冠牙。其家系中的其他成员表现为局部散在的釉质凹陷。总的来讲，前牙开𬌗是釉质发育不全经常伴随的一种症状。

　　4）ENAM 基因变异特点：目前已经发现至少有 7 种类型的 ENAM 基因突变，所有的突变均可导致发育不全型的釉质发育不全。一些基因突变导致基因蛋白产量的减少，其他一些突变导致缺少重要区域的釉蛋白小片段的生产。变异或缺失的釉蛋白可以引起釉质发育中的严重问题，或者引起浅窝、水平沟槽样釉质缺损，ENAM 基因突变所产生的表型具有剂量效应关系。

　　ENAM 基因突变的类型较多，详细内容见表 3-3。

表 3-3　常见 ENAM 基因突变

基因组 DNA^	cDNA+	蛋白变异*	临床 AI 表型
g.2382A > T	c.175A > T	p.K53X	局部发育不全型
g.4806A > C	Ⅳ S6・2A > C		发育不全型
	c.211・2A > C	p.M71_Q157del	
g.6395G > A	Ⅳ S8+1G > A；c.534+1G > A	p.A158_QI78de1；p.Q178fsX 191	光滑型发育不全
g.8344delG	Ⅳ S9+1delG；c.588+1delG	p.N197fsX277	光滑型发育不全
g.12663C > A	c.737C > A	p.S246X	局限型发育不全
g.13185_13186insAG	c.1258_1259insAG	p.P422fsX448	发育不全型（釉质均匀薄或呈凹陷）
g.12946_12947ins AGTCAGTACCAGTACTGTGTC	c.1020_1021ins AGTCAGTACCAGTACTGTGTC	p.V340_M341ins SQYQYCV	发育不全型（釉质均匀薄或呈凹陷）

　　注：基因组 DNA^ 的序列来自 NCBI 的 AY167999，启动子 ATG 中的 A 作为 +1；cDNA+ 的基因序列来自 AF125373，启动子 ATG 中的 A 作为 +1；蛋白序列中 +1 位置代表编码起始的蛋氨酸位置*；fs 代表移码；X 代表终止；del 代表缺失；ins 表示插入

　　（3）基质金属蛋白酶 20 基因

　　1）概述：基质金属蛋白酶 20 是指一组结构上依赖于锌的内肽酶，其作用在于分解细胞外基质，目前至少已经有 28 个家族成员。人类基质金属蛋白酶可分为四大类：胶原酶（collagenases）、明胶酶（gelatinases）、基质降解素（stromelysins）以及膜型 MMPs（membrane-type MMPs）。有人也将基质金属蛋白酶分为分泌型和膜锚定型。MMP20 曾用

名釉质溶解素（enamelysin），是基质金属蛋白酶家族的成员之一，属于分泌型，可以归为含有单一血红素结合蛋白结构域的基质金属蛋白酶（simple hemopexin domain-containing MMPs），是一种锌依赖性蛋白酶。*MMP20* 在釉质发育的早期和中期表达，为主要的釉原蛋白加工酶。

2）*MMP20*：人类 *MMP20* 基因定位于 11q22.3-q23，由 10 个外显子和 9 个内含子组成。*MMP20* 基因的突变引起釉基质降解的异常，与常染色体隐性遗传的色素沉积型釉质发育不全（OMIM，204700）相关。该种类型 AI 釉质的厚度正常，但矿化程度低、蛋白含量增加［见文后彩图 3-1（13）］。

（4）激肽释放酶 4：又称丝氨酸蛋白酶基因 4（*KLK4*），是一种钙非依赖性丝氨酸蛋白酶，在成釉细胞和成牙本质细胞中均有表达。在釉质形成期间，成牙本质细胞和成釉细胞分泌丝氨酸蛋白酶，在釉质成熟阶段其主要功能是降解釉质蛋白。人类 *KLK4* 基因定位于 19q 13.4，由 6 个外显子和 5 个内含子组成。*KLK4* 基因的突变与常染色体隐性遗传的色素沉积型釉质发育不全（OMIM，204700）相关。

通过比较 *MMP20* 和 *KLK4* 基因突变引起的釉质发育不全，人们发现，这些釉质牙冠大小和形状正常，但釉质脆性大，易剥脱，X 线检测发现矿化密度减低，但仍可以与下方牙本质区别。虽然两种牙都有色素沉着，但仍有差异，*KLK4* 突变的牙呈均匀的深黄灰色［见文后彩图 3-1（14）］；而 *MMP20* 基因突变的牙呈不均一的灰棕色，有一些光泽。

（5）其他基因：目前陆续发现还有一些基因如 distal-less homeobox 3（*DLX3*）、family with sequence similarity 83 和 member H（*FAM83H*）等与釉质发育不全有关（表 3-4）。

表 3-4　釉质发育不全的临床和基因表型分类

AI 的类型	遗传特征	临床表型	相关基因	基因定位	OMIM
AIH1	X 连锁 1	发育不全 / 成熟不全型 成熟不全型伴雪帽型	*AMELX*	Xp22.3-p22.1	301200
	X 连锁 2	发育不全 / 成熟不全型	?	Xq22-q28	301201
Ⅰ B 型；AI1B	AD/AR		*ENAM*	4q21	104500
Ⅰ C 型；AI1C	AR		*ENAM*	4q21	204650
Ⅰ G 型；AI1G	AR	发育不全型，伴肾钙沉积症； 釉质 - 肾脏综合征，ERS 肾，钙磷异常；釉质缺无型	?		204690
Ⅲ型；AI3	AD	钙化不全型	*FAM83H*	8q24.3,	130900
Ⅳ型；AI4 AIHHT	AD	成熟不全 / 发育不全型伴长冠牙 TDO 综合征 釉质、骨、头发等改变	*DLX3*	17q21.3-q22	104510
色素沉着型成熟不全型	AR	成熟不全型	*MMP20*； *KLK4*	19q13.4, 11q22.3-q23	204700

AI 的类型	遗传特征	临床表型	相关基因	基因定位	OMIM
视杆细胞营养不良伴 AI	AR	畏光、眼球震颤、色盲	CNGA3?（尚无明确证据）	2q11	217080
过小牙伴 AI	AD 或 X 连锁	过小牙，发育不全型	?		104530
KOHLSCHUTTER-TONZ 综合征伴 AI		发育不全型，钙化不全癫痫，痴呆			226750

注：AD：常染色体显性遗传；AR：常染色体隐性遗传；?：文献无明确描述

第二节　系统性遗传病与釉质发育异常

一、概　　述

根据 Winter-Baraitser 数据库（伦敦发育异常数据库，London Dysmorphology Database，LDDB，版本 1.0.12）显示，有 793 个关于异常牙的词条，其中牙形状异常的 147 个，先天性缺牙（oligodontia）的 219 个，单发于牙本质的 28 个，单发于釉质的 128 个。截至 2011 年 12 月底，OMIM（online mendelian inheritance in man）在线检索可获得 450 条牙相关条目，关于釉质发育异常的 143 条，牙本质异常的 43 条，在所有这些条目中，单发于牙的只占其中很少一部分，即很多遗传性牙疾病只是系统性遗传疾病的局部表现。此外，许多牙发育异常，即使是很微小的一些改变，也可能是某些综合征的局部表现，牙的异常表现可以作为某些综合征的诊断标准，或者其中一个辅助诊断标准。本节总结了一些与釉质发育异常相关的系统性遗传病或综合征，这些遗传病与骨、机体代谢、神经系统、眼、耳、皮肤等紧密相关。

二、毛发－牙－骨综合征

毛发－牙－骨综合征（tricho-dento-osseous syndrome，TDO）（OMIM，190320），简称为 TDO 综合征；其他名称包括：釉质发育不全－牛牙症－卷毛－骨硬化综合征（amelogenesis imperfecta，taurodontism-curly hair-osteosclerosis）（OMIM，190320），该综合征是 Robinson 等于 1966 年最先报道的。

1. 临床表现　TDO 综合征可分为两型。在经典型（Ⅰ型）TDO 中，85% 的患者头发卷曲，睫毛长，40% 的患者指甲表层有裂纹。大约 50% 的患者在十几岁到二十几岁时，头发趋于变直。90% 的 TDO 患者还表现出骨质的变化，如长骨、颅顶、颅底、额骨及乳突的骨密度增高，而窦的气腔形成减少；骨龄延迟，部分患者表现为下颌支短、下颌体长、下颌角较宽、颅底较长。75% 的患者釉质薄，发育不全，呈黄褐色，表面呈小坑凹，严重的甚至不形成釉质。Ⅱ型 TDO 综合征中的头发卷曲和牙改变与Ⅰ型 TDO 相同，但釉质无明显着色，有的患者颅骨不仅骨密度增高，而且变厚，板障消失。额窦及乳突接近消失。Ⅱ型 TDO 患者有时伴有巨头畸形（macrocephaius）。

综合来讲，TDO 釉质表现与成熟不全/发育不全型的釉质发育不全（AIHHT；OMIM，

104510）近似，但后者没有毛发和骨的改变。TDO 患者的釉质薄而均匀；表面呈小坑凹，严重釉质缺无；有时伴有釉质呈黄褐色色泽的改变；髓腔扩大，根短且根尖孔开放；出现长冠牙或牛牙症，长冠牙的程度变化很大。乳牙和恒牙均可累及，还有可能出现牙迟萌，偶有恒牙阻生现象。在一些病例，所有后牙表现出长冠牙而前牙表现出髓腔扩大。乳牙和恒牙均可受影响。孙正芸等曾报道了类似于 TDO 的一个常染色体显性遗传家系，其临床特点为头发卷曲，上下颌中切牙先天性缺失，乳牙萌出时间延迟［图 3-1；见文后彩图 3-1（15）］。

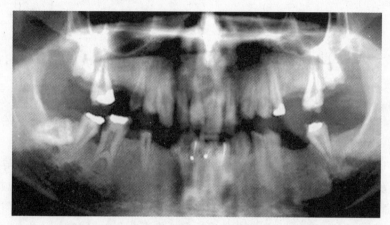

图 3-1 TDO 综合征的全口牙位曲面体层 X 线表现

图中多个后牙为长冠牙（引自 Saint Joseph's Pediatric Dentistry Lit Review）

牛型牙或称长冠牙（taurodontism）（OMIM，272700）是 TDO 综合征的另一个重要特征，长冠牙的程度和累及牙数目变异较大。一些病例所有后牙表现出长冠牙而前牙表现出髓腔扩大。一些长冠牙牙根短且根尖孔开放，但通常没有恒牙阻生现象，乳牙和恒牙均可受影响。

长冠牙可以孤立存在，其发生率为 0.5% ~ 4%；也可以在综合征中出现，如牛型牙、少牙畸形（oligodontia）和毛发稀少（hypotrichosis）；小头侏儒症（nanocephalic dwarf）、小牙畸形（microdontia）；21 三体综合征（trisomy 21 syndrome）；X 染色体非整倍体（aneuploid）；骨质疏松症（osteoporosis）；AcKerman 综合征；牛型牙，小牙畸形及牙内陷（dens invaginatus，畸形牙窝）；21 号染色体单体（monosomy）。有人提出应将伴有下颌第一恒磨牙牛型牙的釉质发育不全从 TDO 综合征中区分出来。Witkop 等就牛型牙做过详尽讨论，大约 33% 的少牙畸形患者至少有一颗恒磨牙为牛型牙。

还有另一种毛发 – 甲 – 牙综合征（tricho-onycho-dental syndrome，TOD），简称为 TOD 综合征。其特点为头发卷曲，稀少易脱落；面部的毛、腋毛、阴毛均较少；甲厚或甲裂；釉质硬、薄，釉柱不清楚；牙本质发育不良，使髓腔变小，与 I 型牙本质发育不良表现类似。

2. 病理特征 电镜研究发现薄釉质层中有随机散在分布的小窝小凹。釉质中的矿物质含量与下方的牙本质接近。

3. 诊断 X 线片见骨密度增高，髓腔增大牛牙症影像特征，偶有部分颅骨缝早闭，血清酸性磷酸酶活性增高。牛牙症、釉质异常、皮质骨硬化、毛发卷曲纠结等临床特征可作为诊断的依据。需要鉴别诊断的包括，大的髓腔应与抗维生素 D 性佝偻病鉴别；毛发纠结应与 Menkes 综合征鉴别等。

4. 候选致病基因　TDO 综合征在临床和分子水平上都是一种独立的病症，为常染色体显性遗传，致病基因定位于 17q21.3-q22，是由一个转录因子 *DLX3*［The distal-less（DLX）homeobox］基因突变所致。*DLX3* 基因突变的临床表型取决于受影响的 DLX3 蛋白的功能区域，其中釉质发育不全和长冠牙是其恒定的特征，而头发和骨的表现则表明突变位于同源区域以外。

三、视锥 – 视杆细胞营养不良伴釉质发育不全

视锥 – 视杆细胞营养不良伴釉质发育不全［cone-rod dystrophy（CORD）and amelogenesis imperfecta，（OMIM，217080）］，又称 Jalili 综合征（Jalili syndrome）（OMIM，217080），曾在一个较大的阿拉伯近亲家庭和科索沃两代家庭中有所报道。

1. 临床表现　CORD 和视锥细胞营养不良（cone dystrophy，COD）是具有临床与遗传异质性的一类遗传性视网膜疾病，临床上并不少见，两者在表型上很难区分；分为静止性（如色盲）和进行性。这类疾病首先有视锥细胞功能异常或以视锥细胞功能异常为主，随后伴有不同程度的视杆细胞功能异常，临床表型变异较大。通常在青春期和成年初期开始出现视力下降，可伴畏光、色觉异常，部分有眼球震颤。文献报道多限于对青春期和成年患者的描述，对小儿 COD 和 CORD 的报道较少。患者在最初几年出现畏光、水平性眼球震颤、中心视力下降。在患病后接近 10 年时可出现亮光下无法看清楚（昼盲症）。视杆细胞营养不良通常伴随发育不良 / 钙化不全型 AI。牙发育不良、呈黄 / 棕色、釉质几乎缺失。

2. 诊断　患者主要表现为进行性视力减退、畏光和获得性色觉异常，当伴有不同程度的视杆细胞损害时发生夜盲。眼底黄斑区呈青灰色伴有金箔样反光。全视野视网膜电图可辅助诊断。目前尚无特殊治疗手段，可口服维生素类药物，配戴眼镜以减轻畏光症状。

3. 候选致病基因　连锁分析显示，染色体 2q11 可能与视锥 – 视杆细胞营养不良伴釉质发育不全有关，随后人们初步确定 *CNNM4*（cyclin M4）（或称 ancient conserved domain protein 4，*ACDP4*）为候选基因，该基因定位于 2q11.2，该基因在小鼠或大鼠的视网膜和牙胚有表达。COD 和 CORD 的遗传方式有常染色体显性遗传、常染色体隐性遗传和 X 连锁遗传。已确定 18 个染色体位点的 12 个基因与两者发病有关。常见的如视锥 – 视杆细胞同源盒基因（*CRX*）、视网膜 ATP 结合盒式基因（*ABCA4*）、视网膜色素变性 GTP 酶调节因子基因（*RPGR*）等。相关文献回顾提示 CORD 有多个候选基因，如 *NI*（2q11）、*SCA7*（3p12-13）、*NF1*（17q）、*BBS1*（11q13）、*BBS2*（16q21）、BBS415q22.3-q23）、*BBS6*（20p12）、*BBS7*（4q27）、*ALMS1*（2p13）等。

四、Kohlschütter–Tönz 综合征

Kohlschütter–Tönz 综合征（Kohlschütter–Tönz syndrome）（OMIM，226750）最早由 Kohlschütter 于 1974 年提出，又名癫痫 – 智力迟钝 – 釉质发育不全（epilepsy，dementia， and amelogenesis imperfect），癫痫黄牙综合征（epilepsy and yellow teeth）（OMIM，226750）。

1. 临床表现　表现为一种神经退行性疾病，出现癫痫、痉挛、共济失调和精神运动性退行性变（psychomotor regression）。该病发作期 1~2 年，死亡可以发生于儿童期和成年期。患者出生时正常，1~4 岁开始出现癫痫，严重癫痫发作后患儿出现痉挛和少汗。婴幼儿期可见指（趾）甲远端由甲床上分离 1/4~1/2，进入成年，所有的甲均受累，临床上看似"脏指甲"。其他的临床表现变异较多，包括近视、心室扩大、小脑蚓部发育不良、皮肤干燥、宽大拇指或脚趾。

口腔特征为乳牙、恒牙皆发生釉质缺损。釉质明显钙化不全型发育不全，除小部分区域外，釉质全部缺失，整个牙呈黄色。由于釉质缺失，多数牙相互无接触，牙间隙增大。有的釉质极软，用锐利器械即可将初萌牙的釉质刮去。恒牙可有萌出延迟。X 线片可见未萌出牙在牙槽骨内被吸收。

2. 病理特征　脑的组织学检查显示神经元数量减少，神经胶质细胞萎缩，轴突膨大。皮肤汗腺和皮脂腺数量减少。

3. 诊断　汗液中钠、氯含量轻微升高，钾含量明显升高，血钠、血氯略有升高，血钾明显升高。诊断时注意与各种类型的釉质发育不全和外胚层发育不全性疾病相鉴别。本病特有表现为癫痫和甲剥离。

4. 候选致病基因　Kohlschütter-Tönz 综合征为常染色体隐性遗传或 X 连锁隐性遗传。有人推测杂合子可以表现为无神经症状的釉质发育不全。目前关于该病的致病基因还无明确的报道。

五、釉质发育不全伴随肾脏疾病

有人将此种类型的釉质发育不全归为 AI1G 型（OMIM，204690），其特征为发育不全型釉质发育不全伴随肾钙质沉着（amelogenisis imperfacta，hypoplastic，and nephrocalcinosis）（OMIM，204690），或称为釉质 - 肾脏综合征（enamel-renal syndrome，ERS）（OMIM，204690）较罕见，不易确诊。

1. 临床表现　其一般性特征为发育不全型的薄釉质或釉质缺如，髓腔内钙化、结石，牙萌出延迟，牙龈肥大。有文献报道上颌中切牙呈半月形切缘，其他牙形状的改变包括切牙呈针样细长，而磨牙则呈棒状。釉质薄，易磨耗，有时伴有颜色的改变，髓腔内有结石等。肾脏的特征为双层肾钙质沉着，但通常血钙正常，肾功能损害程度不等，延迟至成年期，儿童期肾脏出现典型的高回声区域。

2. 诊断　肾脏 B 超有利于对该病的诊断。目前关于 AI 和肾钙质沉着的关系还不明确。故有学者建议，在条件许可的情况下应对 AI 患者进行肾脏超声检测，排除这种罕见的综合征或其他类型的 AI。

3. 候选致病基因　有人对一个同时出现成熟不全型和肾部症状的患者基因检测发现 MSX2（HOX8）出现错义突变，但仍不能肯定该基因与该疾病的关系。

六、眼 - 牙 - 骨发育不良

眼 - 牙 - 骨发育不良（oculo-dento-osseous dysplasia，ODOD）；（OMIM，257850）或

眼 – 牙 – 指综合征（oculodentodigital syndrome），有人又称之为 Meyer-Schwickerath-Weyers 综合征（Meyer-Schwickerath-Weyers syndrome）（OMIM，164200），最早由 Lohmann 于 1920 年首次报道，但直到 1955 年 Meyer 等才提出"眼 – 牙 – 指发育不良"以概括该病。该综合征遗传类型为常染色体显性遗传，约 50% 有新突变，迄今有近百例报道。

1. 临床表现　广泛的釉质发育异常，牙萌出时即为黄色，可出现小牙畸形，乳、恒牙列均受累。下颌角偏小，牙槽嵴宽于正常，小口；有的患者还有唇裂、腭裂。

其他临床特点为头围减小，颅骨厚。30% 的患者毛发干燥、无光泽，不能长到正常长度。鼻长而薄，鼻梁突出，鼻翼发育不良。耳廓畸形，部分有传导性听力丧失（conductive hearing loss），有些是继发于慢性中耳炎（chronic otitis media）。眼部表现为眼距宽，眼裂小，睑下垂，小角膜（直径为 6 ~ 10mm），内眦赘皮，眼小而下陷，有时伴先天性白内障等。瞳孔偏心，瞳孔边缘间有隐窝和腔隙。虹膜内含有多孔海绵状组织，虹膜皱褶或萎缩。多数病例有斜视和继发青光眼，睑板血管数目增多，40% 的患者出现眶距增宽。指（趾）表现：多数患者第 5 指屈曲、短小，双侧第 4、5 指并指畸形伴尺侧弯曲，第 3、4 趾并趾也较为常见。X 线片显示第 5 指的中节指骨呈骰子状或三角状，偶有缺如。临床检查足部正常，放射学检查见一个或多个趾的中趾骨发育不全。

2. 诊断　该综合征的眼部异常与 Rieger 综合征相似，但后者无小角膜及釉质发育异常。此外，还应与 13 号染色体三体综合征（Patau 综合征）相鉴别。

3. 候选致病基因　该病的致病机制还不十分清楚，可能与间隙连接蛋白 α1（gap junction protein，alpha-1；*GJA1*）或连接蛋白 43（connexin 43，*CX43*）基因突变有关。在一个 3 代患有眼 – 牙 – 指发育不良的家系中，发现患者 *GJA1* 第 59 位的脯氨酸突变成了组氨酸。

七、维生素 D 依赖性佝偻病

Ⅰ型佝偻病又称羟化维生素 D 缺乏性佝偻病（vitamin D hydroxylation-deficient rickets，type 1A；VDDR1A）；（OMIM，264700），或维生素 D 依赖性佝偻病 Ⅰ 型（vitamin D-dependent rickets，type 1A）是一种常染色体隐性遗传病，临床特征与典型维生素 D 缺乏病相类似，故亦称之为假性维生素 D 缺乏性佝偻病。

1. 临床表现　本病常见于儿童，患儿通常在出生后 12 周即出现症状，2 岁以前出现佝偻病，其特征与维生素 D 难治性佝偻病酷似，但本病有搐搦、严重肌无力。患儿多在 1 周岁左右开始出现骨病变，O 形腿常为引起注意的最早症状，但病轻者多被忽视，身高多正常，也有患儿身材矮小。严重病例如儿童在 6 岁左右可出现典型的佝偻病，表现为严重骨骼畸形、侏儒症、剧烈骨痛，有些患者可因骨骼疼痛以致不能行走。严重者可发生骨折与生长发育停滞，并常于出现骨病前早期出现牙病变，如牙折断、磨损脱落、釉质过少等。

2. 诊断和治疗

（1）诊断：患者表现出生长缓慢、肌张力减退、佝偻骨和釉质发育不全。有患者恒牙釉质呈黄 – 棕色，并患有牙周病，口腔科 X 线诊断显示其牙髓腔呈大四角形，而牙根较短，釉质和牙本质均可累及。实验室检查可见血钙降低、血磷正常或增高，偶可减低；碱性磷酸酶升高；血甲状旁腺激素增高； I 型 VDDR 血清的 1, 25（OH）$_2$D$_3$ 减低或不能测出，II 型 VDDR 则升高；可能有氨基酸尿和高血氯性酸中毒。

（2）治疗：采用维生素 D 及其代谢物进行对症治疗，如口服或肌注维生素 D$_2$ 及维生素 D$_3$，可使近 90% 的病例骨痛明显减轻。治疗期间应根据患者的血钙、磷、尿钙及骨 X 线表现等情况以调节剂量，防止发生高钙血症。

3. 候选致病基因　相关致病基因为位于 12q13.1-q13.3 的 1-α-羟化酶基因（25-hydroxyvitamin D$_3$-1-alpha-hydroxylase, *CYP27B1*），基因突变的最终结果为 1, 25（OH）$_2$D$_3$ 水平的下降。本病分为两型： I 型因肾小管上皮细胞羟化酶活性降低，合成 1, 25（OH）$_2$D$_3$ 减少所致；由于 1, 25（OH）$_2$D$_3$ 缺乏，以致肠道吸收钙减少，产生低钙血症，刺激甲状旁腺释放 PTH，以致尿磷增多，发生类似抗维生素 D 佝偻病的骨骼损害；II 型系靶器官对 1, 25（OH）$_2$D$_3$ 不发生反应，考虑为 1, 25（OH）$_2$D$_3$ 受体缺乏所致。

八、抗维生素 D 佝偻病

II 型佝偻病又称抗维生素 D 佝偻病（vitamin D-dependent rickets, type 2A, VDDR2A）（OMIM, 277440），又称为 X 连锁低磷酸盐（rickets X-linked hypophosphatemia）（OMIM, 307800）或家族性低磷酸血症佝偻病，该病是一种肾小管遗传缺陷性疾病，发病率约 1∶25 000。本病由 Albrigh 在 1937 年首次报道。

1. 临床表现　最常见的口腔表现为多发性牙龈脓肿和根尖周脓肿。脓肿为自发性，发生脓肿的牙无牙折或牙髓病变。牙体硬组织异常表现为釉质发育不良和牙本质发育不全。X 线片显示髓腔巨大，髓角高，可延伸至釉质牙本质界，釉质易磨损和崩缺，造成牙髓暴露。亦可有颌面部发育畸形，颅骨变形，出牙延迟。

开始发病常以 O 形腿或 X 形腿为最早症状，其他佝偻病体征很轻，较少出现肋串珠和郝氏沟，不表现出营养性维生素 D 缺乏性佝偻病常见的肌张力低下，不易被家长注意。较重的病例有进行性骨畸形（如鸡胸）和多发性骨折，并有骨骼疼痛，尤以下肢明显，甚至不能行走。严重畸形者，身高的增长多受影响，容易导致骨折发生。其全身表现在临床上分为以下 4 型：

（1）成人活动型：血磷酸盐降低，关节畸形和活动性骨软化，假性骨折，血清磷酸酶水平轻度升高。

（2）成人稳定型：血磷酸盐降低，关节周围骨过度生长，关节活动受限，无活动性表现。

（3）儿童型：血磷酸盐降低，抗维生素 D 佝偻病。

（4）无症状的低磷酸盐血症：患者出生时开始发病，发生于男性，女性仅有低磷酸盐血症和轻微的临床表现。

2. 诊断和治疗　X 线骨片可见轻重不等的佝偻病变化，活动期与恢复期病变同时存在，在股骨、胫骨最易查出。血和尿中磷酸盐降低，血磷的变化较大，且要到婴儿学步时（出生 6~12 个月）才表现出来，故需要多次测定。血清钙正常，碱性磷酸酶正常或略升高，PTH 正常或略升高，主要与维生素 D 依赖性佝偻病、营养缺乏性佝偻病鉴别。通常需要较大剂量维生素 D 治疗。

3. 候选致病基因　其遗传方式大多是 X 连锁显性遗传或不完全显性遗传，部分为常染色体显性遗传或隐性遗传。大约 2/3 的病例为 X 连锁显性遗传。男性患者只能将致病基因传给女孩；女性患者可传给男孩和女孩，机会均为 50%。

女性患者较多，但症状轻，多数只有血磷低下而无明显佝偻病骨骼变化。男性发病数低，但症状较严重。在患者的非佝偻病亲属中，可能表现为低血磷症和肾脏重吸收磷减少。另有 1/3 为散发性，可能是新发生的基因突变所致，男性突变率为 6.4×10^{-6}，女性突变率为 5.3×10^{-6}。偶见一些病例属于常染色体显性 / 隐性遗传。亦有少部分病例为散发性，并无家族病史。

该病主要是由位于 X 染色体上的 *PHEX* 基因（phosphate-regulating endopeptidase gene）的突变，导致肾小管重吸收磷减少所致。肠道吸收钙、磷不良，血磷降低，一般在 $0.65 \sim 0.97$ mmol/L（$2 \sim 3$ mg/dl），钙磷乘积多在 30 以下，骨质不易钙化。也有人认为该病的致病机制在于维生素 D 受体（vitamin D receptor，VDR）（12q12-q14）的基因突变。患者表现为外周血 1，25-（OH）$_2$D$_3$ 的水平增加，许多患者有全秃。由于 1，25-（OH）$_2$D$_3$ 同时调节人类的牙胚发育，影响相关牙特异性基因，故可导致釉质发育不全。

九、自身免疫性多腺体综合征

自身免疫性多腺体综合征（autoimmune polyglandular syndrome，APS）表现为多种内分泌激素缺乏。Ⅰ 型 APS，简称为自身免疫性多内分泌病 – 念珠菌 – 外胚层营养不良（autoimmune polyendocrinopathy-candidiasis-ectodermal dystrophy，APECED）（OMIM，240300）或 Whitaker 综合征（Whitaker syndrome）（OMIM，240300），是一种常染色体隐性遗传病，特征为慢性皮肤黏膜念珠菌病、多发性自身免疫性内分泌病（甲状旁腺功能减退，肾上腺皮质功能障碍，Ⅰ 型糖尿病）和外胚层异常（白癜风、秃发、釉质发育异常），该病初始于儿童期。APECED 是由于定位于 21q22.3 的自身免疫调节因子（autoimmune regulator，*AIRE*）基因突变所致，75% 的患者恒牙出现釉质发育异常。釉质发育异常是 APECED 最早出现的症状，因此，口腔检查可以辅助诊断 APECED。

十、其　　他

OMIM 还收录了另外一些和釉质异常相关的综合征，如 Pfeiffer-Palm-Teller 综合征（OMIM，261560）、Rubinstein-Taybi 综合征（OMIM，180849）、Morquio A 综合征（OMIM，253000）、关节挛缩和外胚层发育不良（arthrogryposis and ectodermal dysplasia；OMIM，601701）等数十种可以出现异常釉质表现的综合征。误诊网站（WrongDiagnosis. com）收录了可能导致儿童釉质发育不全的各种疾病或综合征，如 7 种釉质发育不全 – 神经退行性变相关疾病；5 种釉质发育不全 – 眼症状相关疾病；5 种釉质发育不全 – 面部症状相关疾病；5 种釉质发育不全 – 头部症状相关疾病；5 种釉质发育不全 – 皮肤症状相关疾病；4 种釉质发育不全 – 儿童生长缺陷相关疾病；4 种釉质发育不全 – 消化系统症状相关疾病；3 种釉质发育不全 – 毛发异常相关疾病；3 种釉质发育不全 – 指甲异常相关疾病；3 种釉质发育不全 – 肌肉异常相关疾病；3 种釉质发育不全 – 智力减退相关疾病；3 种釉

质发育不全 – 肾脏相关疾病等。这些疾病许多属于遗传性疾病，表现为累及多器官的综合征，有些为染色体病。

思 考 题

1. 釉质发育不全的临床特征有哪些？
2. 常见的引起釉质发育不全的候选基因有哪些？
3. 哪些系统性综合征可以引起釉质发育不全？

第四章

牙本质相关遗传性疾病

第一节　牙本质发育不全

一、概　　述

牙本质相关的遗传病以牙本质发育不全（dentinogenesis imperfecta，DGI）较为常见，牙本质发育不全是一种常染色体显性遗传病，又称乳光牙本质。其产生的基本原因在于编码牙本质基质蛋白的基因产生了突变。

Shields 等将遗传性的牙本质发育异常分为牙本质发育不全和牙本质发育不良（dentin dysplasia，DD）两大类，其中牙本质发育不全存在三种类型即 I 型、II 型和 III 型（DGI-I、DGI-II 和 DGI-III），牙本质发育不良分为 I 型和 II 型（DD-I 和 DD-II）（表4-1）。DGI-I 由全身广泛的 I 型胶原基因突变引起，表现为常染色体显性遗传，患者除局部牙本质发育不全外，还伴有成骨不全（osteogenesis imperfecta，OI）；DGI-II 即传统所指的遗传性乳光牙本质（hereditary opalescent dentin），简称乳光牙；DGI-III 也称白兰地酒型牙本质发育不全（brandywine type dentinogenesis imperfecta），仅见于美国马里兰州少数几个隔离人群，临床表现为特殊的遗传性乳光牙本质。DGI-II、DGI-III 和 DD-II 伴有牙表型，具有独立的遗传性状，呈常染色体显性遗传，连锁分析定位于4q21，与牙本质涎磷蛋白基因（dentin sialophosphoprotein，*DSPP*）突变有关。Shields 的分类反映相同病理的不同表现，而不是不同的致病机制。I 型牙本质发育不全（DGI-I）属于常染色体显性遗传病，临床特征和 X 线表现与 DGI-II 近似，区别点在于整体骨密度下降，容易骨折，其致病基因为 I 型胶原蛋白基因，详细描述见本章第三节第一部分，本节的内容主要针对 DGI-II。

二、II型牙本质发育不全

II 型牙本质发育不全（dentinogenesis imperfecta，shields type II，DGI-II）（OMIM，125490），也称为遗传性乳光牙本质（opalescent dentin，或称 capdepont teeth）。DGI-II 为独立发生在牙本质的发育异常，发病率约 $1:6000 \sim 1:8000$。乳、恒牙皆可受累，病变严重程度和牙不同发育阶段有关，乳牙受累最重，其次是恒切牙和第一磨牙，第二、第三磨牙较少被累及。

表 4-1 牙本质遗传性疾病的分类

分类	亚类	遗传特征	表型	相关基因
牙本质发育不全				
	Ⅰ型	AD	成骨不全、乳光牙	*COL1A1* 和 *COL1A2*
	Ⅱ型	AD	乳光牙	*DSPP*
	Ⅲ型	AD	乳光牙	*DSPP*?
牙本质发育不良				
	Ⅰ型			不详
	Ⅱ型			*DSPP*

？：怀疑与 *DSPP* 有关，但尚无直接证据

1. **临床表现**　刚刚萌出的牙形态正常，但颜色呈灰蓝色、棕色改变，或呈乳光色、琥珀色，有明显的半透明改变。表层釉质由于缺乏内层正常牙本质的支持，在外力作用下极易折断剥脱，暴露的脆弱牙本质容易被磨耗，使得牙冠变短；严重时可接近牙槽嵴，同时继发增生的乳光牙本质也使髓腔狭窄或闭塞。X 线检查见病变牙呈球形牙冠，颈部紧缩，根细，呈线状或完全消失［见文后彩图 4-1（1）、（2）］。异常牙本质还易导致根折和反复的根尖周感染。由于异常牙本质的过度沉积，根管和髓室较早关闭，但偶尔受累牙可见正常牙髓腔或牙髓腔明显增大，形成牙本质壁薄的壳状牙（shell teeth）。有时该患者还可伴有不同程度的釉质发育异常壳状牙，是 DGI-Ⅱ 较常见的一种异常牙形态，通常表现为釉质厚度正常，但牙本质很薄，髓腔较大，薄的牙本质可见于整个牙或牙根部。壳状牙多见于乳牙的牙本质发育不全。如果两种牙列中孤立地出现壳状牙，同时牙的颜色和形状都正常，且无阳性家族史，则可能与牙本质发育不全症无关。这种孤立性病变进展缓慢，但常可导致渐进性的牙根吸收。

2. **病理特征**　外层牙本质结构基本正常，其余表现为牙本质的结构异常，包括板层牙本质，牙本质小管少而不规则，走行于颗粒状的牙本质基质中，球间牙本质增多，有时存在无牙本质小管的区域。前期牙本质带非常宽，沿着板层可见被包埋的细胞残余，类似于被包埋的成牙本质细胞和血管。牙髓腔表面可见少数不规则的成牙本质细胞，有时细胞或牙髓残余被包埋于结构紊乱的牙本质中。受累的乳牙髓腔往往不闭锁，而且形成菲薄的牙本质。电镜检查表明，这种牙本质微晶的形态和大小没有变化，但数目少，间断可见未钙化或部分钙化的胶原纤维横束或大量的结晶间空隙。生化分析表明这种牙本质水分增多而矿物质减少，硬度减低，易磨损，但却不易患龋，可能与牙本质小管少，结构紊乱，细菌入侵途径减少有关。

釉质牙本质界变异较大，有时失去原有的凸凹曲线形态，成为平直的线，由于牙本质物理性质的改变，牙本质失去承受扭转力的能力，导致釉质很容易失去。约 1/3 患牙伴有釉质发育异常，表现为发育不全或钙化不全。

3. **诊断与治疗**　根据牙特有的乳光浅黄褐色、易磨耗，X 线片典型的髓腔容积缩小或完全堵塞，可作出诊断。DGI-Ⅱ 的临床表现与 DGI-Ⅰ 近似，但后者还伴有骨发育异常。根据牙列磨耗的程度可选择不同的修复方式，如进行咬合重建、全冠修复等。

4. 候选致病基因　DGI-Ⅱ属于常染色体显性遗传，其外显率为100%。致病基因定位于4号染色体长臂的12~21区间。经过分析发现，*DSPP*是引起DGI-Ⅱ的关键基因。

*DSPP*可以合成两个蛋白即牙本质涎蛋白（dentine sialoprotein，DSP）和牙本质磷蛋白（dentine phosphoprotein，DPP）。*DSPP*具有5个外显子，DSP由外显子1~4和少部分第5外显子编码，大部分第5外显子编码DPP。在正常牙中，DPP的含量在牙本质非胶原蛋白中占50%，DSP仅占5%。由于DPP高度磷酸化，能结合钙，因此，DPP表达减少或缺失可能严重影响牙本质的矿化程度。*DSPP*基因特异表达于牙本质，主要见于成牙本质细胞，在前成釉细胞中亦有短暂表达。

有研究表明牙本质发育不全的患者牙本质磷蛋白DPP含量减少。2001年，我国科学家发现在一个DGI-Ⅱ家系中，存在*DSPP*外显子3的无义突变，该突变使得外显子3第45位密码子出现由C向T的突变，使得正常的Gln（谷氨酰胺）突变为终止密码子，突变产物仅含极少部分DSP蛋白，丢失了全部DPP蛋白和大部分的DSP蛋白。通过对*DSPP*基因进行突变分析，已在5个家系中发现了4个不同的突变位点。突变位点集中在*DSPP*第2和第3外显子的DSP区；有的家系突变发生在第3外显子和第3内含子交界处的剪接部位。在对另外一个患病家系的研究中，还发现该病可能具有遗传异质性。

研究发现*Dspp*基因在小鼠内耳中也有表达。同时一些DGI-Ⅱ家系除牙本质发育不全外，还伴有双侧渐进性高频耳聋，表明*DSPP*基因对内耳的发育也很重要。

三、Ⅲ型牙本质发育不全

Ⅲ型牙本质发育不全（dentinogenesis imperfecta，shields type Ⅲ，DGI-Ⅲ）（OMIM，125500）仅见于美国马里兰州少数几个隔离人群（triracial subpopulation），临床表现为特殊的遗传性乳光牙本质。牙呈琥珀色，磨损严重，多个根管暴露，X线片显示为典型的壳状牙，釉质的厚度正常，牙本质很薄，髓腔较大。在恒牙列，釉质有凹陷，患者出现开𬌗。乳牙的髓腔较正常大，钙化程度降低。一些报道表明也有患者出现髓腔或根管消失。DGI-Ⅲ的致病相关基因也是*DSPP*。

第二节　牙本质发育不良

一、概　　述

牙本质发育不良（dentin dysplasia）是一种罕见的常染色体显性遗传性疾病，与系统性疾病及牙本质发育不全（DGI-Ⅱ型）密切相关。

二、Ⅰ型牙本质发育不良

Ⅰ型牙本质发育不良（dentin dysplasia，type Ⅰ，DD-Ⅰ）（OMIM，125400）又称根部牙本质发育不良（radicular dentin dysplasia），也称为无根牙（rootless teeth）。是一种临床表现为冠部釉质和牙本质基本正常，但根部牙本质组织丧失，牙根短缩的牙发育异常。人群中DD-Ⅰ的发病率为1∶100 000。

1. 临床表现　患者全身检查一般正常。牙的颜色通常正常，或呈乳白色、蓝色或棕色；乳、恒牙都可发生。病变发生时期不同，受累牙的牙根形态也各不相同，若发生在牙根发育的早期，牙根几乎缺如；如果发生在牙根发育晚期，可以形成各种小根畸形。临床上患牙常较早出现松动，即使很小的创伤也可引起患牙的脱落。由于根部牙本质的强度减低，拔牙时容易发生根折。

X线检查发现，乳牙受累严重，牙髓腔很小、结构不清晰，牙根明显缩短或缺如，根尖区可见大片X线透射区，但无龋坏及其他病变；牙呈圆锥形，似蹲着的圆球。严重者表现出长冠牙和融合根。总体来讲，牙病变程度不同牙根改变也不同。病变出现于牙根发育早期，则无牙髓、根短或缺如；病变出现于牙根发育中晚期，髓腔呈新月形或人字形，包在短根内，无根管；病变出现于牙根发育更晚的时期，可见正常牙髓和牙根，内有大的髓石。

需要鉴别的是牙本质纤维性发育不良（fibrous dysplasia of dentin）。这种患牙在临床、X线片表现上都正常，但髓室和根管都充满高密度影，牙髓中可见小的透光性病灶，这不同于牙本质发育不全；无新月形髓腔，无牙根长度的减少。其X线阻射的牙髓内物质为纤维性牙本质构成。

2. 病理特征　冠部牙本质和釉质结构正常，釉质牙本质界呈规则扇形。冠部牙本质虽正常，但无小管间牙本质，在乳牙尤为明显。正常牙本质下方可见残余牙髓，从牙髓到根尖为大块矿化的有管牙本质、骨样牙本质和真性髓石。病变的牙根部中央形成旋涡状的钙化球状体和非典型的骨样牙本质，即牙本质小管呈旋涡状或不规则，而外周牙本质结构正常，形成特征性"溪流绕圆石"的根部牙本质结构。根短，髓腔内可有髓石形成。髓腔在髓石处扩张，根尖至髓石处根管被堵塞，这些无根管牙经常发生无诱因的根尖周炎。一些牙的根部出现X线透射区，组织学检查类似根尖周囊肿（图4-1）。

3. 诊断　X线片检查有助于本病的诊断，应与冠部牙本质发育异常相鉴别。本病的特征为牙冠正常，而牙根短小或消失，髓腔缩小，根管闭锁，根尖有阴影，牙极易脱落。

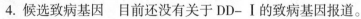

图4-1　Ⅰ型牙本质发育不良的牙磨片表现
其牙本质的特征在于独特的多级瀑布样的表现，其原因为周期性的成熟前期成牙本质细胞的死亡、新成牙本质细胞的募集、牙本质的沉积和成牙本质细胞的死亡（引自http://www.dentistry.unc.edu/research/defects/pages/di_2.htm）

4. 候选致病基因　目前还没有关于DD-Ⅰ的致病基因报道。

三、Ⅱ型牙本质发育不良

Ⅱ型牙本质发育不良（dentin dysplasia, type Ⅱ, dentin dysplasia, Shields type Ⅱ, DD-Ⅱ）（OMIM，125420）又称为冠部牙本质发育不良（coronal dentin dysplasia）或不规则牙本质发育异常。许多特征与牙本质发育不全相似，因此，Witkop建议将其视为牙本质发育不全的一种类型。

1. 临床表现　乳、恒牙均可受累，患牙牙根长度正常。受累的乳牙表现极似牙本质发育不全，呈蓝色、琥珀色、半透明棕色或黄褐色，极易磨损。恒牙颜色正常或呈灰褐色，冠部外形和釉质的坚固性正常，牙体有正常磨损。X线片可见球形牙冠、颈部缩窄、根管细，牙髓腔早期关闭。髓腔明显扩大，并向根尖延伸，这种牙髓腔在解剖上呈火焰状，髓腔内可见髓石。

需要鉴别的是牙髓发育不良（pulpal dysplasia），这种患牙临床无明显异常，乳、恒牙都出现火焰状髓腔，内可见髓石。

2. 病理特征 乳牙的表现近似于牙本质发育不全，牙冠部有薄层的正常牙本质，然后为致密的、无小管的无定形牙本质，仅有的小管亦排列紊乱，其中有钙化低的区间；恒牙牙冠区的牙本质相对正常，近髓腔处形成大量球间牙本质，根部牙本质无小管，呈非均质性增生，髓腔内可见髓石，其结构呈典型的同心圆排列。髓石发生吸收，其上看见反向的线条，显示有无定形、无小管的牙本质沉积，髓石周围包着窄条的牙髓组织（图4-2）。

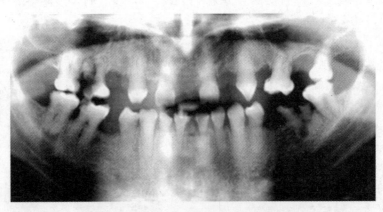

图4-2 Ⅱ型牙本质发育不良的X线特征
牙冠呈球形、颈部缩窄、根管细、牙髓腔封闭（改编自 Rajpar MH 等，2003）

3. 诊断 X线片示特征性球形牙冠和缩窄颈部，结合其临床表现可诊断本病。本病特点为牙冠呈半透明，但颜色改变，需与Ⅰ型牙本质发育不良相鉴别。

4. 候选致病基因 Rajpar 等曾报道在一个DD-Ⅱ家系有 *DSPP* 基因的错义突变，该突变可能导致牙本质涎蛋白和牙本质磷蛋白表达的减少。另有报道，*DSPP* 基因的重复区三种不同的移码突变与DD的产生有关，而6个移码突变与DGI的产生有关；值得注意的是，*DSPP* 基因突变的重叠，可造成DGI或DD的表型。

第三节 系统性遗传病与牙本质发育异常

由于牙本质和骨发育等存在一定的相似性，因此，一些影响骨发育的遗传性疾病也可影响牙本质，其次很多涉及多器官的综合征在口腔也有表现。本节主要介绍一些存在牙本质发育异常、胶原基因突变所引起的一些综合征。

一、胶原基因突变相关综合征

1. 成骨不全 成骨不全（osteogenesis imperfecta，OI）又称骨形成缺陷，或脆骨病

（brittle bone disorder）（OMIM，603828）、脆骨蓝巩膜综合征（blue sclera-brittle bones）、Adair–Dighton 综合征、骨脆弱症（osteopsathyrosis）。本病可分为先天型和迟发型两种：先天型在出生时病变已明显，骨高度脆弱，大多为死产儿或出生后不久死亡；迟发型则在出生后不同时期发病，其特征为骨脆弱、易骨折，骨折后愈合速度正常，但可形成过多的骨痂，似骨肉瘤。本病在儿童中的发生率为 1/6000～1/8000。

Sillence 等从遗传发生学角度将成骨不全分为四类：第 I 类，为常染色体显性遗传，蓝巩膜，轻至重度骨脆性，早期听力丧失，牙本质发育不全（±：有或无），与 COL1A 1 或 COL1A 2 突变有关；第 II 类，常染色体显性遗传或散发，骨脆性极度增加，胎儿宫内骨折，呼吸衰竭，新生儿死亡，超声学有辅助诊断意义；第 III 类，散发，常染色体显性或隐性遗传，中至重度骨脆性，明显骨畸形，脊柱侧凸，不同巩膜颜色，超声学有辅助诊断意义；第 IV 类，常染色体显性遗传，巩膜颜色正常，轻至中度骨脆性及畸形，牙本质发育不全（±），与 COL1A 1 或 COL1A 2 突变有关。

（1）临床表现：OI 患者身体高度呈不同程度减低，同时出现骨的形变。患者骨质稀疏、变脆、多发性骨折。约有 50% 的患者出现骨硬化所致的听力受损。有时还可出现关节韧带松弛、肌腱受累以及毛细血管出血等症状。对于白种人来讲，还有蓝色巩膜特征性的临床表现，这是由于巩膜极薄，透出脉络膜的蓝色所致。还有的患者出现腭裂、小颌、三角脸、盔帽头、皮肤薄而透明。

OI 颌骨的皮质骨变薄，颅骨前后径增大，额宽而突出，枕部凸出，骨受累的程度与牙的异常不成比例。80% 患者乳牙受累，35% 患者恒牙亦有类似改变，患牙表现为牙本质和釉质发育不全。如牙呈灰或棕色改变、釉质容易折裂及早期缺失，牙冠小，牙体磨损严重，可至牙槽嵴［见文后彩图 4-1（3）、（4）］。牙根短，牙髓腔闭塞，这些表现可因乳牙列、恒牙列不同而变化，甚至在同一牙列的不同牙表现也不同，这些表现差异和基因突变无明显关联。恒牙列牙颜色和磨损的改变轻于乳牙列。X 线片显示乳牙和恒牙根短、收缩，乳牙和年轻恒牙髓腔迅速闭塞，几乎遍及整个牙列。髓腔在萌出后，有时甚至在萌出前很快闭塞。

通常来讲，在 OI 患者中，乳牙列 DGI 的发病率从 28%～80% 不等，III B 型和 IV B 型 OI 的 DGI 发生率最高，而 I 型 OI 的 DGI 发生则较少。II 型 OI 多发生围生期死亡，可以伴随或不伴随牙异常。有人认为 OI 相关的牙异常可以作为轻度骨折的早期诊断。也有部分患者牙外观无显著改变，但 X 线和组织学检查有所改变，这也就是 OI 患者出现低 DGI 诊断率的原因。

不同类型 OI 的牙表现差异不显著，单从外观很难区分其来源为 III 型 OI 还是 IV 型 OI。X 线特征包括牙冠根交界处狭窄，继发性牙本质增多，髓腔进行性闭塞，牙根较正常薄而短。I 型 OI 可出现卵圆形的髓腔和冠顶的延伸。这些表现与 DGI-II 型接近。此外，某些患者下颌恒切牙的顶端出现边界清楚的透亮区。III 型 OI 和 IV 型 OI 牙出现细尖（denticles）的几率较高。其他牙的改变包括牙冠出现横向条纹的着色，牙冠半透明，牙异位萌出或者恒牙阻生。在所有类型的 OI 中，经常可见 III 类错𬌗、前牙和后牙锁𬌗、开𬌗。

（2）病理特征：骨皮质变薄，骨小梁纤细，常有微小骨折发生。患牙根部无正常牙本质，增生的牙本质堵塞髓腔和根管。异常牙本质无小管，或管的方向很不一致，其间常有真性髓石和球间牙本质。电镜检测表明，牙本质几乎无小管，胶原纤维条纹不清，晶体排列不如正常的密集，其间多有磷灰石结晶。

（3）诊断和治疗：具有乳光牙的特征并伴随骨发育异常，即可考虑本病。判断巩膜颜色的方法较为主观，可依据光学方法测量角膜中央的厚度，成骨不全患者角膜的厚度通常减少。对于牙列的缺损可参照义齿修复的原则来进行。采用降钙素有一定的疗效，对于相关的骨症状可采用相关的外科治疗方法。

（4）候选致病基因：90% 的牙本质基质是胶原，主要是 I 型胶原，少量 III 型和 VII 型胶原。常染色体显性遗传的成骨不全的基因突变主要是 *COL1A1*（17q21）和 *COL1A2*（7q21.1），它们编码 I 型胶原的两条链，该基因突变所致的 DGI 被 Shield 归类为 DGI- I 型。

目前据报道有 150 余种 *COL1A1* 突变基因，其中 21 种伴有 DGI（ I 型、III 型和 IV 型 OI）。 I 型 OI 出现 DGI 与一些导致异常前胶原纤维合成的基因突变有关，其结果是正常胶原的合成减少。有 17 种 *COL1A2* 基因的突变和 DGI 相关。Mundlos 等曾报道 *COL1A2* 的三螺旋区域出现 2 个大的外显子缺失，临床表现为 DGI 和 DD。一些连锁研究显示，很难区分伴有或不伴有 DGI 的 I 型和 IV 型 OI，提示这两种临床表型是由于前胶原 α2（ I ）链的不同基因突变所致。另外一些研究显示，一些 *COL1A2* 基因突变可造成严重的骨骼发育异常，但牙只表现出微小的异常，提示与成骨细胞不同，成牙本质细胞可以在很大程度上代偿该种基因缺陷。由于恒牙和乳牙存在基因突变表型上的差异，有人认为 *COL1A2* 的不表达取决于发育阶段和（或）细胞外基质形成的速度。*COL1A1*、*COL1A2* 和 *DSPP* 基因突变有相似的牙表型。有学者提出只有当基因突变引起 *DSPP* 和胶原 α1 链和 α2 链的相互作用时才导致临床表型的改变，但其具体机制还不清楚。

II B 型成骨不全（OMIM，610854）呈常染色体隐性遗传特征，其候选致病基因为软骨相关蛋白（cartilage-associated protein，CRTAP），IX 型成骨不全（OMIM，123841）与位于第 15 号染色体的 *PPIB*（peptidyl-prolyl isomerase B）和 *CYPB*（cyclophilin B）基因有关。目前尚未见到以上两种类型 OI 伴随 DGI 的报道。

2. 其他胶原异常引起的 DGI 和 DD（表 4-2）

表 4-2　胶原基因突变相关综合征与牙本质发育不全和牙本质发育不良

综合征分类	OMIM	遗传方式	相关基因	牙本质的表型
I 型 OI	166200	AD	*COL1A1/COL1A2*	DGI- II
II A 型 OI	166210	AD	*COL1A1/COL1A2*	DGI- II
III B 型 OI	259420	AD 或 AR	*COL1A1*/COL1A2	DGI- II
IV B 型 OI	166220	AD	*COL1A1*/COL1A2	DGI- II
VII 型 ED 综合征	120160	未报道	*COL1A2*	DGI- II
Goldblatt 综合征	184260；120140	AR	*COL2A1*	DD- II

AD：Autosomal Dominant，常染色体显性遗传；AR：Autosomal Recessive，常染色体隐性遗传；DD：Dentin Dysplasia，牙本质发育不良；DGI：Dentinogenesis Imperfecta，牙本质发育不全；ED 综合征：Ehlers-Danlos syndrome

3. Ehlers-Danlos 综合征　Ehlers-Danlos 综合征简称 ED 综合征（Ehlers-Danlos syndrome，EDS），又称先天性结缔组织发育不全综合征；由 Ehlers（1901）与 Danlos（1908）提出，

指有皮肤和血管脆弱、皮肤弹性过强和关节活动过大三大主要症状的一组遗传性疾病。

（1）临床表现：一般患者皮肤及血管脆弱；皮肤弹性过强，可牵引出很长的皮襞，皮肤变薄；关节活动度过大，可做自动、被动的关节过度伸屈。常继发感染，有时可合并先天性心脏病。Villefranche 将本综合征分为 6 大类，替代原有的以罗马数字为标注的类型（括弧内的各型）：经典型（EDS Ⅰ 和 EDS Ⅱ）（OMIM，130000，130010），活动过大型（hypermobility）（EDS Ⅲ）（OMIM，130020），血管型（EDS Ⅲ）（OMIM，130020），脊柱后侧凸型（kyphoscoliosis）（EDS Ⅵ）（OMIM，225400），关节松弛型（arthrochalasia type）（EDS Ⅶ A 和 Ⅶ B）（OMIM，130060），皮肤脆裂型（dermatosparaxistype）（EDS Ⅶ C）（OMIM，225410）。

（2）病理特征：皮肤组织中的真皮层结缔组织增加，胶原纤维的走行不规则并发生断裂。近代生物化学研究已查明本综合征患者由于体内缺乏必要酶和黏多糖代谢异常，使结缔组织中胶原分子有明显的缺陷。因免疫系统的网状内皮细胞也来自中胚层组织因而有不同程度的免疫功能低下。EDS 牙组织学特征包括：乳牙和恒牙均出现一些原发性牙本质改变，表现为无小管区域，或大的管腔样改变。超微结构显示出现病理性的牙本质特征，包括胶原纤维的分布、大小和排列的异常，这些现象也出现在无临床特征的牙上，其原因在于胶原基因的缺陷导致继发性成牙本质细胞的功能和细胞间的交流。

（3）诊断和治疗：实验室检查血浆免疫球蛋白减低，时有高脂血症。束臂试验阴性。皮肤活检可见弹力纤维与胶原纤维增多而胶原纤维互相结合不佳。X 线检查可见皮下组织内有多个小结节状钙化阴影，时有牙异常和骨骼结构不良如尺桡骨的骨性结合、颅骨的骨化延迟等征象。治疗方面采用高蛋白饮食、大剂量维生素 E、硫酸软骨素效果较好。应预防合并感染，防止外伤，预防血管破裂所致大出血。伴有牙症状的可进行相关治疗。

（4）候选致病基因：由于 EDS 种类多，其候选基因也有多个。Ⅳ 型 EDS（OMIM，130050）与 Ⅲ 型胶原基因（type Ⅲ collagen，*COL3A1*）有关；Ⅵ 型 EDS（OMIM，225400）与赖氨酰羟化酶（lysyl hydroxylase，*PLOD*）基因有关；Ⅰ 型 EDS（OMIM，130000）和 Ⅴ 型胶原基因 [collagen α-1（Ⅴ）gene，*COL5A1*；collagen α-2（Ⅴ）gene，*COL5A2*]与 Ⅰ 型胶原基因 [collagen α-1（Ⅰ）gene，*COL1A1*]有关；Ⅱ 型 EDS（OMIM，130010）也存在 Ⅴ 型胶原基因的突变。有一例关于Ⅶ型 ED 综合征和遗传性乳光牙的病例报道，发现存在 *COL1A2* 的部分复制。此外，Ⅶ C 型 EDS 患者存在 *ADAMTS2*（a disintegrin-like and metalloproteinase with thrombospondin type 1 motif, 2；procollagen Ⅰ N-proteinase，*NPI*）的基因突变，该酶切割前胶原的 N 端前肽，其编码基因的突变可引起多生牙、牙本质结构异常和牙根发育不良（图 4-3）。

4. Goldblatt 综合征　Goldblatt 综合征（Goldblatt syndrome）（OMIM，184260）罕见，又称为脊柱干骺发育不良伴牙本质发育不良（spondylometaphyseal dysplasia with dentinogenesis imperfecta）或牙本质软骨发育不良（odontochondrodysplasia，ODCD）。患者表现出脊柱干骺发育不良、关节松弛、DGI 或 Ⅱ 型牙本质发育不良。乳牙呈乳光牙特征，而恒牙无明显异常，其病理表现为 Ⅰ 型胶原的合成减少，*COL2A1* 基因出现单碱基替代，可能与调节 Ⅰ 型胶原基因表达的组织特异性调控机制有关。

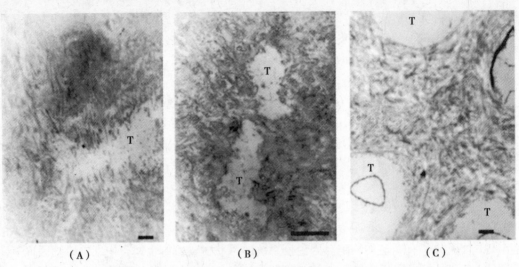

图4-3　胶原或相关基因突变引起的牙本质的超微结构改变

（A）排列紊乱的牙本质小管，非常细且紊乱排列的胶原纤维（基因突变类型为 *ADAMTS2*）；（B）围绕牙本质小管密集排列的短而卷曲的胶原纤维（*COL1A1* 出现突变）；（C）正常对照牙（T代表牙本质小管，bar=500nm）（引自 P.J. De Coster 等，2007）

二、非胶原基因突变相关的 DGI

Schimke 骨免疫发育不良（Schimke immuno osseous dysplasia，SIOD）（OMIM，242900）是一种常染色体隐性遗传疾病，伴随脊柱骨骺发育不良、肾功能紊乱、T细胞免疫缺陷。其原因在于 *SMARCAL1*（SWI/SNF related，matrix associated，actin dependent regulator of chromatin 1）基因突变。da Fonseca 等报道该类患者出现 DGI 样特征，牙呈黄、灰色变，球形牙冠，乳恒磨牙颈部显著缩窄，髓腔变小或狭窄，釉质和牙本质的硬度均较正常低。

第四节　其他伴随牙本质异常的遗传性疾病

一、高磷酸血症型家族性类肿瘤钙质沉积

高磷酸血症型家族性类肿瘤钙质沉积（hyperphosphatemic familial tumoral calcinosis，HFTC）（OMIM，211900）是罕见的常染色体隐性遗传疾病，表现为进行性皮肤和皮下钙盐增多，伴随循环系统磷水平增加。该病的相关基因为 *GALNT3*（glycosyltransferase，ppGalNacT3），该基因编码糖基转移酶。*GALNT3* 基因突变也与骨质增生 – 高磷酸盐血症综合征（hyperostosis-hyperphosphatemia syndrome，HHS）有关。*GALNT3* 基因突变引起的 HFTC 有牙本质发育不良，表现为短球状牙根、髓石、髓室部分闭塞。

最近研究显示，HFTC 患者可出现定位于 12p13.3 的纤维细胞生长因子 23（fibroblast growth factor 23，FGF23）的隐性功能缺失，FGF23 编码磷酸盐蛋白，有趣的是 *FGF23* 基因显性获得性功能突变可引起常染色体显性低血磷佝偻病（autosomal dominant hypophosphatemic rickets，ADHR）（OMIM，605380）。*FGF23* 基因突变引起恒牙萌出延缓，牙根变短。在这种情况下，分子诊断可有所帮助。

二、家族性低血磷维生素 D 抗性佝偻病

家族性低血磷维生素 D 抗性佝偻病（familial hypophosphatemic vitamin D-resistant rickets）（OMIM，307800）或 X 连锁的显性低血磷症（X-linked dominant hypophosphatemia，XLH）（OMIM，307800）表现为生长迟缓，佝偻病和骨软化性骨疾病，低血磷症，肾功能异常，主要表现在磷酸盐重吸收、维生素 D 代谢方面有缺陷。

患者通常有牙发育异常，伴多发性牙周脓肿，但无龋坏、创伤、相应牙的牙周疾病。X 线检查显示牙根发育不良，髓腔增大。组织学检测显示为明显的球形牙本质、前期牙本质增宽。产生牙周脓肿的原因可能为髓腔感染，病菌可通过釉质和牙本质的裂隙进入髓腔。XLH 为 Xp22.2-p22.1 定位于磷酸调节内肽酶基因（phosphate-regulating endopeptidase gene，*PHEX*）突变所致。

三、原基性侏儒症伴牙发育异常

原基性侏儒症（primordial dwarfism）是指严重的子宫内和出生后生长迟缓，并且可以进一步分为三个亚类：Seckel 综合征，Ⅰ / Ⅲ 型小头畸形 – 骨发育不良原基性侏儒症（microcephalic osteodysplastic primordial dwarfism，MOPD）（OMIM，210710，210730）和 Ⅱ 型 MOPD（OMIM，210720）。

Seckel 综合征（Seckel syndrome，或 SCKL1）（OMIM，210600）是一种罕见的常染色体隐性遗传性疾病，表现为出生后呈比例缩小的身高，小头畸形伴精神发育迟滞，有特征性的鸟头（bird headed）颌面畸形。产生该病的原因在于编码毛细血管扩张性共济失调症和 RAD3 相关蛋白（ataxia-telangiectasia and RAD3-related protein，*ATR*）基因（3q22.1-q24）。其他 Seckel 综合征的相关基因定位于 18p11-q11（SCKL2）（OMIM，606744）和 14q23（SCKL3）（OMIM，608664）。

Seckel 综合征出现牙遗传症状，这些牙异常表型和基因突变之间无明显联系。牙遗传特征包括牙萎缩（odontatrophy）或牙缺失、釉质发育不良，有的家系牙缺失主要发生在上颌侧切牙。有时牙异常还表现为短根和长冠磨牙，一些女孩呈现出全部或半长冠牙的牙根形状特征。与骨发育延缓不同，牙的成熟相对正常。有病例报道，一个 7 岁男孩有过小牙、恒中侧切牙缺失、牙本质发育不全。另外 2 例年幼 Seckel 综合征患儿（分别为 24 个月和 34 个月），表现为软腭裂，上颌侧切牙缺失，釉质发育不全。其他牙的表型包括：牙槽骨突起发育不良，严重过小牙，乳光牙，无根牙。另有报道，Ⅱ 型 MOPD 乳牙和恒牙列均可出现过小牙，球形牙冠，短根，牙异常变异较大，可以表现为 Ⅰ 型牙本质发育不良或乳光牙，其候选基因为 pericentrin-2（*PCNT2*）。

思考题

1. Ⅱ型牙本质发育不全的主要临床特征是什么？
2. 成骨不全的口腔特征有哪些？
3. 请列举 3～5 种伴随牙本质发育异常的综合征名称。

第五章

牙数目和牙形态相关遗传性疾病

牙数目和牙形态异常在临床中较为常见，一些单基因遗传病、多基因遗传病均可出现牙数目和牙形态异常。多数情况下牙数目和牙形态异常可作为某些综合征的局部临床表型而出现，如少汗型外胚层发育不全、Rieger 综合征、锁骨颅骨发育不全、牙-甲综合征、Witkop 综合征、Down 综合征等。

第一节　牙数目增多相关遗传性疾病

牙数目增多（hyperdontia）或称多生牙，是指牙列中多出一个或几个牙。最常发生的是上颌中切牙之间的正中牙（mesiodens），其次易发生多生牙的部位包括上下颌前磨牙区、上颌侧切牙区等。多生牙的形态多样，包括圆锥形、尖锥形、圆柱形、多尖牙、不规则形等，有的多生牙形态接近正常。牙数目增多属于一种单独的表征，有时也是一些综合征的表现，孤立发生的多牙畸形为常染色体显性遗传。

一、锁骨颅骨发育不全

锁骨颅骨发育不全（cleidocranial dysplasia，CCD）（OMIM，119600），又称骨-牙形成障碍，该综合征呈常染色体显性遗传方式，发病率为百万分之一。

1. 临床表现　主要特点为身材轻度或中度矮小，颈长肩窄，锁骨发育不良或发育不全使锁骨上凹消失，两肩下垂向前靠拢，异常运动。胸廓狭窄、短肋。脊柱前凸，侧凸或后凸。下肢成熟迟缓，髋内翻或外翻。短头伴有额骨、顶骨及枕骨突出，囟门及颅缝持续开放。小指中节指骨短小等。其他症状包括面部骨发育不全、睑下垂、鞍形鼻。

口腔颌面部异常表现为面中部发育不良，牙数目增多（图 5-1），有时表现为第三牙列。还可出现乳牙滞留，恒牙迟萌或不萌出，呈假性无牙症。牙小、错位、拥挤，错殆发生率较高。釉质、牙本质发育异常，易患龋；牙根发育畸形，牙早脱，牙周常形成囊肿。

2. 诊断和治疗　根据典型的颈长肩窄和头颅面容较容易诊断该病，对多生牙可根据情况进行拔牙、正畸治疗等。

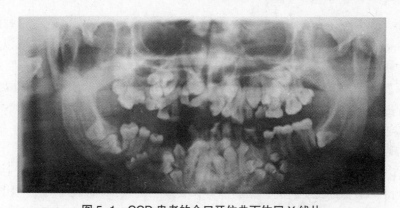

图 5-1 CCD 患者的全口牙位曲面体层 X 线片

图中显示许多未萌出的多生牙，与前磨牙近似，下颌角消失，上颌窦发育不良（引自 Garg RK 等，2008）

3. 候选致病基因　CCD 的主要候选致病基因为 *RUNX2*（runt-related transcription factor 2），*RUNX2* 定位于 6p21（OMIM，119600），又称为 *CBFA1*（core-binding factor，runt domain，alpha subunit 1）基因，编码成骨特异性的转录因子，即核心结合因子 α。*RUNX2* 基因突变在锁骨颅骨发育不全患者中的检出率为 65%～80%，在家系患者中的检出率高于散发病例。

RUNX2 是成骨细胞分化的重要调控基因，决定多能间充质细胞向成骨细胞系分化；*RUNX2* 的表达与软骨细胞的分化程度呈正相关。在 *Runx 2* 基因敲除小鼠，其软骨细胞的分化严重受阻。纯合子 *Cbfa 1* 基因敲除小鼠（*Cbfa 1*⁻/⁻）出生后因没有肋骨导致呼吸困难而很快死亡，身材矮小而肢体短。X 线和组织切片检查显示无骨化组织和成骨细胞形成，软骨膜区无血管和间充质细胞长入，因此，整个软骨内成骨和膜内成骨过程均被终止。杂合子（*Cbfa 1*⁺/⁻）小鼠的发育异常较轻，仅表现为锁骨发育不全和膜性成骨的发育延迟等，类似于人类 CCD 的症状。但是在牙发育异常方面，*Cbfa1* 基因敲除小鼠的表现却与人类不同：*Cbfa 1*⁻/⁻ 小鼠的牙发育停留在帽状期/钟状早期，成釉器的缺损使牙尖外形差，尽管有牙乳头的形成，却没有明显成牙本质细胞的分化；而 *Cbfa 1*⁺/⁻ 小鼠的牙尖形态、牙发育及萌出基本正常，没有出现人类 CCD 患者的多生牙、阻生牙的表型。

RUNX2 的突变分布广泛，涉及多数编码区，其突变集中于以下三个蛋白结构域：N 端的 Q/A 重复序列、runt 结构域、C 端的 PST 富集区。其中，错义突变多发生在 runt 结构域，使 DNA 的结合能力受到显著的影响。当 runt 结构域完整，而 C 端改变时，蛋白质分子仍保留调节转录的活性，此类患者身材矮小和多生牙的表型较 runt 结构域受损的患者表型轻微，体现了基因型与表型的相关性。

二、家族性腺瘤性息肉病

家族性腺瘤性息肉病（familial adenomatous polyposis，FAP）（OMIM，175100），又称为 Gardner 综合征（Gardner syndrome）（OMIM，175100），结肠腺瘤性息肉（adenomatous polyposis of the colon，APC）（OMIM，175100）。Gardner 综合征是 FAP 的一种临床变异表现，又称为魏纳–加德娜综合征、家族性多发性结肠息肉–骨瘤–软组织瘤综合征、家族性结肠息肉症。Gardner 于 1905 年首先报道该综合征，认为结肠息肉病合并家族性骨瘤、软组织瘤和结肠癌者机会较多，其后 1958 年 Smith 提出结肠息肉、软组织肿瘤和骨瘤三联征为 Gardner 综合征。患者整体表现为肠多发性腺瘤、多发性骨瘤和皮肤以及软组织的肿瘤，骨瘤均为良性，男女均可罹患，有家族史，其发病率为 1/7500。

1. 临床表现　FAP 表现为整个大肠布满大小不一、多发的腺瘤，其外显率为 50%，虽 FAP 癌变占结直肠癌发生率的 1%，但其癌变的几率几乎为百分之百，如不治疗，在 40 岁左右几乎均发生癌变。

患者表现为：结肠多发性息肉：主要症状有腹泻、黏液便或血便，胃、十二指肠等消化道部位息肉并发率较高（见文后彩图 5-1）；软组织瘤：好发于面部、躯干或四肢，多为皮脂腺囊肿、纤维瘤表皮囊肿，脂肪瘤等；骨瘤：好发于颌骨、腭骨、蝶骨等扁平骨。下颌骨是最常出现骨瘤的部位之一，表现为下颌出现不明原因的放射线透亮区，下颌骨骨瘤是该疾病的早期特征性表现之一，继而会出现进行性的肠息肉的临床和放射线症状。全口牙位曲面体层 X 线片由于可以帮助对颌骨和牙列整体观察，因而可以辅助该疾病的诊断。

据报道约 18%FAP 患者出现牙异常，表现为多生牙、埋伏牙、先天性缺牙、后牙牙根长而尖、牙瘤、牙骨质增生等。

2. 诊断和治疗　根据患者的消化道、皮肤、骨瘤等症状可基本诊断该综合征。治疗要针对全身症状综合治疗，对于多生牙和埋伏牙等可采用颌面外科等相应方法治疗。

3. 候选致病基因　FAP 是由 APC（adenomatous polyposis of the colon）基因突变所致的常染色体显性遗传。APC 基因定位于 5q21-q22。APC 基因表达产物可以间接调节对细胞增殖至关重要的一些基因，如缺失 APC 基因可以增加 β catenin 靶基因的增加，这些靶基因包括：cyclin D、C-myc、ephrins 和 caspases 等。APC 也可以和许多 actin 及微管蛋白相关基因互相作用，APC 自身可以稳定微管。APC 基因突变引起牙异常的机制尚不清楚，有些解释尚无定论。

三、Nance-Horan 综合征

Nance-Horan 综合征（Nance-Horan syndrome，NHS）（OMIM，302350）又称南斯-霍兰综合征，白内障-牙综合征（cataract-dental syndrome），X 连锁白内障-楔形牙综合征（cataract，X-linked with hutchinsonian teeth）或正中牙白内障综合征（mesiodens-cataract syndrome）等。

Nance、Horan 和 Billson 于 1974 年首先报道了一种临床特征为螺丝刀样切牙畸形、先天性后极性白内障的综合征，该综合征为 X 连锁遗传，致病基因定位于 X 染色体短臂 Xp22.13-p22.31，因此，Nance-Horan 综合征属于 X 连锁的遗传性疾病。

1. 临床表现　男性 Nance-Horan 综合征患者通常有先天性白内障，视觉损伤和眼球震颤。女性携带者的白内障为 Y 形缝状，角膜的直径减小，但女性通常视觉正常。有少数女性的白内障是进行性的，并随年龄增长发展到完全性白内障。大约一半的男性患者逐渐出现青光眼。在受累严重的家系中，大约 30% 的患者有轻到中度智力障碍，与自闭症可能有关联，一些患者表现出精神迟缓。女性携带者通常没有精神迟缓的表现。其他临床发现包括：耳廓前倾，耳垂有皱襞，90% 男性和 40% 女性的耳廓单薄而突出。至少 90% 男女患者的第 5 掌骨短、面型长、鼻突出、鼻梁高、上唇唇红薄而扁平。

Nance-Horan 综合征的主要口腔特征为 Hutchinsonian 切牙，即牙冠外观形似直刃螺丝

刀，冠中 1/3 径宽大，近切缘处缩窄，切缘中央有一个发育不良的凹陷切迹。男性患者有特征性的牙畸形，牙尖细，切牙呈螺丝刀样，导致牙间隙存在。磨牙和前磨牙的牙尖也较细，磨牙呈桑葚状，乳、恒牙均受累。至少 65% 的患者上颌切牙区可见多生牙。女性携带者具有相似的牙畸形，但程度较轻。

2. 诊断　根据患者眼部症状和典型的 Hutchinsonian 切牙可初步诊断该病。Nance-Horan 综合征需要与 Lenz 小眼综合征（Lenz microphthalmia syndrome）（OMIM，309800）进行鉴别诊断，两种综合征的临床表现有部分重叠。Lenz 小眼综合征表现为小眼或无眼特征，伴随耳、牙、指、骨和泌尿生殖系统的异常，约一半的患者有小眼、小头和精神迟缓。该综合征属于 X 连锁的遗传病，致病基因可能是 BCOR（BCL6 corepressor gene）。

3. 候选致病基因　Nance-Horan 综合征的病因在于 NHS（Nance–Horan syndrome）基因（OMIM，300457）的突变，基因定位于 Xp22.13，但具体机制并不明了。

第二节　牙数目减少相关遗传性疾病

恒牙发生先天缺失的几率约 1.6%～9.6%，如果将第三磨牙先天缺失计算在内的话，恒牙发生先天缺失的几率可达到 25%。乳牙发生先天缺失的几率较低，范围在0.5%～9.6%。关于缺牙的英文描述有很多，如 hypodontia、oligodontia 或 anodontia 等，这些词体现了牙在数目上的变化。部分无牙（hypodontia）通常指 1～6 个牙缺失（包括第三磨牙）；少牙或寡牙（oligodontia）指缺牙数目大于 6（包括第三磨牙）；无牙（anodontia）指几乎所有牙缺失，部分无牙的发生率为 3%～6%。先天缺牙通常无性别差异，易发生缺失的依次是下颌第二前磨牙（缺失率为 2.8%）、上颌侧切牙（缺失率为 1.6%）、上颌第二前磨牙。先天性第三磨牙的缺失率可达 25%。

尽管牙缺失与环境因素有一定的关系，但先天缺牙和遗传因素仍然关系密切。在家族性的先天部分无牙（hypodontia）中，以常染色体显性遗传较多见，并且临床表现变异较多。少牙或寡牙可以独立出现或作为综合征的一个症状，前者多为常染色体的显性遗传。缺牙状态下，牙形态或改变或维持正常形态。单纯性缺牙较为少见，可见于 MSX1（Msh homeobox 1）和 PAX9（paired box homeotic gene 9）所致的单基因突变。

一、单基因突变相关的先天性缺牙

单基因突变相关的先天性缺牙又称为家族性单纯先天缺牙，不同于遗传病相关综合征所引起的先天缺牙，一般不伴有其他器官或组织的发育异常。因这类牙缺失大多有遗传背景，也称家族性牙发育不全（family teeth agenesis）。此类牙缺失有明显的遗传异质性、相同的临床表型，在不同的个体，可能是由不同基因的改变或相同基因的不同改变引起的。临床病例研究发现，与单纯先天缺牙有关的基因有 MSX1 和 PAX9。

MSX1 在牙发育中的地位非常重要，已证实该基因是小鼠牙发育的必需基因，此基因的缺陷可以引起头、面和牙的发育异常，如腭裂、面及头颈的发育不全和牙全部缺失。人的临床病例研究发现，MSX1 与牙缺失有直接关系，此基因的多个位点的突变与先天性缺牙有关，如 MSX1 基因第 2 外显子 G → C 的错义突变、第 1 外显子 C → A 无义突变、第 1 外显子 T → A 错义突变等分别与家族性先天缺牙有关。MSX1 突变表现为相似的先天缺牙临床表型，遗传特点为常染色体显性遗传，同时缺失多个牙（8～16个／人）（OMIM，106600）（图5-2）。

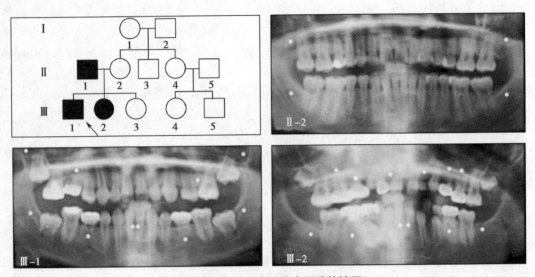

图5-2 *MSX1*移位突变所致的缺牙

左上为家系图谱，Ⅱ–2、Ⅲ–1、Ⅲ–2分别为家系中对应患者的全口牙位曲面体层X线片
（白色圆点标记缺牙位置）（引自Kim JW等，2006）

与家族性先天缺牙有关的另一个基因是*PAX9*。*PAX9*基因位于人类染色体14q12-q13，有4个外显子，编码341个氨基酸的蛋白质。*PAX9*第2外显子中单碱基G插入，引起移码突变，导致PAX9蛋白结合部位的功能异常。第2外显子中A→T突变产生的无义突变，第4外显子单碱基C的插入等都与家族性单纯先天缺牙这一临床表型有关。有研究表明，*PAX9*基因与家族性先天缺牙可能存在一定的剂量相应关系，如一对父女表现为*PAX9*基因完全丢失，而最终同时缺失了所有的乳牙和恒磨牙。

*MSX1*和*PAX9*是经部分临床病例证实与单纯先天缺牙有关的基因，还有相同临床表型的病例并未发现这两个基因的突变，可能还有其他相关基因未被发现。有人将*MSX1*基因突变引起的牙缺失称为Ⅰ型选择性牙缺失（selective tooth agenesis 1, tooth agenesis, selective, 1, STHAG1）（OMIM，106600）；Ⅱ型选择性牙缺失（STHAG2）（OMIM，602639）与定位于16q12的基因可能有关；Ⅲ型选择性牙缺失（STHAG3）（OMIM，604625）与*PAX9*基因有关；Ⅳ型选择性牙缺失STHAG4（OMIM，150400）与定位于2q35的*WNT10A*基因突变有关；Ⅴ选择性牙缺失STHAG5（OMIM，610926）与定位于10q11的基因有关；Ⅵ型选择性牙缺失STHAG6（OMIM，613097）与定位于11q12的*LTBP3*基因突变有关；X连锁的选择性牙缺失STHAGX1（OMIM，313500）与定位于X染色体上的*EDA*基因有关（图5-3）。

二、Wolf–Hirschhorn综合征

Wolf–Hirschhorn综合征（Wolf–Hirschhorn syndrome，WHS）（OMIM，194190）发病率为1∶50 000，男女患者比例为1∶2，是由于患者染色体4p16.3杂合性缺失而导致的一种多系统发育障碍疾病。

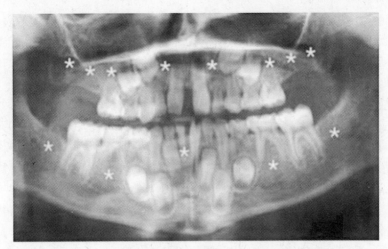

图 5-3　*PAX9* 基因突变患者的全口牙位曲面体层 X 线片

* 标记缺牙位置（改编自 Lammi L 等，2003）

1. 临床表现　WHS 常出现特征性面容，即延伸至前额的宽鼻梁（被描述为希腊头盔战士外观）、小头畸形、高前额、眉间突起增宽、眼距过宽、高眉弓、短人中、唇腭裂等；所有患儿均有宫内发育迟缓，且与能量摄入无关；平均出生体重约 2 kg。出生后体重增加缓慢，伴肌张力减弱，部分患者直到 30~60 个月时才能自行走路。50%~100% 的患儿可出现癫痫发作，发病年龄 3 个月~2 岁，发病高峰为 9~10 个月龄，主要表现为单侧阵挛或强直、伴或不伴二次泛化。60%~70% 的患儿可见骨骼畸形，主要包括椎体异常导致的脊柱侧凸和后凸、副肋或融合肋、畸形足和手裂畸形；30%~50% 的患儿可见心脏畸形，最常见为房间隔缺损。散发型患者平均年龄 34 岁，遗传型患者平均年龄 18 岁，约 21% 的患儿在出生 2 年内死亡，死因主要为先天性心脏病、下呼吸道感染等。

口腔特征为：牙发育迟缓、切牙融合、牙数目减少。

2. 诊断　根据特征性面容、严重的生长发育迟缓和智力发育迟缓、癫痫发作、心脏和骨骼畸形等可对该病进行诊断。

3. 候选致病基因　目前已在 4p16.3 上定位了两个 WHS 关键区：*WHSCR1*（Wolf-Hirschhorn syndrome candidate 1）和 *WHSCR2*（Wolf-Hirschhorn syndrome candidate 2），两个关键区的总长度约为 0.9Mb，其上有 *WHSC1*、*WHSC2*、*LETM1*、*FGFR3* 等多个基因被认为与 WHS 发病有关。FISH 技术可有效检出 *WHSCR1* 和 *WHSCR2* 微缺失的患者。对患者的父母应行 FISH 检查明确其是否为易位携带者，如再次生育应行产前诊断。WHS 的遗传特点在于：87% 的患者为新发，13% 的患者为家族性遗传。在新发患者中，发生缺失的染色体 85% 为父源染色体；家族性遗传者为常染色体显性遗传，父或母为 4 号染色体平衡易位携带者，其中父亲占 33%，母亲占 67%。

三、前脑无裂畸形

前脑无裂畸形（holoprosencephaly，HPE）（OMIM，236100）是中枢神经系统常见的畸形之一，是由于胚胎期前脑不分裂或不完全分裂所导致的一系列脑畸形和颜面部畸形。新生儿前脑无裂畸形的发病率约为 1/16 000。其中半数伴有染色体的异常。

1. 临床表现 主要为面部畸形、发育迟缓及癫痫发作。患者家族中的表型变异很大，从典型的 HPE 临床表型到非常严重的颅面异常，再到轻度的后鼻孔狭窄，或者孤立于中位的上颌中切牙。前脑无裂畸形根据脑裂发育不全的程度，可以分为三型，即无脑叶型、半脑叶型和脑叶型，三种类型的临床表现有所不同。

（1）无脑叶型前脑无裂畸形：大脑呈球状，体积小，没有分隔两侧半球的纵裂。丘脑也不能分裂成两半。影像上显示单一的巨大脑室，无大脑纵裂，无大脑镰，无胼胝体。多数患儿合并有严重的颅面部畸形，例如独眼畸胎合并鼻畸形（头发育不全畸胎）。猴头畸胎，两眼间距过近，鼻缺损。脐膨出或水肿。这种严重畸胎患儿存活时间不长，出生后不久即夭折。

（2）半脑叶型前脑无裂畸形：单脑室呈 H 形，部分形成枕角和颞角，可有原始的大脑镰，但不能完全形成两侧半球，两侧基底神经节部分或完全融合。一般不合并面部畸形，如有面部畸形则程度较轻，表现为两眼间距过近和唇裂。

（3）脑叶型前脑无裂畸形：脑裂大部分已形成，脑室也大致分化，但一般侧脑室前角未分化，透明隔缺如，故两侧室前角融合呈方形。基底神经节已分化成两半，两侧分开。额叶上部分开，下部仍融合，脑实质跨越中线，两侧相连续。只发育一侧单一的大脑前动脉，少数情况下，额叶下部也分离，但是额叶或顶叶后部仍然跨越中线两侧相连。脑叶型前脑无裂畸形还可以合并其他畸形，例如神经元移行异常，胼胝体发育不全，大脑镰前部发育不全等。合并面部畸形的较少，偶尔可合并两眼间距过近。

2. 诊断 患者表型差异较大，主要表现为面部畸形、发育迟缓及癫痫发作，影像学检查有利于诊断。

3. 候选致病基因 前脑无裂畸形常见的原因有染色体异常（13、15、18 号染色体）、宫内感染、妊娠早期出血、母体有糖尿病、严重酒精中毒和可卡因中毒等。

对患者染色体重组研究发现，目前发现至少有 16 个位点的改变，已经明确了相关的 7 个基因。约 20% 的非染色体病变患者出现这些基因的突变或缺失，其中定位于 7q36 的 *SHH*（sonic hedgehog gene）基因突变最常见。

前脑无裂畸形直接关系脊索前中胚层的间充质组织，这些间充质组织又与端脑的脑裂以及中线面部结构的发育有关。因此，大多数重度或中度前脑无裂畸形的患儿同时有面部的畸形，故可从面部畸形间接推测脑发育畸形。

四、Kallmann 综合征

Kallmann 综合征（卡尔曼综合征，Kallmann syndrome，KS），又称为性幼稚 - 嗅觉丧失综合征，是一种少见的先天性促性腺功能低下和嗅觉缺失联合出现的综合征，患者主要表现为促性腺激素分泌不足引起的性腺功能减退及嗅觉丧失或减弱。男性发病率为 1/10 000，女性发病率为 1/50 000，该病散发病例多于有家族史者。Mastre de sanJuan 在 1856 年首先对 KS 进行了描述。1944 年美国遗传学家 Kallmann 报道了 KS 在 3 个家系中的遗传方式，故得名 KS。本综合征呈散发，可按常染色体显性遗传、常染色体隐性遗传、X 连锁伴性遗传等不同方式传递。

1. 临床表现 主要为性发育不全，第二性征缺乏，呈小睾丸或隐睾，小阴茎，身材矮小，下部量大于上部量，不能生育，自幼有嗅觉丧失或减退，可伴有其他先天性异常，如唇裂、色盲，神经性耳聋、先天性心脏病等；还可伴有肥胖、糖尿病等。KS 患者的牙表型差异较大，如表现为单一的上颌中切牙、上颌侧切牙缺失或前磨牙缺失，一些恒磨牙和下颌尖牙也可出现缺失。KS 根据候选致病基因和临床症状的不同，可分为 6 种类型，其中 Ⅱ 型 Kallmann 综合征（Kallmann syndrome 2；KAL2；kallmann syndrome 2 with selective tooth agenesis, included）（OMIM，147950）和口腔关系更为密切。

2. 诊断　根据患者的性腺功能减退及嗅觉丧失或减弱特征可初步进行判断。

3. 候选致病基因　KS 表现出显著的遗传多态性或异质性。根据 OMIM 数据库信息，常染色体的 Ⅱ 型 Kallmann 综合征（KAL2）与成纤维细胞生长因子受体 1（fibroblast growth factor receptor-1, FGFR1）基因突变有关，并与牙表型存在一定的关系；其他形式的 Kallmann 综合征包括 Ⅲ 型（KAL3）（OMIM，244200），与 PROKR2 基因突变有关；Ⅳ 型 Kallmann 综合征（KAL4）（OMIM，610628）与 PROKR2 基因突变有关；Ⅴ 型 Kallmann 综合征（KAL5）（OMIM，612370）与 CHD7 基因突变有关；Ⅵ 型 Kallmann 综合征（KAL6）（OMIM，610702）与 FGF8 基因突变有关；通常 Ⅰ 型 Kallmann 综合征（KAL1）（OMIM，308700）属于 X 连锁性疾病，与 KAL1 基因突变有关。在所有 Kallmann 综合征中，约 20% 的患者为 KAL1 和 FGFR1 的功能缺失性突变（loss-of-function mutations），另外 PROKR2 和 PROK2 基因突变约占 10%。

KAL1 基因指 KS 的 X 连锁基因。KAL1 基因 cDNA 全长 2040bp，含有 19 个外显子。人 KAL1 基因启动具有组织特异性，含 CCAAT 盒，可与 NFY 转录因子结合。KAL1 基因编码 680 个氨基酸的细胞外基质蛋白，具有抗丝氨酸蛋白酶及细胞黏附分子功能，以及调控神经轴突向外生长和识别靶组织或靶细胞的功能，KAL1 可能参与 GnRH 分泌神经元和嗅觉神经元的迁移。Hardelin 等发现在 4 个外显子和 1 个剪切点的不同部位共检出 9 种基因突变，从而有力地说明了 KAL1 基因突变的异质性。

五、外胚层发育不良

先天性外胚层发育不良（ectodermal dysplasias），是由于外胚层先天性发育不良，导致多种复杂症状的复合表现；常表现为皮肤及其附件发育异常，出现皮肤角化过度，色素沉着，汗腺、皮脂腺、黏液腺发育异常，毛发结构和分布异常，牙发育异常等。这些症状可以单独或同时出现，据报道外胚层发育不全出现于 150 多种不同的综合征中。

1. 临床分型　外胚层发育不良可分为以下两型：

（1）无汗型：为伴性 X 染色体隐性遗传，主要见于男性，女性携带隐性基因。无汗型外胚层发育不良（anhidrotic ectodermal dysplasia, EDA），又称家族性外胚层发育不良，Christ-Siemens-Touraine 综合征，或称少汗型外胚层发育不全（hypohidrotic ectodermal dysplasia, HED）（OMIM，305100，224900 和 129490）。EDA 是一种罕见的先天性遗传性疾病，发病率约为 1/10 万。1848 年 Thuman 首次描述过此病。少汗型外胚层发育不全是外胚层发育不全中较为常见的一种，其口腔特征为全口无牙或部分无牙畸形。其他特征为毛发稀少或秃顶，少汗或无汗［见文后彩图 5-2（1）、（2）］。

（2）出汗型：或称有汗型外胚层发育不良（hidrotic ectodermal dysplasia），又称为 Clouston 病或 Clouston 综合征（Clouston's disease, Clouston syndrome）（OMIM，129500），为常染色体显性遗传，男女发病率相近，主要表现为毛发稀疏，指甲缺如或发育不良，手掌皮肤过度角化，牙发育无明显异常。无汗型相对于有汗型较常见。致病基因可能是编码缝隙连接蛋白（gap junction protein，beta6，GJB6；或 connexin-30）的基因 *GJB6*。

2. 其他分类　据目前文献报道，外胚层发育不良约有 170 种的临床表型特征的描述，相关的基因接近 30 种，如 *CYLD1* 基因、*EDA* 基因、*Cx30* 基因、桥粒蛋白、斑菲素蛋白 1（plakophilin 1 gene，*PKP1*）等。临床分类较基因分类更为复杂，一些基因经常与许多临床特征有关。Lamartine 曾提出可以根据突变基因所编码的蛋白参与的功能将外胚层发育不良候选基因分为四类：细胞 - 细胞交通和信号传递、黏附、转录调节、发育。

也有其他学者将外胚层发育不良分为以下新的两类：第一类是由于发育调节障碍和上皮 - 间充质交互作用障碍所致，其临床表现变化较多，可涉及较多的外胚层衍生物、骨髓、内分泌、免疫缺陷、中枢神经系统功能异常等特征，这类疾病通常可由一些明确致病基因或根据基因的功能和表达方式检测或推断出，如 X 连锁的 EDA（X-EDA）是本型中最常见的类型。进一步细分，一些涉及较多的外胚层衍生物和免疫反应的外胚层发育不良，可能出现肿瘤坏死因子样受体（TNF like receptor，TNFR）和 NF-κB 的调节模式异常；而一些涉及骨骼和内分泌障碍的外胚层发育不良，则更应关注基因表达的调节异常。

第二类是由于结构蛋白缺陷所致的 ED，以异型的临床所见为特征，主要有少汗型外胚层发育不良过度角化，ED 伴发唇腭裂、耳聋、视网膜变性，可根据其特殊的临床表现检测或推断出。出现皮肤角化病或过度角化时应注意连接蛋白、桥粒斑点蛋白是否有异常；ED 伴发耳聋和（或）角膜异常时应注意有无连接蛋白的异常；ED 伴发唇腭裂应注意 NAP 系统蛋白质的异常；ED 伴发视网膜变性时应注意 PDZ 蛋白质的异常。

本节将结合临床和相关致病基因选择性的描述以下三种常见的外胚层发育不全，即少汗型外胚层发育不全、色素失禁症和 *P63* 基因突变相关的综合征。

1. 少汗型外胚层发育不全

（1）临床表现：细、干、脆而稀疏的头发。皮肤薄、有光泽、光滑、或干燥（无汗者）。在 X 连锁的 HED 患者，女性多有少和薄的头发，马赛克斑块样的皮肤，许多患者也可出现牙的异常。一些 HED 患者有汗液减少、唾液和泪液减少，患者可出现缺牙，偶可见全口牙缺失。73% 的 X 连锁杂合型 HED 患者有一个或一个以上牙的缺失，并且多数有过小牙。因此，可以通过牙数目和形态等相关检测确定 X 连锁的携带者，此类携带者的牙异常表现包括：小、锥形切牙和尖牙、牙缺失常见，第二乳磨牙可出现长冠牙。

（2）候选致病基因：HED 是最普遍、最常见的外胚层发育不全综合征，具有 X 染色体相关的半显性遗传特性 XLHED（OMIM，305100），但也有极罕见的常染色体显性或隐性遗传形式。目前发现约 75%～95% 有家族史的 HED 患者和 50% 散发 HED 患者的发病与 *EDA* 基因的突变有关。

EDA 定位于 Xq12-Xq13.l，该基因共有 9 个外显子，编码 8 种变异剪切体，其中最长的转录本为 ectodysplasin-A（EDA-A），是一类Ⅱ型跨膜蛋白质，包含一个短的 N 端胞内区，单一跨膜区和一个长的 C 端胞外区。EDA-A 以同源三聚体的形式分布于膜上，是 TNF 配体家族中一个含有胶原样结构域的新成员，通过不同的剪切方式 *EDA* 基因编码肿瘤坏死因子（TNF）相关配体家族的信号分子和不同亚型，在上皮发育形成过程中作为信

号分子起作用。EDA 信号途径包括至少两个途径，即分别编码 391 个氨基酸和 389 个氨基酸的外胚层发育不素（ectodysplasin）——EDA-A1 和 EDA-A2，两者的区别在于 EDA-A2 是因 EDA-A1 基因重叠区上的 Glu308 和 Val309 两个氨基酸分子缺失引起的。

HED 常染色体显性和隐性遗传疾病与 EDA 受体基因（EDA Receptor，EDAR）以及 EDARADD（EDAR-associated death domain）基因突变有关。EDAR 基因突变与 1/4 非 EDA 相关的 HED 相关。Headon 等研究证实，EDA 激活 EDAR，并借助于 EDARADD 作为一个适应分子来构建细胞内复杂的信号转导网络。

EDA 基因的突变多聚集于其蛋白质的重要功能域。EAD 基因在男性患者中的突变检出率较高，达到 80%～94%。在以往发现的突变中，49% 为错义突变，33% 的突变引起蛋白质翻译提前终止，而其余 18% 的突变造成读码框或剪切位点的改变，特别是错义突变，多聚集于热点区域，有些突变位点在不同家系中反复出现。

对转基因小鼠的研究提示了 EDA-A 蛋白在发育中的重要作用。小鼠体内过表达 EDA-A1 影响多个器官的发育，如多生牙，多发乳腺，毛发和指甲长度增加，磨牙外形异常，切牙的釉质发育不全，汗腺和皮脂腺的功能亢进等。该研究提示 EDAEDAR 信号通路在外胚层器官发育的起始、分化、形态发生等过程中起着重要的作用。

Kere 等于 1996 年最早通过定位克隆的方法得到了 EDA-A1 基因。2001 年 Vincent 等分析了 52 例无相互关联的 X 连锁少汗型外胚层发育不良患者，结合以往的 EDA-A1 基因突变，总结出了 EDA-A1 突变谱，在第 2 和第 4 外显子未发现突变，第 3 和第 8 外显子均为错义突变，而第 5 外显子多为缺失或插入。EDA-A1 基因是目前 EDA 中研究最确切的致病基因之一。

2. 色素失禁症 色素失禁症（incontinentia pigmenti，IP）（OMIM，308300），又称为少汗型外胚层发育不全-免疫缺陷（ectodermal dysplasia，hypohidrotic，with immune deficiency）（OMIM，300291），色素失禁症-少汗型外胚层发育不全-免疫缺陷（incontinentia pigmenti，hypohidrotic ectodermal dysplasia and immune deficiency，IP，HED-ID）（OMIM，300291），有时简称为 IP，是外胚层发育不良常见的一种类型。

（1）临床表现：IP 可影响皮肤、牙、眼和神经系统，与 X 连锁的外胚层发育不良有一定的相似之处，70% 患者出现牙的异常，乳恒牙列均可累及，如出现缺牙、锥形牙，30% 的患者出现牙萌出延迟。伴有免疫缺陷的外胚层发育不全表现出 X 连锁的隐性遗传模式，缺牙和异常的牙列与其他形式的外胚层发育不全相似。以异常丙种球蛋白血症和感染为主的男性患者有死亡的危险，女性携带者没有免疫缺陷的临床表现，但有缺牙和锥形牙的情况出现。关于 IP 的其他症状在神经皮肤相关章节进行详细描述。

（2）候选致病基因：常见候选致病基因为 NEMO（NF-κB essential modulator）或 IKKG（IKK-gamma gene）。HED-ID 患者有 NEMO 的突变，IKK-γ 负责激活 NF-κB，后者参与传达 TNF 的信号通路，其中一个重要的介质是 ectodysplasin/EDAR，因此，HED 和 HED-ID 的症状有一定相似之处。HED-ID 患者牙表型有乳牙列和恒牙列缺牙或无牙，牙呈桩形，因此有学者建议，对一些口腔中有桩形牙并出现异常感染疾病的儿童可以进行 NEMO 基因的筛查（图 5-4）。

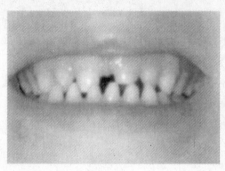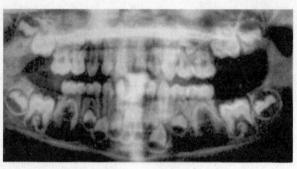

图 5-4　*NEMO* 基因突变所引起的牙数目减少和牙形态改变

(改编自 Ku C 等，2005)

在这里我们还要提及一种罕见的遗传病——骨硬化症 – 淋巴性水肿 – 无汗型外胚层发育不全 – 免疫缺陷（osteopetrosis-lymphedema-anhidrotic ectodermal dysplasia-immunodeficiency，OLEDAID）（OMIM，300301），OLEDAID 和 IP 是等位的，*NEMO* 基因的功能缺失与 IP 相关，其等位基因的突变可能与 OLEDAID 有关，文献中对 OLEDAID 的牙表型描述较少，多为牙萌出延缓和牙列不完整。

3. *P63* 基因突变所致的综合征　*P63* 基因定位于 3q27，与外胚层来源的口腔组织的生长和分化有关，其基因突变可引起常染色体显性遗传的综合征，表现为外胚层发育不良 – 缺指畸形 – 唇腭裂（ectrodactyly-ectodermal dysplasia-cleft lip/palate syndrome，EEC syndrome）（OMIM，129900）、睑缘粘连 – 外胚层发育不全 – 唇腭裂综合征（ankyloblepharon-ectodermal dysplasia-clefting syndrome，AEC syndrome；又称 Hay–Wells 综合征）（OMIM，106260）、肢端 – 皮肤 – 指（趾）甲 – 泪管 – 牙综合征（acro-dermato-ungual-lacrimal-tooth syndrome，ADULT syndrome）（OMIM，103285）、四肢乳腺综合征（limb-mammary syndrome，LM syndrome）（OMIM，603543）、非综合征性裂掌 / 足畸形（non-syndromic split-hand/foot malformation，SHFM）（OMIM，183600）。

以上这些病变都具有常染色体显性遗传特征，表型差异较大，但通常 EEC 综合征和 AEC 综合征存在一定的基因型和表型之间的关系。EEC 综合征表现为遗传异质性，如除普通型 EEC（Ⅲ型 EEC3）外，Ⅰ型 EEC 综合征定位于 7q11.2–q21.3，Ⅱ型 EEC 在 19 号染色体近着丝粒区域。

EEC 患者的外胚层发育不全表现为卷发、指甲发育不良、色素沉着不良、皮肤色痣以及异常的牙列。有的患者表现为泪管、泌尿生殖器异常、传导性听力丧失。口腔的表现为恒牙先天性缺失或呈桩形牙，有的患者还呈过小牙。这些患者的桩形牙不及 X 连锁的 EDA 的桩形牙显著，牙边缘直有间隙；也可见牛型牙。有的患者乳牙数目正常，但牙冠形态异常。

六、LADD 综合征

LADD 综合征（Lacrimo-auriculo-dento-digital syndrome，LADD syndrome）（OMIM，149730），又称为 Levy Hollister 综合征（Levy Hollister syndrome，LHS）（OMIM，149730），呈常染色体显性，表现为泪腺和唾液腺的先天发育不良或闭塞、杯状耳、听力损失、牙或

视力异常。牙异常包括小的哨形牙或上颌侧切牙缺失、轻微的釉质发育不全。

LADD 综合征表现为遗传的异质性，如一些杂合子出现 *FGFR2*、*FGFR3* 和 *FGF10* 的错义突变，其他位点还包括 10q26、4p16.3、5p13–p12。*FGFR2* 的突变可以引起颅缝早闭症（craniosynostosis syndrome）或 Pfeiffer 综合征（OMIM，101600），Crouzon 综合征（OMIM，123500）和 Apert 综合征（OMIM，101200）。引起 LADD 的 *FGFR2* 的基因突变位于酪氨酸激酶的结构域，酪氨酸激酶对于泪腺和唾液腺的发育至关重要，同时对耳、牙和视力的发育也很重要。*FGF10* 的基因突变可引起泪腺和唾液腺的发育不良（aplasia of the lacrimal and salivary glands，ALSG）（OMIM，180920）。

七、Axenfeld–Rieger 综合征

Axenfeld–Rieger 综合征（Axenfeld–Rieger syndrome，ARS）（OMIM，180500）又称 Axenfeld–Rieger 畸形（Axenfeld–Rieger malformation，ARM），Rieger 综合征（Rieger syndrome）（OMIM，602482），为常染色体显性遗传疾病。该综合征的临床表现存在明显的多样性，可进一步细化为多个临床类型，其典型的三大症状为先天性眼前节发育不全、牙发育不全和脐周异常。

1. 临床表现　主要包括不同形式的眼前房异常，其发病率为 1/200 000，约 55% 的患者有进行性的青光眼；其他畸形有牙、颅面、体态异常如脐周皮肤冗余，有学者认为牙表型的不同是区分 Axenfeld–Rieger 畸形和 Rieger 综合征的最重要指标。

口腔颌面部的典型表现有：上颌发育不足、鼻根宽大平坦、下唇突出等，牙发育异常包括先天缺牙、过小牙、畸形牙、釉质发育不全等。病变显著时乳牙列和恒牙列有先天性缺牙，缺失牙多为切牙和尖牙，第二前磨牙和磨牙偶见缺失，其他牙发育异常包括釉质发育不良、桩形牙、短根、长冠牙、萌出延缓。

2. 候选致病基因　已经明确的候选致病基因包括 *PITX2*（paired-like homeodomain transcription factor 2）和 *FOXC1*（forkhead box）；*PITX2* 的显性失活和显性激活决定 ARM 的不同表型。研究表明，*FOXC1* 和 *PITX2* 之间存在功能上的联系，其基因突变可以造成类似的 ARM 表型。目前，共有 3 个转录因子的编码基因和 1 个染色体连锁位点与 Rieger 综合征相关，分别位于 4q25、13q14、6p25 和 11p13，也证实了该综合征的遗传异质性。

研究都发现 Rieger 综合征与 4q 的易位有关，1996 年 Semina 等利用定位克隆的方法得到了位于 4q25 的 RIEG 基因（后更名为 *PITX2*），这是最早被克隆出的该综合征的致病基因，也是该综合征最为常见的变异位点。位于 6p25 的 *FOXCI*（原名 *FKHL7*）基因与眼部发育不全连锁，也有报道该基因是 Rieger 综合征的另一致病基因。2001 年，利用荧光原位杂交的方法证实 *PAX6* 基因的微缺失与 1 例 Rieger 综合征有关。

八、Johansson–Blizzard 综合征

Johansson–Blizzard 综合征（Johansson–Blizzard syndrome，JBS）（OMIM，243800）是一种罕见的常染色体隐性遗传疾病，表现为外胚层发育不全所引起的相关症状。

1. 临床表现　先天性的外分泌腺如胰腺功能不良，不能分泌足够的消化酶，脂肪吸收和胰高血糖素分泌障碍，继而引起胰岛素相关的低血糖。患者同时还有内分泌腺功能不

足的表现，如糖尿病、甲状腺功能减退、垂体功能减退、生长激素不足等。其他表现有鼻翼发育不良、听力异常、先天性耳聋、出生后生长迟缓、精神迟缓。

口腔颌面表型包括：颅面畸形，前额突出，无眉，上下颌较小；乳牙萌出延缓、过小牙、恒牙缺失；牙冠出现额外的结节和缺失的结节。

2. 候选致病基因　相关基因定位于15q14-q21.1，表现为 *UBR1*（ubiquitin protein ligase E3 component n-recognin 1）基因的突变，由于泛素－蛋白酶在非溶酶体途径降解蛋白的途径中发挥作用，因此，当 *UBR1* 编码的蛋白不能正常发挥作用时，细胞分裂、细胞信号传递、细胞表面受体的功能等都受到影响。

九、眼－面－心－牙综合征

眼－面－心－牙综合征（oculo-facio-cardio-dental syndrome，OFCD syndrome；microphthalmia，syndromic 2；MCOPS2）（OMIM，300166）是一种罕见的 X 连锁显性遗传病，可导致男性死亡。

1. 临床表现　表现为心脏缺陷、小眼畸形、白内障、原始玻璃体增生症。鼻子缩窄而鼻头增大、鼻翼有缺口、腭裂、生殖系统、消化系统和视力出现异常。牙相关症状为牙缺失和恒牙萌出迟缓，尖牙牙根粗大（canine radiculomegaly）或哨形牙，有时前磨牙和切牙的牙根也变得粗大。

2. 候选致病基因　该综合征与 X 染色体灭活（skewed X inactivation）有关，存在于 Xp11.4 上的 *BCOR*（BCL-6-interacting corepressor）基因突变，后者和凋亡有一定关系，有报道出现单碱基缺失（c.2613delC），从而造成移码突变，编码过早结束（p.F871Lfs8X）。

十、Witkop 牙－甲综合征

Witkop 牙－甲综合征（少牙畸形和指/趾甲发育不全）（Witkop tooth-nail syndrome）（hypodontia and nail dysgenesis）（OMIM，189500）有时简称为 Witkop 综合征，是由 Witkop 首先提出的，其特点是牙先天缺失和指/趾甲发育不全（nail/toenail dysplasia）。有证据表明该综合征为常染色体显性遗传，但具有一定的遗传异质性。

1. 临床表现　多数为恒牙先天缺失或为锥形牙（cone-shaped tooth），有些患者乳牙也可出现上述异常。下颌切牙、第二磨牙及上颌尖牙最常出现缺失。牛型牙在该综合征中出现极少。乳牙的髓腔、根管系统均正常。患者指甲和（或）趾甲发育不良，呈勺形，生长缓慢。部分患者的毛发细而生长缓慢，显微镜下检查未见结构有明显异常。汗腺正常。

Witkop 牙－甲综合征需要与 X 染色体连锁和常染色体隐性遗传的少汗型外胚层发育不全症进行鉴别诊断。这类患者具有典型面容，毛发细而稀疏、生长缓慢，汗腺减少，多数牙缺失。指（趾）甲通常无发育不全。牙发育不全和指（趾）甲发育不全可以伴随听力丧失。

2. 候选致病基因　位于 4 号染色体短臂 4p16.1 的 *MSX1* 基因突变导致该综合征的出现。

十一、单上颌中切牙和身材矮小（单上颌中切牙侏儒症）

单上颌中切牙和身材矮小（单上颌中切牙侏儒症）（solitary maxillary central incisor

and short stature，mono superocentroincisivodontic dwarfism），又称孤立于中间的上颌中切牙（solitary median maxillary central incisor，SMMCI）或 SMMCI 综合征（SMMCI syndrome）（OMIM，147250）最早由 Rappa-port 等于 1976～1977 年描述，作者认为单个上颌中切牙和孤立的生长激素低下之间存在一定关联。

1. 临床表现　70% 患者身材矮小，生长激素的水平比正常低 50%。后鼻孔闭锁（atresia of posterior naris）、鼻梨状孔（pear shaped hole）狭窄以及腭中嵴突出是本综合征固定的特征。约 35% 患者眼距过近。

在正常发育及激素水平正常的人中，单个上颌中切牙并不罕见。该现象亦可见于 VACTERL（脊柱 - 肛门 - 气管 - 食管 - 肾 - 肢体）联合征，CHARGE（眼组成部分缺损、先天性心脏病、后鼻孔闭锁、生长发育迟缓、生殖器异常、耳异常）联合征，这些异常与 18 号染色体短臂缺失相关。

在常染色体显性遗传的前脑无裂畸形（holoprosencephaly）的不完全表现型中也有上颌单个中切牙现象，与本综合征易于区别。需要注意的是在前脑无裂畸形的患者中，单个上中切牙并伴有严重面容异常的发生率远远高于身材矮小。Winter 等描述了与性早熟（sexual precocity）和下丘脑错构瘤（hypothalamic hamartoma）相关的单个上中切牙现象。有人发现单个上中切牙现象与虹膜缺损（coloboma iridis）、黑色素过少症以及外胚层发育不全的特征类型相关。

2. 候选致病基因　尚不清楚。有人怀疑与 SHH（sonic hedgehog gene）基因有关。

十二、肢端 - 皮肤 - 指（趾）甲 - 泪管 - 牙综合征

肢端 - 皮肤 - 指（趾）甲 - 泪管 - 牙综合征（acro-dermato-ungual-lacrimal-tooth syndrome，ADULT syndrome）（OMIM，103285）。该综合征外胚层发育不全的表现比较明显，即患者毛发稀疏、手指和指甲发育异常、乳牙滞留和恒牙缺失。缺指（趾）、并指（趾）、皮肤多处斑点、泪管闭锁、前额脱发、身体多发性雀斑也可见，但无唇腭裂。候选致病基因不详，可能与 TP63（tumor protein P63）基因有关。

第三节　牙形态异常相关遗传性疾病

一、牛　牙　症

牛牙症或牛型牙（taurodontia）又称长冠牙，是指牙体大、牙根长度相对较短的牙。正常牙的牙冠和牙根有一定的比例关系，多根牙从根分叉到颈部交界的距离小于从殆面到牙颈部的距离，但牛型牙正好相反，根分叉到颈部交界的距离大于从殆面到牙颈部的距离，牙髓腔的位置向根方移动。

长冠牙可以单独发生，其发生率为 0.5%～4%；也可以在综合征中出现，如 TDO 综合征；无汗型外胚层发育不良；Klinefelter 综合征；Fanconi 综合征；牛型牙 - 少牙畸形 - 毛发稀少综合征；小头侏儒症 - 小牙畸形综合征；21 三体综合征（trisomy 21 syndrome）；X 染色体非整倍体；Ackerman 综合征；牛型牙 - 小牙畸形 - 牙内陷综合征；21 号染色体单体等。

据报道，某些类型 X 染色体异常的患者表现为早期发育迟缓，智力低下，面中部发育不全，内眦赘皮，双眼距过宽，巨舌和腭垂裂，牙萌出延迟和牙畸形，普遍出现牛型牙，釉质厚度增加。Fanconi 综合征为一种遗传性的代谢疾病，临床表现为磷酸尿症、糖尿、氨基酸尿症，伴佝偻病性低血钾症；骨软化，常出现骨折；口腔出现牛型牙。该综合征表现为常染色体显性遗传或常染色体隐性遗传。

二、小 牙 畸 形

小牙畸形（microdontia）多发生于上颌侧切牙，常为圆锥形牙（conical teeth），其次为第三磨牙。全口牙体积均变小可见于垂体功能低下的侏儒，牙体钙化正常。

引起小牙畸形的遗传病较多，绝大多数为外胚层发育不全，常见的有下颌 – 眼 – 面 – 颅骨发育不全综合征（Hallermenn–Streiff syndrome）、Turner 综合征、Stanesco 综合征、毛发 – 牙 – 骨综合征、软骨外胚层发育异常综合征、皮肤异色病、外胚层发育不良等。

三、融合牙、畸形中央尖、牙内陷

1. 融合牙　融合牙（fused tooth）是由两个正常牙胚融合而成，在牙发生时期，此种融合表现为完全性或不完全性，可通过釉质或牙本质融合在一起而成的。融合的形式多样，如牙冠与牙冠融合或只有牙根部融合；还可表现为乳牙和恒牙的融合，恒牙和恒牙的融合，或多生牙与恒牙的融合。

我国张世采、石四箴、高原在不同地区的调查显示，各地区融合牙的发生率接近，为 2.31%～2.77% 不等，男女性别之间无统计学差异；乳牙列融合牙比恒牙列多。乳牙列多见于下颌乳中切牙和乳侧切牙融合，或乳侧切牙和乳尖牙融合。恒牙列多见于多生牙和正常牙融合。乳牙融合多单侧发生，两个牙融合多见。乳牙融合常并发继替恒牙先天缺失。

对乳前牙区的融合牙定期观察，对牙列无影响者，不作处理。为预防龋齿，对融合牙的异常沟窝点隙应及早进行窝沟封闭。

引起融合牙的原因有牙发育过程中的压力因素，多数人认为融合牙有遗传倾向，但目前这方面的研究不多，尚无系统的家系调查资料，遗传方式也未确定。

2. 畸形中央尖　畸形中央尖（dens evaginatus）是指牙表面出现异常突起或小尖，多见于亚洲人，上下颌前磨牙均可发生，以下颌第二前磨牙更为多见，多呈对称性发生，有时全部前磨牙都可发生，据报道发病率约 2%。畸形中央尖位于𬌗面中央窝上或斜嵴上，圆锥形，约 2mm 高，尖磨损后血管和神经常暴露，伴随一定的临床症状。

3. 牙内陷　畸形舌侧窝、舌侧尖和牙中牙（dens in dente）统称为牙内陷（dens invaginations）。多见于上颌侧切牙，偶见中切牙，呈对称性发生。纵裂沟见于畸形舌侧窝，一般无症状，X 线片可见小牙包在其中者为牙中牙。畸形舌侧窝是牙内陷中最轻的一种；牙中牙是牙内陷最严重的一种，牙呈圆锥形。畸形中央尖、畸形舌侧窝、畸形舌侧尖、牙中牙，同属于牙形态发育异常（畸形牙）。

多数人认为以上这些牙发育畸形与遗传有关，如在一些家系研究中发现，畸形中央尖呈常染色体显性遗传模式，患病率女性高于男性。有报道 P53 基因缺陷小鼠的上颌中切牙出现融合牙、牙中牙的特征，但这是否提示人的融合牙或牙中牙与 *P53* 基因有关还没有定论。

四、牙根过短与髓腔狭窄

主要表现为全口牙的牙根短而小，失去正常的冠根比例，称为牙根变短。引起牙根变短的有单基因遗传病或为某些综合征的局部表现。相关的单基因病包括遗传性乳光牙本质和成骨不全；综合征包括假性甲状腺功能减退症、牙关节骨发育不良综合征、内分泌念珠菌病综合征和皮肤松弛症等。牙根过短相关的遗传性疾病在牙周牙根相关章节进行详细描述。

遗传性全口牙的髓腔缺失或髓腔狭窄主要和牙本质的异常增生有关。髓腔闭锁可出现在牙萌出前或萌出后。引起髓腔结构异常的单基因遗传病有：Ⅱ型牙本质发育不良，遗传性乳光牙本质，低磷脂酶症，家族性低磷酸血症佝偻病，耳－牙综合征，成骨不全，毛发－牙－骨综合征，Ⅲ型黏多糖病和皮肤松弛症，以上这些遗传性疾病在相关章节均有描述。

第四节 牙数目形态异常相关分子

在牙发育过程中有众多的信号分子参与（图 5-5），一些关键基因出现突变以后则可引起相关的遗传病或相关综合征，如 *PAX9*、*MSX1* 等。本小节我们将从致病基因的角度介绍这些基因如何参与牙的发育，与牙形态和牙数目异常可能存在什么样的关系。

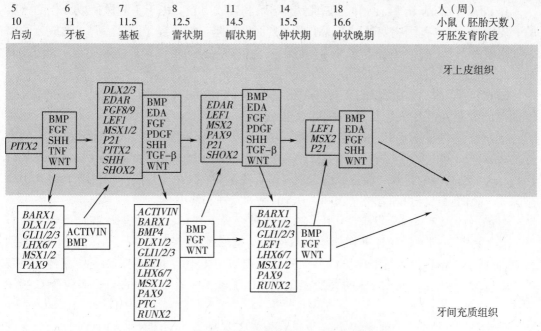

图 5-5 参与人和小鼠牙胚发育各阶段的信号分子

（改编自 Koussoulakou DS 等，2009）

一、与牙数目异常有关的信号分子

1. Wnt/Lef 1 和 FGF 信号　Wnt 信号及其相关的 Lef 1（一种 Wnt 信号转导的介质）在牙的发育中起着核心的作用，影响上皮和间充质的发育及其相互作用。Wnt 主要在牙胚发育向帽状期过渡中发挥着重要作用，而 Lef 1 在蕾状期介导上皮细胞激活间充质细胞产生牙乳头。敲除 *Wnt* 共受体（co-receptors）或者敲出 *Lef 1* 都会引起所有牙的缺失，一般 *Lef 1* 缺失小鼠的牙胚发育停留在蕾状期。Fgf 4 是 Lef 1 的直接受体，可以诱导间充质细胞 FGF 的表达，缺乏 FGF 受体使小鼠牙胚发育不能进入蕾状期。

2. PAX9 和 MSX1　*PAX9* 和 *MSX1* 是间充质细胞的激活蛋白转录因子。蕾状期 *PAX9* 表达于间充质细胞，标记未来牙形成的位置，*PAX9* 缺失的个体牙发育停留在蕾状期。*PAX9* 的变异可导致人恒牙发育不全，而 *PAX9* 的缺失可导致乳牙和恒牙的全部缺失。还有一些研究表明，*Msx1* 的变异导致第二前磨牙和第二磨牙的发育不全，*Msx2* 缺失小鼠由于成釉细胞变性而矿化不良，*Msx1* 缺失小鼠的牙发育则停留在蕾状期；*Msx1* 和 *Msx2* 同时缺失会使牙的发育停留在最开始的上皮增厚期。

3. Gli 转录因子　Gli1、Gli2、Gli3 属于具有锌指结构的转录因子，与果蝇前臂片段属于同一家族，可以激活 Hh 通路的靶基因转录。从上皮增厚期开始，*Gli* 基因就在上皮细胞和间质细胞中表达，而 Shh 在上皮细胞中的表达是受限制的。在 *Gli1* 和 *Gli2* 缺失的个体中，上颌中切牙缺失，其原因可能在于 Shh 通路的破坏。*Gli3* 缺失的个体没有显出明显的牙发育异常。*Gli3* 和 *Gli2* 都缺失的小鼠无正常牙形成。$Gli2^{-/-}$ 和 $Gli3^{+/-}$ 小鼠表现出显性牙过小。另有研究表明，蕾状期去除 Shh 的活性可导致牙的变小，表明 Shh 信号调节牙的大小。

4. P63　*P63* 基因参与调节上皮细胞的增殖和自我更新，由于不能保持或分化为分层的上皮细胞，*P63* 基因突变老鼠表现出现多方面的缺陷，如导致牙发育障碍、形成牙的原始细胞缺失。人 *P63* 的变异与多种综合征有关，包括各种牙发育异常，累及乳牙和恒牙的釉质发育不全到部分牙的缺失。

5. PITX2　*PITX2* 基因属于 homeobox 基因中的 Bicoid 转录因子家族。homeobox 基因家族的成员在胚胎发育的调控中起着非常重要的作用，包括组织的分化和器官形状的决定，它们将早期的胚胎细胞分为不同的区域，并且有生长为特定组织和器官的潜能。homeobox 基因家族的显著特征是含 60 个氨基酸残基的同源盒结构域（homeodomain，HD），这个结构域的特殊功能是能够识别并结合靶基因特定的 DNA 序列。HD 在进化中高度保守，在酵母、昆虫和脊椎动物间，HD 的序列差别非常小。

目前，*PITX2* 基因已发现 A、B、C、D 4 种变异剪切体，分别编码 271、317、324、205 个氨基酸序列。各变异剪切体均具有同源结构域及完整 C 端序列，它们之间的区别仅存在于 N 端序列，可见 HD 和 C 端序列在蛋白质功能中的重要性。Rieger 综合征患者的 *PITX2* 基因突变，大约 2/3 的突变集中于 HD 区域，而另外 1/3 的突变多位于 C 端序列中。

对小鼠 *Pitx2* 表达的研究表明，*Pitx2* 在发育的早期就表达于牙胚的上皮中。*Pitx2* 的表达局限于牙基板上皮中，在早至胚胎 8.5 天就可以检测到。之后，*Pitx2* 在牙成形过程中，仍然局限于牙胚上皮中，特别是在牙板和釉结中有较高的表达。出生后，*Pitx2* 仍表达于将来发育成第二和第三磨牙的上皮区域。在成釉细胞前期，可以检测到较低的 *Pitx2* 的表达，而在成釉细胞分化完成后，*Pitx2* 的表达消失。对 *Pitx2* 基因敲除小鼠的研究发现 *Pitx2⁻/⁻* 的小鼠牙胚的发育停止在蕾状期。*Pitx2* 还是小鼠心脏形态、上下颌骨的前突、垂体发育所必需的。

6. RUNX2、Sp3 和 SHH 在前面的章节，我们论述了 *RUNX2* 和颅骨锁骨发育不全的关系。综合来讲，缺乏 *Runx2* 使小鼠牙胚不能进入帽状期或钟状期，另一些报道则发现在其他 *Runx2* 变异可使牙发育停留在更早阶段。*Runx2* 缺乏可出现钟状期牙胚形成不良，新萌出的切牙比磨牙表现更明显，成釉细胞和成牙本质两种细胞的分化受到干扰，导致牙本质发育异常和釉质发育异常。*Runx2* 缺陷的小鼠不会表现出多生牙，而在 *RUNX2* 缺失的患者，则会有多余的上皮萌芽，可以长出多余的牙。

Sp3 转录因子也与细胞的分化有关，调控成釉细胞的功能。*Sp3* 缺失的小鼠由于成釉细胞的转录障碍而使得釉质基质合成减少。此外，去除 SHH 的信号转导也会影响成釉细胞的分化。

二、与牙形态改变相关的信号分子

1. 上下颌磨牙 激活素或活化素（activin）是 TGF-β 家族的一员。activin βA 表达于局部的牙胚间充质细胞中，协助早期间充质细胞的信号向上皮细胞传递。*activin βA* 基因缺陷的小鼠表现为除上颌磨牙外的所有牙缺失，但其磨牙形态正常。*Dlx1* 和 *Dlx2* 基因的缺失表现为显性遗传特征，可引起所有的上颌磨牙缺失同时伴随其他牙发育不良。*Dlx* 基因特征表象为关联成对，如 *Dlx2/1*，*Dlx5/6* 和 *Dlx3/7*，小鼠 *Dlx2/1* 在上颌发育过程中表达，*Dlx1～Dlx6* 在下颌原基的交界区中表达，下颌中 *Dlx* 基因的功能冗余表明缺失 *Dlx* 基因可以使下颌磨牙正常发育。

2. 牙形态的改变 一些同源基因 *Msx1/2*，*Dlx1～Dlx6* 和 *Barx1* 的异常表达可影响牙发育的形态，主要表现为对多尖牙（磨牙）影响大，对单尖牙（尖牙和切牙）影响较小。*Barx1* 在远中部的表达增强，抑制磨牙的间充质细胞。远中部的上皮细胞分泌 *Bmp4*，*Bmp4* 可以诱导在下颌间充质细胞中 *Msx1* 和 *Barx1* 的表达，BMP 的拮抗剂可以拮抗这两种作用，并导致前牙向磨牙的转变。

3. 多牙的形成 在 *Lef1* 缺失与正常个体之间的组织再结合实验表明，*Lef1* 只有在上皮组织中才能保证牙的正常发育，*Lef1* 在小鼠口腔上皮细胞中的高表达可以促进间充质细胞的陷入。

4. 尖端缺陷 肿瘤坏死因子（tumor necrosis factor，TNF）的信号转导通路是牙胚形态发育的另一个重要的调节因子。在小鼠中，*Ta* 基因编码 Eda（可溶性的 TNF 配体），*dl* 基因编码 Edar。*Cr* 区编码配体 Edaradd，Edaradd 可以激活 NF-κB。缺失 *Ta*、*dl* 或者 *Cr* 都会导致成年小鼠外胚层发育不良，主要表现为牙发育异常，牙畸形主要累及磨牙，如磨牙变小或者变平，即两个牙尖之间变浅，这些现象都与蕾状期的釉结发育异常有关；*dl* 缺陷的牙胚釉结形成受到抑制，最后釉结细胞形成薄薄一层，称为釉绳（enamel rope）。而 *Ta* 基因缺失的牙胚会形成小的釉结。在蕾状期，Edar 和 Eda 都有其他的表达区域：Edar 在牙蕾的尖端（信号中心）表达，而 Eda 在牙胚外胚层的外区表达。尽管 TNF 信号中心的发生位于牙胚的上皮细胞，Edar 的表达还是受间充质细胞中 activin βA 的调控，而 Eda

的表达受 Wnt/β–catenin/Lef1 信号通路的调控。*EDA1*、*EDAR* 和 *EDARADD* 缺失的人会导致比小鼠更严重的后果，导致牙的缺失或者畸形。

思考题

1. 引起牙数目增多的疾病主要有哪些？
2. 引起牙数目减少的单基因遗传病主要有哪些？
3. 哪些综合征可引起牙数目的减少？

第六章

牙骨质牙根牙周组织遗传性疾病

牙骨质、牙根异常或牙周组织相关的遗传病也是较为常见的口腔遗传性疾病，这些遗传性疾病经常表现为牙周病的某些特征，或者较长时间内没有任何症状，通过 X 线片检查时才发现。该类遗传病多数情况下是一些系统性综合征的局部表现。

第一节　牙骨质相关遗传性疾病

牙骨质增生是较为常见的牙骨质相关遗传病，其特点是大量继发性牙骨质沉积于牙根表面，孤立发生的遗传性牙骨质增生包括弥漫性牙骨质增生和巨型牙骨质瘤，其他造成牙骨质增生的有畸形性骨炎、致密性成骨不全和 Gardner 综合征等，其他一些非遗传因素也会造成牙骨质增生，如牙根炎症，牙自身的修复和无对殆的伸长牙。

一、弥漫性牙骨质增生

弥漫性牙骨质增生（diffused hypercementosis）表现为颌骨无膨隆畸形，病变增大的同时，对应的颌骨组织萎缩，无牙区颌骨无改变，病变仅发生于有牙区颌骨，颌骨以外无类似病变。

1. 临床表现　通常来讲，牙骨质增生若不合并感染，则无任何症状。若合并感染，则牙松动或牙列变形，牙龈反复肿胀流脓、疼痛，患者的临床表现类似于颌骨骨髓炎，有时有瘘管形成，牙虽然松动，但拔出困难，由于牙骨质增生，牙根粗大，表面不光滑，且与牙槽骨融合不易分离。X 线检查可见牙根周围不规则的密度增高（图 6-1）。

2. 病理特征　增生的牙骨质与牙根融合，病变无包膜，钙化程度与牙骨质相似，病变后期形成密度很高的死骨。

3. 诊断　根据 X 线片特有的牙根周围不规则的密度增高，骨小梁形态消失等特征即可诊断。需要鉴别的是良性成牙骨质细胞瘤、化牙骨质细胞纤维瘤、根尖周牙骨质发育异常、巨型牙骨质瘤、骨纤维结构不良及畸形性骨炎等累及牙骨质的病变。

4. 候选致病基因　此病为常染色体显性遗传，候选致病基因不详。

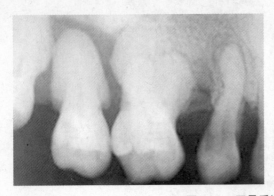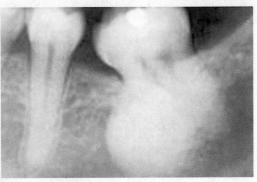

图 6-1　牙骨质增生的 X 线特征

（改编自 http://medical-dictionary.thefreedictionary.com/hypercementosis; Souza LN 等，2004）

二、巨型牙骨质瘤

巨型牙骨质瘤（gigantiform cementoma）（OMIM，137575）又称家族性巨型牙骨质瘤（gigantiform cementoma，familial），家族性多发性牙骨质瘤（cementoma，familial multiple）（OMIM，137575）或根尖周牙骨质发育不良（cemental dysplasia，periapical）（OMIM，137575）等。本病较为罕见，青少年时期发病，但进展缓慢。本病常对称发生于下颌骨，上下颌骨4 个区可全部累及。临床表现为分布于整个颌骨的 X 线阻射团块，病变部位为致密的、高度钙化的、几乎无细胞的牙骨质（图 6-2），无血管形成。通常巨型牙骨质瘤区域伴随颌骨膨大，有时伴随感染、流脓，有死骨形成。此病为常染色体显性遗传，相关致病基因不详。

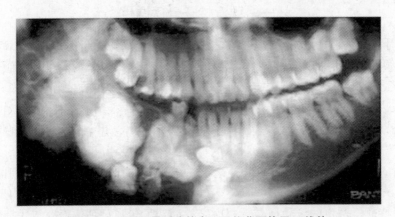

图 6-2　巨型牙骨质瘤的全口牙位曲面体层 X 线片

三、牙骨质化纤维瘤

牙骨质化纤维瘤（cementifying fibroma）是颌骨中心性良性肿瘤，又称为牙骨质骨化纤维瘤（cemental ossifying fibroma）（cemento-ossifying fibroma），骨化纤维瘤（ossifying fibroma，OF），青少年（活跃性/进展性）骨化纤维瘤［juvenile（active/aggressive）ossifying fibroma］。牙骨质化纤维瘤为一种边界清楚、由富于细胞的纤维组织和表现多样

的矿化组织构成的病变。青少年小梁状骨化纤维瘤（juvenile trabecular ossifying fibroma, JTOF）及青少年沙瘤样骨化纤维瘤（juvenile psammomatoid ossifying fibroma, JPOF）为牙骨质化纤维瘤的两种组织变异型。

牙骨质化纤维瘤主要发生于 10~39 岁，好发于女性。不同组织学亚型的平均发病年龄有差异。JPOF 患者约 20 岁左右，而经典的骨化纤维瘤为 35 岁。JTOF 患者的发病年龄更小（8.5~12 岁）。牙骨质化纤维瘤主要见于下颌后部，JPOF 主要发生于鼻窦的骨壁，而 JTOF 好发于上颌。

1. 临床表现　主要表现为受累骨的膨隆。X 线表现为边界清楚的病变，根据所含软组织和硬组织成分的不同，可包含阻射区和透射区。牙骨质化纤维瘤与牙根尖无关。肿瘤生长缓慢，增大时可使颌骨膨胀变形并使牙移位。

2. 病理特征　瘤体界限清楚，由纤维组织构成，其细胞丰富程度可有较大差异，同一病变可同时具有细胞排列密集的区域和几乎无细胞的区域。矿化成分可以是编织骨、层板骨，以及无细胞或细胞较少的、嗜碱性、外形光滑的类似牙骨质的沉积物。骨化纤维瘤可能会与纤维异常增生相混淆，最重要的区别是 OF 的边界清楚和（或）有包膜，而纤维异常增生的病变组织与周围正常组织相融合，没有明确边界。

3. 诊断　在患者无明显症状时，主要依赖于 X 线片的特征表现来进行诊断。

4. 候选致病基因　牙骨质化纤维瘤的候选致病基因不详。曾有报道显示，家族性甲状旁腺功能亢进（familial hyperparathyroidism; hyperparathyroidism 2; HRPT2）（OMIM, 145001）可伴发牙骨质化纤维瘤，表现出常染色体显性遗传特征，其候选致病基因与定位于 1q25-q31 Ⅱ型甲状旁腺功能亢进基因（hyperparathyroidism, *HRPT2*）有一定的关系。

第二节　牙根发育不良

一、概　　述

牙根发育不良（hypoplasia of tooth root, HTR），是一类先天性牙根发育障碍的疾病，其临床表现主要为全口牙的牙根短小、牙根缺如，失去正常的冠根比例，严重者造成牙过早脱落。国外学者将该类疾病统称为短根异常疾病（short root anomaly disease, SRA），其发病率在 1%~10%。多数无家族遗传史，为散发病例。该类疾病患者多因牙萌出不久（通常在萌出后 6~12 个月后）即逐渐出现松动与脱落而就诊。牙根发育不良的患牙通常牙冠部发育基本正常，乳、恒牙均可累及，但乳牙列的牙根病损更为严重。

造成牙根过短的遗传性疾病有：低磷酸酯酶症、假性甲状旁腺功能减退症、遗传性乳光牙、牙关节骨发育不良综合征（Hajdu-Cheney syndrome）、成骨不全、内分泌念珠菌综合征（endocrine candidosis syndrome）和皮肤松垂症（cutis laxa）（OMIM, 123700, 219100, 219200, 304150）等。

二、低磷酸酯酶症

低磷酸酯酶症（hypophosphatasia, HOPS）（OMIM, 241500），是牙根过短较常见的综合征之一，又称磷酸酯酶过少症，或磷酸氨基乙醇尿症（phosphoethanolaminuria），或 Rathbun 综合征，是一种较少见的常染色体隐性遗传病，表现为遗传性的代谢紊乱特征；由 Chown 于 1935 年首次报道，1948 年 Rathburn 提出本病的命名，发病率约为 1/100 000。

HOPS 的最大特征是牙过早脱落，骨钙化缺陷，血清碱性磷酸酶水平低，血浆和尿中磷酸乙醇胺和无机焦磷酸盐浓度异常增高，血钙增高，一些组织中的碱性磷酸酶水平降低。

1. 临床表现　多种多样，按照骨骼出现症状的年龄分为 4 型：围生期型（或新生儿型）、婴幼儿型、儿童型和成人型。

围生期型的特点为在宫内即发生骨矿化异常，是低磷酸酯酶症最严重的类型，在产前即可发病而致死胎。骨骼的特征性表现是极度矿化低下伴肢体缩短和畸形，出生后即可出现颅骨软化、肢体短粗、弯曲畸形及骨折，可伴有前臂或下肢皮肤表面的环形深凹切迹，有的可见惊厥、发绀等症状，因胸廓软弱无力和呼吸困难易致死亡。婴幼儿型低磷酸酯酶症（hypophosphatasia, infantile）（OMIM, 241500）通常在子宫内或出生早期发病，临床表现为颅骨狭小、严重的骨骼异常、高血钙症等，患者肌张力低，喂养困难，肾脏功能因高尿钙症和肾盂结石受损，易发生骨折，病死率达 40%。存活的患儿骨髓 X 线检查可见广泛脱钙样表现和佝偻病样表现，随年龄增长，骨骼矿化会自行改善。儿童型低磷酸酯酶症（hypophosphatasia, childhood）（OMIM, 241510），通常在出生后 2~3 岁逐渐发病，临床表现为中等程度的佝偻病样骨骼变化以及牙松动和早期脱落等。成人型低磷酸酯酶症（hypophosphatasia, adult）（OMIM, 146300），表型呈异质性，除血清 ALP 含量较低，有的患者伴随骨质疏松所导致的假性骨折，骨痛明显，易发生创伤性骨折，此型患者易形成慢性结石，后期易发生骨退行性改变。有人将有牙表型特征的低碱性磷酸酯酶症专称为牙型低碱性磷酸酯酶症（odontohypophosphatasia）（OMIM, 146300），患者伴有乳牙过早脱落；也有报道一些患者出现釉质发育不全、前牙牙根缺失。

口腔检查和 X 线检查特征为：牙萌出迟缓，乳、恒牙均易于早失。乳前牙最易受累而早失。病程中疼痛不明显，牙周无明显炎症。临床检查可见不同程度的牙松动，或牙脱落缺失，无牙龈炎和牙周炎。在 X 线片上牙呈"壳状牙"。全口牙位曲面体层 X 线片显示：儿童上下颌骨发育欠佳，牙槽骨骨质稀疏；患牙的髓腔大，管壁薄；牙根短，甚至缺无；有的牙冠组织结构不清，髓室模糊。双手尺骨腕关节 X 线片显示：骨龄小于同龄儿童骨龄；下肢骨、膝关节 X 线片显示：有的股骨干垢端增宽、边界模糊，类似于佝偻病。

2. 病理特征　一些患牙可出现牙骨质缺如，可能牙早失与此有关。部分患者可见球间牙本质和骨性牙本质结构。

3. 诊断　本病主要根据乳牙早脱、骨性特征和实验室检查来确诊。实验室检查指标表现为血清碱性磷酸酶活性低，尿中磷酸氨基乙醇或焦磷酸盐含量增高，成纤维细胞培养中碱性磷酸酶含量低；婴儿型患者存在明显的高钙血症。儿童型和成人型低磷酸酯酶症应与佝偻病、骨质疏松症及干骺端软骨发育不良症鉴别。此外，低磷酸酯酶症还应与一些引起牙过早脱落的疾病相鉴别，如 Papillon-Lefèvre 综合征、骨髓炎、白血病、粒细胞缺乏症等。

4. 候选致病基因　低磷酸酯酶症主要是常染色体隐性遗传，特别是严重致死型，有报道称轻型者也可为常染色体显性遗传。在牙本质发育异常相关遗传病的章节，我们提到了与血磷异常相关的综合征与牙本质异常相关。低磷酸酯酶症的原因在于碱性磷酸酯酶基因编码紊乱造成组织非特异性碱性磷酸酶（tissue-nonspecific alkaline phosphatase，TNAP 或 TNSALP）活性降低。由于 TNAP 的活性降低，使其酶解产物，或内源性的骨矿化抑制物磷酸氨基乙醇（phosphoethanolamine，PEA）和无机焦磷酸（inorganic pyrophosphate，PPi）增多，从而影响机体骨基质和牙基质的钙、磷沉积或矿化。Beertsen 等曾证实，TNAP 是罩牙本质矿化和无细胞性牙骨质形成必不可少的生物分子。碱性磷酸酶作为一种较成熟的参与和促进矿化活动，与矿化组织形成密切相关的酶类，无疑与牙体组织包括牙根硬组织的沉积与矿化密切相关，因而，由于 TNAP 或 ALP 的缺乏，很有可能导致牙根发育不良或牙早脱。

编码人类 TNAP 的基因又称为 *ALPL*（OMIM，171760），位于 1p36.1-34，包含 12 个外显子，长度超过 50kb。80% 低磷酸酯酶症的发生源于 *ALPL* 基因的错义突变、无义突变、剪接位点突变和移码突变，目前没有发现该基因有突变热点。低磷酸酯酶症基因型和表现型之间存在一定的关联性，严重的错义突变大多发生在 ALP 的酶活性位点，而表现型较轻的基因突变则不在酶的活性位点上。因此，低磷酸酯酶症临床表现的明显差别可反映出 *TNSALP* 基因突变后 ALP 残余酶活性多少的不同。

三、其他牙根发育不良相关的综合征

1. Singleton-Merten 综合征 Singleton-Merten 综合征（Singleton-Merten syndrome）（OMIM，146400）是一种较罕见的常染色体显性遗传病，该综合征可出现牙发育异常，胸主动脉进行性钙化，骨质疏松，肌肉萎缩等。有人曾报道 1 例男性病例，除出现骨质疏松、肌肉萎缩等表现外，还出现牙根发育不良，并导致牙过早脱落等现象。

2. Ⅷ型 Ehlers-Danlos 综合征 Ⅷ型 Ehlers-Danlos 综合征（Ehlers-Danlos syndrome，type Ⅷ，EDS Ⅷ，EDS8）（OMIM，130080），又称为牙周炎型 Ehlers-Danlos 综合征（Ehlers-Danlos syndrome，periodontitis type；Ehlers-Danlos syndrome，periodontosis type）（OMIM，130080）是一种遗传性的结缔组织紊乱性疾病。Pope 等曾报道 3 例涉及牙根发育不良的该类综合征病例。如前所述，EDS 和牙本质发育不良有一定关系，有一例关于Ⅶ型 EDS 和乳光牙的病例报道，发现存在 COL1A2 的部分复制。Ⅶ C 型 EDS 患者存在 ADAMTS2 酶的基因突变，该酶切割前胶原的 N 端前肽，其编码基因的突变可引起多生牙，牙本质结构异常和牙根发育不良。

3. 牙根发育不良 牙根发育不良（hypoplasia of teeth roots）（OMIM，146400）为常染色体显性遗传病，表现为多个家族中或几代成员出现牙根发育不良以及牙早脱，有的患者还伴有小牙症、先天缺牙和牙内陷等牙发育异常。有的 Ⅰ 型牙本质发育不全也可伴有牙根的异常，同时还伴发全身进行性骨硬化与远端尺骨缩短等症状。

4. 其他 还有一些先天性疾病也可伴发 HTR，例如硬皮病、Down 综合征、侏儒症等。Kantaputra 曾报道 1 例女性患儿，临床表现为不成比例的身材矮小，颈短、椎骨、髋骨、颌骨等发育不良，且伴有上颌部分牙短根，下颌全部牙无牙根的病例。也有报道史-约综合征［Stevens-Johnson 综合征（Stevens-Johnson syndrome，SJS）（多形糜烂性红斑的一型）］患者的恒牙出现 HTR。此外，一些先天性肾病患儿也可出现牙根发育不良、牙松动和牙早脱现象。

第三节 牙周相关遗传性疾病

乳恒牙早失可由创伤、肢痛症或肢端疼痛症、红皮水肿性多发性神经病（acrodynia）、组织细胞增多症 X（histiocytosis X）、白血病（leukemia）、中性粒细胞减少症（neutropenia）、过氧化氢酶缺乏症（acatalasia）、Chedialr-Higashi 综合征及青少年牙周炎（juvenile periodontitis）等引起。在这里，我们介绍一些牙周组织异常导致牙过早脱落的系统性遗传病或综合征。

一、掌跖角化及牙周病综合征

掌跖角化及牙周病综合征（hyperkeratosis palmoplantaris and periodontoclasia）发病率约为 1/4 000 000，为常染色体隐性遗传，直系血亲约占发现病例数的 40%，致病基因定位于 11q14-21，又称为 Papillon-Lefèvre 综合征（Papillon-Lefèvre syndrome，PALS）（OMIM，245000），简称 PL 综合征。

1. 临床表现 该病最明显的病变在皮肤。2~4 岁时，掌、跖开始发红并出现鳞屑，手掌出现角化过度，范围可达掌缘、鱼际隆凸及腕部。足跖角化通常更为严重，可延伸至跟腱处。有些患者的膝部、肘部、外踝、胫骨粗隆、指 / 趾关节背部的皮肤也会发红并出现牛皮癣样鳞屑、角化过度。病变程度可随季节波动，冬季较严重。一般皮肤的情况随年龄增长而有所改善，但一些患者的掌跖角化伴随终生。约有 20% 的患者有复发性脓皮病，12% 的患者有罹患肝脓肿的风险。此外，有的患者还伴有小脑幕及脉络丛附着处钙化。

PL 综合征的口腔表现为：乳牙的发育、萌出过程正常。在出现掌跖过度角化症的同时，牙龈肿胀、出血，口臭明显，随着最后一个乳磨牙的萌出，开始出现牙周组织的破坏，深牙周袋形成，牙槽骨吸收，导致牙脱落，牙受累与萌出的顺序基本一致，到 4 岁左右几乎所有乳牙均脱落。牙脱落后炎症减轻，牙龈恢复正常表现。一直维持到恒牙萌出时，则又重新出现牙周组织破坏的过程。14 岁左右大部分牙脱落。许多病例中，第三磨牙不脱落。牙槽突通常彻底被破坏，但即使是在牙周破坏活动期，口腔中的其他组织仍可表现正常（见文后彩图 6-1）。

2. 诊断 根据本病的皮肤和牙周特征即可对本病进行诊断。在所有弥漫性掌跖角化的疾病中，仅有 PL 综合征和 Haim-Munk 综合征（Haim-Munk syndrome，HMS）（OMIM，245010）与早期牙周组织破坏相关。Haim-Munk 综合征皮肤变化开始得较晚，但受累更加严重且范围更大，而牙周组织病变较轻。已经证实该综合征与青少年牙周病均是由同一个基因突变引起的。手掌过度角化症也可见于掌跖角化过度及附着龈角化过度。一些实验室检查发现，PL 综合征有多种免疫缺陷存在。其中包括体外实验中 T 细胞和 B 细胞有丝分裂减少、白细胞趋化性降低及细胞内 S.aureus 和 C.albicans 杀伤因子减少。近年发现 PL 综合征还可伴有不同程度的 IgE 升高。

3. 候选致病基因 目前认为组织蛋白酶 C（Cathepsin C，CTSC）的编码基因和 PL 综合征关系密切。CTSC 基因定位于第 11 号染色体，检查发现多个家族中均存在 CTSC 基因的突变。*CTSC* 基因编码组织蛋白酶 C，后者属于一种溶酶体酶，其主要功能是参与蛋白的降解、酶活性的调控、免疫和炎症反应。当患者组织蛋白酶 C 的活性丧失时，不能有效激活吞噬细胞、淋巴细胞，因此，病原微生物的清除产生障碍，引起牙龈和牙周的深部感染以及相应的免疫反应。据报道，不同种族 PLS 患者 *CTSC* 基因突变的类型有 40 余种，有错义突变、无义突变、插入、缺失等形式，最常突变的区域为第 7 外显子。患者 CTSC 酶活性完全丧失，突变基因携带者 CTSC 酶活性也较正常对照明显降低。

二、遗传性牙龈纤维瘤病

牙龈纤维瘤病（gingival fibromatosis 或 fibromatosis, gingival, GINGF）是一种罕见的口腔遗传性疾病，又称为牙龈纤维组织广泛性增生（generalized gingival fibromatosis）、牙龈象皮病（gingival elephantiasis）、先天性巨龈症（congenital macrogingivae）等。患者的牙龈组织呈现弥漫性增生。牙龈纤维瘤病可能独立出现，也可以作为综合征的一部分存在。作为独立的疾病，通常是散发的；也可为常染色体显性遗传，偶尔为常染色体隐性遗传。根据 OMIM 的分类，牙龈纤维瘤可分为 4 大类：GINGF1 ~ GINGF 4，其 OMIM 编号分别为 135300、605544、609955 和 611010，还有一种牙龈纤维瘤伴进行性耳聋（fibromatosis, gingival, with progressive deafness）（OMIM，135550）。

1. 临床表现　上颌和下颌牙龈或全口牙龈呈弥散性增生肥大，有些严重的甚至几乎见不到牙，表面光滑或呈结节状，颜色和点彩与正常牙龈相同。通常增生的牙龈无炎症现象，局部苍白，不易出血。质地较硬，坚如皮革，形似象皮。牙龈增生可伴有一些继发的感染、牙间隙增宽等。若本病发生于牙萌出期，则可影响牙萌出，牙龈增生自前牙区开始，逐渐蔓延发展至磨牙区，青春期发育期增生更明显，青春期后逐渐停止。

2. 病理特征　镜下见纤维性结缔组织极度增生，纤维束粗大，表面附有角化的鳞状上皮层，上皮钉突增长，结缔组织乳头上方上皮变薄，炎症现象不明显。成纤维细胞具有异常的细胞特性，牙龈偶见钙化或成纤维细胞活跃。

3. 诊断　根据牙龈典型的特征较易诊断。需要鉴别的是其他原因引起的牙龈增生，如炎症、妊娠、白血病以及服用一些药物引起的牙龈增生，如苯妥英（phenytoin）、硫氮草酮（dilthiazem）、环孢素（ciclosporin）、异搏定（verapamil）及硝苯吡啶（adalat）等。这些病症的牙龈增生都不及牙龈纤维瘤病显著。病史及临床检查都有助于这些异常与牙龈纤维瘤病的区别，如苯妥英引起的牙龈增生患者具有服药史，牙龈增生的出现与药物服用有一定的关系。

4. 候选致病基因　关于牙龈纤维瘤病的致病基因不详，据对 32 例遗传性牙龈纤维瘤病患者的连锁分析发现，致病基因可能定位于 2p22-p21，其他基因的报道还有 5q13-q22，2p23.3-p22.3，11p15。

三、牙龈纤维瘤病伴多毛症

牙龈纤维瘤病伴多毛症（hirsutism）又称为龈纤维瘤病多毛综合征（idiopathic gingival fibromatosis-hypertrichosis syndrome）（fibromatosis, gingival, with hypertrichosis and mental retardation）（OMIM，605400），牙龈纤维瘤病 – 多毛症 – 癫痫 – 智力障碍综合征（gingival fibromatosis, hirsutism, epilepsy, and mental retardation）。该病最早由 Tomes 和 Celes 首先提出，该病具有以下特征：癫痫、智力障碍、牙龈肥大、全身多毛，是一种比较常见的综合征，为常染色体显性遗传。

1. 临床表现　婴幼儿期发病，牙龈增生肥大通常在 5 岁之前出现，牙龈进行性生长，前牙区重，增大的牙龈可完全覆盖全部牙冠，甚至使唇向外凸，唇不能闭合，患者有明显的多毛症，眉毛尤甚。少数患者有颅变形，智力迟钝和癫痫。多毛症可由许多原因引起，所表现的部位类型也各异，获得性绒毛状的多毛症可能与内分泌和代谢障碍有关，极少数还可能是内脏恶性疾病的表征，严重的多毛症（先天性全身多毛症）可能反映一种遗传异质性。

2. 候选致病基因　目前还不清楚，有人认为牙龈纤维瘤病是单基因突变的表现之一，定位于 2 号染色体短臂 2p21。一些多毛症病例与无牙、少牙畸形有关，显示为 X 连锁显性遗传，也有些病例是常染色体隐性遗传。牙龈肥大和多毛症同时存在的情况比单纯的牙龈增生受累要少一些。智力障碍和（或）癫痫的组合可能具有遗传异质性。

四、牙龈纤维瘤病伴多发性透明纤维瘤

牙龈纤维瘤病伴多发性透明纤维瘤（fibromatosis, juvenile hyaline, JHF）（OMIM, 228600）（gingival fibromatosis with multiple hyaline fibromas）又称为 Puretic 综合征（Puretic syndrome）（OMIM, 228600）和 Murray-Puretic-Drescher 综合征或幼年性玻璃样纤维瘤病（juvenile hyaline fibromatosis）。1873 年 Murray 最先报道此病。该病是一种少见非肿瘤性的常染色体隐性遗传性疾病，主要发生于婴幼儿，少数见于成人。该病以皮肤黏膜多发性肿瘤样结节及牙龈增生为特点，表现为牙龈肥大，甲床肥大，鼻、颏、头、手的掌指面多发性纤维瘤，由细胞外玻璃样物质沉积形成，目前全世界报道的该病例约70 例。

1. 临床表现　患者从婴幼儿期即开始出现牙龈增生，最早 6 个月时即出现牙龈增生，2 岁时增生的牙龈覆盖临床牙冠的大部分。2 岁以后，鼻、面、颏及头部出现纤维性玻璃样瘤。患者身材矮小、性成熟延迟，一般智力正常。在身体其他部位如背、髋、腿等部也易出现多发性纤维瘤，有时还可造成膝、肘、肩部的屈曲挛缩。

2. 病理特点　皮肤瘤组织为血管丰富的假性软骨（pseudocartilage），基质中含有无定形的嗜酸性 PAS 阳性物质。

3. 诊断　根据临床特征及病理检查特征，较易诊断病变。一些皮肤多发的瘤样病变应与此鉴别，如神经纤维瘤病等。

4. 候选致病基因　关于该病的遗传特征和致病基因尚不明确，可能与定位于染色体 4q21 的血管形成蛋白 2（capillary morphogenesis protein-2, CMG2, 或 ANTXR2）有关。

五、Cross 综合征

Cross 综合征（Cross syndrome）（OMIM, 257800）又名色素缺乏眼脑综合征（oculocerebral syndrome with hypopigmentation, hypopigmentation-oculocerebral syndrome）（OMIM, 257800），或 Kramer 综合征（Kramer syndrome）（OMIM, 257800）。1967 年 Cross 最早报道该病，多为常染色体隐性遗传。

该综合征的特点为牙龈增生肥大，牙槽突肥大，唇部突出，腭盖高拱；小眼球，角膜薄翳布满血管。患者皮肤、头发色素缺乏、皮肤呈粉红色，有时伴有智力发育不全，指痉病等。病理学检查发现毛囊中黑色素缺乏。目前对该病的致病基因尚不清楚。

六、其　　他

眼牙综合征（oculodental syndrome），又称为 Rutherfurd 综合征（Rutherfurd syndrome）（OMIM，180900），角膜发育不良伴牙龈肥大（corneal dystrophy with gum hypertrophy，gingival hypertrophy with corneal dystrophy），先天性牙龈增生 – 牙萌出异常 – 角膜营养不良（congenital hypertrophy of the gingival，altered eruption of teeth and corneal dystrophy）（OMIM，180900）。1931 年 Rutherfurd 最先描述本病，属于一种常染色体显性遗传病。本病特征为牙龈极度增生，牙龈肥大，似乎满口皆是牙龈。角膜混浊无虹膜；皮肤有黄斑色素沉着；有时还伴有牙萌出障碍、小牙、少牙、牙排列异常、釉质发育异常，未萌牙有时伴牙根吸收。患者智力轻度迟钝。

Zimmermann–Laband 综合征（Zimmermann–Laband syndrome，ZLS）（OMIM，135500）属于一种罕见的常染色体显性遗传病，伴有儿童期的牙龈纤维瘤、鼻肥大。眼部和皮肤颜色通常无异常。患者存在甲发育不良、鼻和耳的软骨柔软肥大，肝大、脾大，指（趾）骨发育不全。

以上这些综合征较为罕见，候选致病基因仍不清楚。

第四节　牙过早脱落相关遗传性疾病

一、毛发 – 牙 – 骨综合征

毛发 – 牙 – 骨综合征（tricho-dento-osseous syndrome，TDO syndrome）（OMIM，190320）又称为毛牙骨综合征，在第三章第二节中已经描述过，该综合征口腔的特点为釉质出现各种各样的缺损和牛牙症，最常见的釉质改变为釉质发育不全，常因釉质成熟不全或钙化不全而过早牙脱落，骨皮质表现为硬化的特征，毛发紧密卷曲纠结，甲厚或甲裂。

二、周期性粒细胞减少症

周期性粒细胞减少症（cyclic neutropenia）（OMIM，162800），1910 年 Leale 最先报道，该病为一种罕见的先天性粒系造血异常，以常染色体显性方式遗传，其特点为外周血中性粒细胞数呈周期性起伏不规则的变化。患者出现严重的多发性溃疡性龈炎、口炎、伴发中性粒细胞减少，大小不等的溃疡分布在舌、腭及唇黏膜等处。由于溃疡反复发作，导致牙槽骨破坏，牙松动、早脱。周期性粒细胞减少症的每个周期约为 21 天（15～35 天），有时几个月发作一次。一些患儿表现出溃疡继发的低热、怠倦、咽痛、口腔损害。有时患者还可出现关节炎、头痛及皮肤溃疡、脾大。该病的候选基因为定位于 19p13.3 的 ELANE 基因（elastase，neutrophil-expressed）。

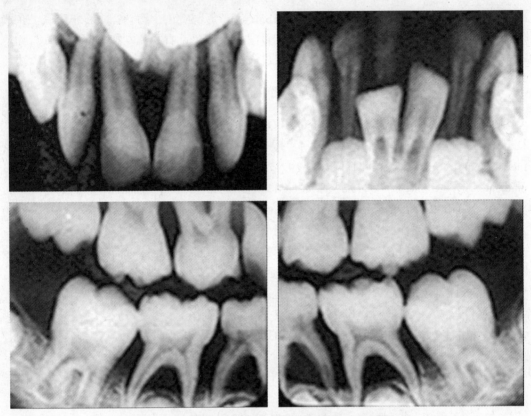

图 6-3 周期性粒细胞减少症患者的口腔 X 线特征

（改编自 http://www.dent.ucla.edu/pic/visitors/teethloss/page1.html#cyclic）

三、肢端骨质溶解症

肢端骨质溶解症（acroosteolysis）（OMIM，102400）又称为 Hajdu-Cheney 综合征（Hajdu-Cheney syndrome，HJCYS）（OMIM，102500）。关于 Hajdu-Cheney 综合征有人又将其归为溶骨症，而后者又有二十余种名称，如 Gorham 综合征、Gorham Stout 综合征（病）、大块骨质溶解（massive osteolysis）、消失骨病（disappearing bone disease，vanishing bone disease）、鬼怪骨（phaniom bone）等。Gorham Stout 综合征的其他名称还包括：淋巴血管瘤病（lymphangiomatosis）、多发性淋巴血管瘤病（disseminated lymphangiomatosis）、Gorham 骨消失病（Gorham vanishing bone disease）、胸淋巴血管瘤病（thoracic lymphangiomatosis）、特发性广泛骨溶解（idiopathic massive osteolysis）、广泛骨溶解（massive osteolysis）、广泛 Gorham 骨溶解（massive Gorham osteolysis）、Morbus Gorham Stout 病（Morbus Gorham Stout disease）、影骨病（phantom bone disease）、进行性广泛骨溶解（progressive massive osteolysis）、基质性骨溶解（essential osteolysis）、Acro 骨溶解综合征（Acro-osteolysis syndromes）、特发性多灶性骨溶解（idiopathic multicentric osteolysis）、肝淋巴血管瘤病（lymphangiomatosis hepatic）、脾淋巴血管瘤病（lymphangiomatosis splenic）、骨囊性血管瘤病（cystic angiomatosis of bone）、弥漫性肺淋巴血管瘤病（diffuse pulmonary lymphangiomatosis）。

牙关节骨发育不良综合征最主要的表现是牙早脱和牙槽骨迅速吸收及萎缩，磨牙牙根明显短小，上颌前突，下颌骨发育不良。患者有多个患牙阻生，萌出的恒牙松动，长期无功能，容易拔除，随后伤口愈合良好，但牙槽突低平近乎消失。其他症状包括颞下颌关节的疼痛、关节表面不规则；肢端骨质溶解，身材矮小。其病理特征为广泛性骨质疏松，多发性蚕蚀状骨。本病为常染色体显性遗传。

临床常提及的溶骨症表现为多发性骨溶解，尤其是锁骨、肩胛骨、肱骨、乳糜胸、神经损害、骨损害附近的血管瘤或淋巴管瘤，后者常是诊断的重要线索。严重者，脊柱横断导致截瘫，累及大血管引起大出血。颅骨破坏，导致其附近神经受累。骨破坏一般认为是骨中的血管淋巴管增殖，引起大块骨质溶解所致。大量纤维化完全或部分替代了骨组织，可继发性累及邻近的皮肤和（或）组织。溶骨症的组织病理学表现无特异性，光镜下可见纤维组织增生，骨组织被溶解、吸收，未见破骨细胞，无骨组织增生，可见扩大的血管腔。目前认为，该病与定位于1p12-p11的 *NOTCH2*（NOTCH，drosophila，homolog of，2）基因相关。

四、无过氧化氢酶症

无过氧化氢酶症（acatalasia）又称为 Takahara 综合征，无过氧化氢酶血症（acatalasemia）或缺触酶血症（catalase deficiency）（OMIM，614097）。1952 年 Takahara 最先报道，本病常见于东亚黄种人中，发病率约为 1∶160 000。患者表现为严重的进行性坏死性龈炎，牙槽骨坏死等牙周组织破坏表现。

无过氧化氢酶症是一种罕见的常染色体隐性遗传病，由过氧化氢酶（catalase，*CAT*）基因突变引起的。CAT 是一种广泛存在于各类生物体中的酶，它是一类抗氧化剂，其作用是催化过氧化氢转化为水和氧气的反应。过氧化氢酶也是具有最高转换数（与底物反应速率）的酶之一；一个过氧化氢酶分子可以每秒钟将数百万个过氧化氢分子转化为水和氧气。先天性红细胞生成性卟啉症可能与牙周组织的发生相关，而血红素是过氧化氢酶的辅基，因此，*CAT* 是牙周病研究的一个新兴的候选致病基因，*CAT* 基因突变与牙周病的发生可能具有重要联系。

国内章锦才等对 1 例缺触酶血症病例研究发现，患者特点为红细胞的 CAT 活性降低，纯合子约为正常人的 0.2% ~ 4%，杂合子约为正常人的 50%，其他富含 CAT 组织（如肝、脾等）的 CAT 含量正常或降低。典型的口腔表征为：进展性坏死性口炎，牙龈和牙槽骨进行性坏死，牙过早脱落等；患者还伴有反复发作的面部软组织感染等。对 ACAT 患者及其家系成员的 *CAT* 基因的 *CAT* 编码序列以及外显子、内含子交界处及侧翼序列，并进行序列分析发现了 1 个致病突变位点。该致病突变与已发现的 ACAT 日本 A 型相同，为 intron4 第 5 位碱基发生 G → A 突变，是剪切位点突变，可引起 CAT 活性降低。未发现新的责任基因。

五、早 老 症

早老症（progeria，premature senility syndrome）又称为 Hutchinson-Gilford 早老综合征（Hutchinson-Gilford progeria syndrome，HGPS）（OMIM，176670）。Hutchinson-Gilford 与 1886 年首先报道，故又名 Hutchinson-Gilford 早老综合征。早老症是在儿童期发育缓慢、

骨骼变小、皮肤和内脏即表现老年变化的一种综合征。早老症是一种少见的代谢异常、发育障碍和侏儒状态，伴有骨骼、牙、指（趾）甲、毛发及脂肪等发育不全，以童年呈现老人面貌和动脉硬化为其特征。早老症的特征，是生长发育障碍，患儿成为侏儒。在婴儿期，生长缓慢，2岁以后更加缓慢。10岁后，依然如4~5岁的小儿。到18岁，平均身高仅有117cm，体重只有16.5kg。有与年龄极不相称的老态。全身消瘦，皮脂缺乏，青筋暴露，皮肤丧失弹性，眉毛头发稀疏，甚至全部脱光。头部相对较大，有类似脑积水的表现，鼻呈钩形而突出，下颌狭小，使面部呈鸟形脸等。一些老年性疾病，可以在5岁的早老症小儿身上出现，如高血压、心绞痛、骨质疏松症，甚至发生脑卒中等。此病为常染色体隐性遗传病，可能与定位于1q22的基因 *LMNA*（LAMIN A/C）有关。

六、汉－许－克病

汉－许－克病（Hand–Schüller–Christian disease）属于朗格汉斯组织细胞增生症（Langerhan's cell histiocytosis，LCH）（OMIM，604856）的一种，最早由Hand于1893年描述，系因嗜酸性细胞和单核细胞增殖并浸润骨髓及其他组织所致的一系列异常，属于常染色体隐性遗传。

1. 临床特征 LCH常见于10岁以下儿童，通常患者年龄越小、病变范围越大，其预后越差。LCH是一种多系统病变，有10%~50%病例会累及中枢神经系统，增厚、强化的垂体柄是LCH最常见的中枢神经表现。

LCH颅内受累可以分为4组：①颅面骨或颅底骨病变：边界清晰的溶骨性骨质缺损，无骨质硬化；常累及颞骨和眼眶。②下丘脑－垂体区；这是LCH最常累及的颅内区域。尿崩症是LCH的一种临床表现，见于5%的首次确诊病例，随访病例达到1/3。最常见形态学变化是增厚（超过3mm）强化的垂体柄，伴有垂体后叶正常的T_1高信号缺乏。③发生在双侧大脑半球、小脑、脑干的颅内实质性病变。④硬膜及软脑膜结节样增厚。

LCH包括3种临床亚型：①嗜酸性肉芽肿：单病灶，多出现于骨组织（约80%的患者）、淋巴结和肺组织。②汉－许－克病：颅骨缺损、尿崩症和眼球突出是本病的三大特征。多见于幼儿，一般多在2~6岁发病，也可见于青年人，大多数在30岁以下，年长者较少。病变为多发性，主要累及骨骼，多发生在颅骨和上下颌骨，盆骨、长骨也可受累；也可为多发性。病变侵犯颅骨、硬脑膜及邻近骨组织，可累及颅底、蝶鞍及眼眶，病变累及眼眶可压迫眼球引起眼球突出。皮肤、肺、肝、脾、淋巴结等也可受累。患者常有发热、皮疹、上呼吸道感染、轻度淋巴结肿大和肝、脾大。③Letterer-Siwe病：急性播散性组织细胞增生病（acute disseminated histiocytosis），2岁以内发病，预后差。

汉－许－克病的口腔表现为口腔黏膜出血，浸润性肿块或黏膜下结节，亦可见颗粒状不平整的黏膜溃疡；牙龈肿胀疼痛，呈暗红色海绵状或增殖状；深牙周袋形成，牙槽骨广泛吸收、牙松动并早脱落；口腔黏膜损伤或拔牙后伤口愈合迟缓。由于感染还可造成坏死性龈口炎、牙周炎和口炎等，伴随肿胀、疼痛、口臭、流涎等症状。患者也可伴发牙发育不全。

LCH的预后不一，主要是根据其发病年龄和累及范围。孤立性的嗜酸性肉芽肿预后最好，自行缓解是最常见的。多灶性和系统性的LCH死亡率约20%。

2. 病理特征 镜下见骨髓腔内朗格汉斯细胞增生，胞质丰富，内含大量脂质，主要为胆固醇及胆固醇酯。其间有多数嗜酸性粒细胞、淋巴细胞和浆细胞浸润，常有多数多核巨细胞。有些患者骨组织病灶内同时伴有大量嗜酸性粒细胞浸润，称为多发性嗜酸性肉芽肿。本病的病变呈进行性，原有病灶纤维化后，又可出现新的病灶，病程较长，一般预后较好，约半数可自动消退。小儿患者伴有贫血、血小板减少者预后较差，成年人预后较好。

3. 诊断　根据颅骨缺损、尿崩症和眼球突出三联征较易对汉－许－克病进行诊断。增厚、强化的垂体柄是 LCH 最常见的中枢神经表现，可借助 CT 对相对的颅内病变进行鉴定。

4. 候选致病基因　研究表明，*IL–17A* 在 LCH 的发生中可能发挥一定的作用，LCH 患者血清中的可溶性 RANK 和 IL–17A 增高，但还没有明确的证据表明 IL–17A 的编码基因与 LCH 或汉－许－克病有关。

七、其　　他

还有许多遗传相关的综合征或疾病可造成牙过早缺失，如巨颌症、Hanhart 综合征、下颌骨－四肢不全综合征等。这些疾病在相关章节有所描述。

思考题

1. 引起牙骨质异常的遗传性疾病主要有哪些？
2. 简述 PL 综合征的口腔特征？
3. 引起牙根变短的遗传性疾病有哪些？

第七章

颌骨相关遗传性疾病

第一节　较常见遗传性骨骼疾病

一、巨　颌　症

巨颌症（cherubism）（OMIM，118400）又称家族性颌骨纤维异常增殖症（familial fibrous dysplasia of the jaws）、家族性颌骨多囊性病（familial multilocular cystic disease of jaws）。巨颌症是一种良性、具有自限性的疾病。本病较为少见，病因不明，约80%的病例有家族性遗传倾向，为常染色体显性遗传性疾病。巨颌症由Jones于1933年首先报道，其主要特征为上、下颌骨呈对称性无痛性肿大，眼球突出，向上凝视，这种面型使人联想起文艺复兴时期绘画艺术中凝视天堂的小天使，故又称"小天使脸样病"。病变区纤维组织在骨髓腔中扩展生长，腐蚀骨皮质，致骨皮质变薄、易折。最常累及的部位为颌骨、股骨和腓骨。

1. 临床表现　幼儿期发病，男性较多见。一般情况下，2~5岁开始发病，最初2年表现为颌骨的快速膨隆；青春期后进展速度减慢，病变开始消退；30岁时开始发生骨改建；40岁时临床上已经见不到明显的异常表现。

巨颌症在临床表现上差别很大，与病变的严重程度有关。病变主要侵犯下颌骨，多见于下颌角区，常为颌骨对称性肿大，下颌牙槽突膨胀，使舌抬起，影响言语、咀嚼、吞咽和呼吸。上颌也可被侵犯，若侵犯眶底，可将眼球抬高，露出巩膜。上颌受累者常同时伴有下颌骨的广泛受累。颌骨表面光滑或呈不规则形，乳牙移位，牙列不齐，牙间隙增大或牙缺失，有时伴有牙齿萌出困难。可伴下颌下区和颈部的淋巴结肿大。

X线表现为颌骨对称性膨胀，可有多囊性密度减低区，边界清楚，有少量骨间隔（图7-1），早期病变仅限于下颌磨牙区或下颌角，继而可向升支及喙突发展，骨皮质变薄甚至消失。上颌结节及上颌窦也可被累及，但病变不如下颌清晰。常见多个未萌牙或移位牙位于囊性透射区。

2. 病理特征　肉眼观病变组织呈红褐色或灰褐白色，质软易碎。镜下见病变处骨组织被富于血管的纤维结缔组织代替。成纤维细胞较多，纤维纤细，排列疏松，其间有大量弥漫性或灶性分布的多核巨细胞。多核巨细胞大小不一，胞质内含细小的嗜酸性颗粒。血管丰富，壁薄，在血管周围有嗜酸性物质呈袖口状沉积；多核巨细胞常围绕或紧贴血管壁，有的在血管腔内。有新旧出血及少量的炎症细胞浸润。病变后期纤维成分增多，巨细

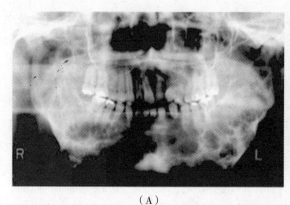 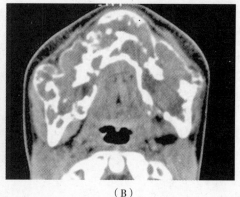

（A）　　　　　　　　　　　　　　（B）

图 7-1　巨颌症患者的 X 线特征

（A）全口牙位曲面体层 X 线片；（2）头颅 CT

（引自 http://www. e-radiography. net/radpath/f/fibrous_dysplasia. htm）

胞减少，同时可见新骨形成。

3. 诊断　一般可根据临床表现、X 线特点以及家族史等方面的资料来协助巨颌症的诊断。巨颌症在临床和组织学方面应与以下疾病相鉴别：巨细胞瘤、巨细胞肉芽肿、骨化纤维瘤、骨纤维异常增殖症、动脉瘤性骨囊肿、甲状旁腺功能亢进性棕色瘤、成釉细胞瘤和角化囊肿等。

4. 候选致病基因　巨颌症的第一个候选基因是成纤维细胞生长因子受体 3（fibroblast growth factor receptor3，FGFR3）（OMIM，134934），此基因定位于 4p16.3，突变与多种骨和软骨发育异常有关，如软骨发育不全、软骨发育不良、致死性发育不良 I 型和 II 型、颅缝骨结合综合征以及伴有黑棘皮病（acanthosis nigricans）的 Crouzon 综合征（Crouzon syndrome with acanthosis nigricans）（OMIM，612247）等。巨颌症的另外一个候选基因是位于着丝粒附近的 *MSX1*（Hox7；OMIM，142983）。关于该基因我们已经在牙齿数目和牙形态异常相关遗传病的章节进行了论述。

巨颌症的第三个候选基因是 *SH3BP2* 基因［Src homology 3（SH3）-domain binding protein 2］，研究发现该基因的点突变可导致巨颌症。*SH3BP2* 基因 DNA 全长 20.35 kb，其 mRNA 共有 7300 个碱基，编码 561 个氨基酸。SH3BP2 蛋白是 C-Abl 致癌基因的调节蛋白，分子量为 62.2 kD。*SH3BP2* 基因含有 13 个外显子，目前所发现的点突变均位于外显子 9，如常见的是外显子 9 的 418 位的脯氨酸 P（Pro）突变为亮氨酸 L（Leu）、精氨酸 R（Arg）、组氨酸 H（His）等。

二、骨硬化症

骨硬化症（osteopetrosis）又称大理石骨病（marble bone disease）、石骨症、Albers-Schönberg 病（Albers-Schönberg disease）（OMIM，166600），或称原发性脆骨硬化症（osteosclerosis fragilis）、白垩骨或粉笔骨（chalk bone）。该病主要表现为全身弥漫性骨密度增高，其发病与破骨细胞活性低下所导致的骨吸收功能缺陷有关。骨质不能按正常代谢进行破骨与成骨，骨质持续形成并逐渐替代髓腔，一直扩展至骨皮质表面，使骨质极度致密且脆弱，并失去原来的结构，犹如大理石，骨脆性增加，易发生骨折。患者还伴贫血、眼萎缩及耳聋等情况，该病往往因骨折或其他情况做 X 线检查时才发现，男性稍多于女性。骨硬化症于 1904 年由 Albers Schönberg 首先报道，是一种少见的遗传性骨病，可分为良性常染色体显性型和恶性常染色体隐性型。根据 OMIM 的记录，常染色体隐性遗传的骨硬化症分为 7 型（osteopetrosis, autosomal recessive 1～7, OPTB1～7）（OMIM，259700，259710，259730，611490，259720，611497，612301），而常染色体显性遗传骨硬化症可分为 2 型（osteopetrosis, autosomal dominant 1～2, OPTA1～2）（OMIM，166600，607634）。为便于描述，本节采用的是经典的骨硬化症的分型。

1. 临床表现

（1）恶性型或婴儿型：发生于出生前后，有些也可发生于儿童期，是最为严重的一型，起病较早，可于出生后不久死亡。全身弥漫性的骨硬化可导致一系列症状，如视神经萎缩、骨髓腔闭塞所致的贫血及继发肝大、脾大、发育不良、前额突出、脑水肿、垂体受压所致尿崩症、脑神经压迫症状、听力丧失以及骨质脆弱易骨折等。此型患者一般在 20 岁前死亡，死亡原因主要为贫血和继发感染。

（2）良性型或成人型：多在 20 岁以后才被发现；也可出现脑神经压迫症状，该型疾病最早出现的症状常常是病理性骨折。口腔症状主要包括：牙萌出迟缓、先天性牙缺失、畸形牙、釉质发育不全、牙根停止发育、牙早期脱落、牙间隙增大以及错𬌗畸形等（图 7-2），颌骨弥漫性硬化可发生畸形，由于骨髓腔缩小，易发生骨髓炎，并广泛形成死骨。

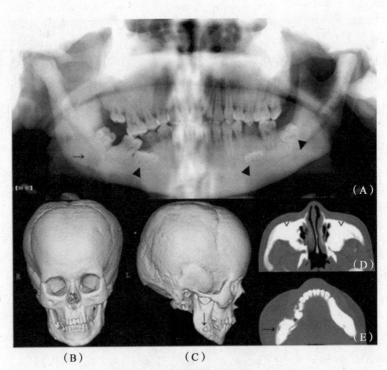

图 7-2　骨硬化症患者的头颅 X 线相关检查

（A）全口牙位曲面体层 X 线片显示患者下颌骨骨密度增高、骨髓腔消失，大多数前牙及前磨牙为锥形根，C6、D6、D8 埋藏阻生且牙根未发育（▲），右侧下颌角前方骨质点片状破坏（→）；（B）头颅 CT 扫描三维重建正面观显示患者额骨及颞骨稍隆隆；（C）头颅 CT 扫描三维重建侧面观显示患者右侧下颌角前方骨质点片状破坏（→）；（D）头颅 CT 平扫显示患者双侧上颌窦完全没有发育（∨）；（E）头颅 CT 平扫显示患者右侧下颌骨外侧骨皮质破坏（→）

X线检查可见全身骨骼普遍硬化，骨质增厚，髓腔变窄或完全闭塞，颅骨变化主要在颅底，表现为密度均匀增加，增厚不明显，颅盖骨密度也可增大。颌骨皮质增厚，骨弥漫均匀硬化，骨髓腔为骨质所充填，牙槽骨硬板不明显（图7-2，图7-3）。

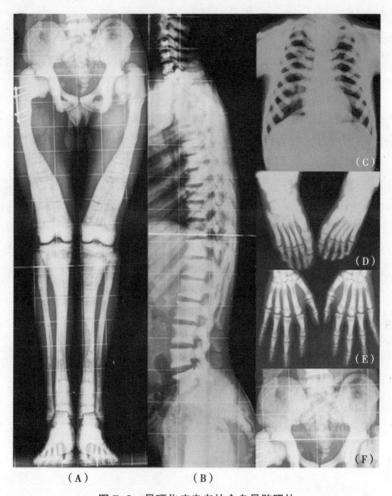

图7-3 骨硬化症患者的全身骨骼照片

（A）双下肢正位片显示患者下肢长骨骨密度增高、骨髓腔消失，右侧股骨上段骨折内固定术后影像；（B）脊柱侧位片显示患者椎骨骨密度增高、腰椎间隙增宽及三明治椎骨；（C）胸片显示患者肋骨、锁骨骨密度增高、骨髓腔消失；（D）和（E）双足/手正位片显示患者掌骨、指（趾）骨骨密度增高、骨髓腔消失；（F）双侧髂骨正位片显示患者髂骨翼的骨中骨现象

骨硬化症通常还表现出严重的神经系统症状和免疫缺陷。早在1976年，Milhand发现遗传性骨硬化症大鼠的胸腺萎缩，以正常鼠的骨髓细胞移植后，病鼠胸腺重量增加，骨的再吸收速度加快，X线片可见密度减低，骨髓腔再现。但是如果在移植前切去胸腺，则看不到治疗效果。因此，认为遗传性骨硬化症大鼠的骨髓组织中缺乏某种物质，这种物质能启动胸腺，使之发挥制造免疫细胞的功能。随着学科的交叉和医学的进步，人们对骨硬化症所伴随的免疫功能缺陷有了进一步的认识，发现免疫系统参与调节破骨细胞的分化和细胞功能，如在 *RANK/RANKL* 基因突变相关的骨质硬化症患者，表现为T细胞的免疫功能

缺陷，如增殖缺陷、Th1 和 Th2 细胞因子产生障碍，某些 *RANK* 基因突变患者还伴随 B 细胞成熟过程的障碍。由于骨质硬化症存在以上的特征，骨髓移植已经被列入骨硬化症的主要治疗方法。

2. 病理特征　骨硬化症的主要病理基础是破骨细胞功能缺陷，钙化软骨基质和原始骨小梁重吸收变慢，以致软骨基质持续钙化，骨组织不能改建，钙化的软骨细胞堆积，骨质变得致密而硬脆。其他骨骼的改变主要是骨皮质增生，骨松质致密，结构不整齐，骨内血管、脂肪及髓样物质减少。骨皮质和髓质分界不清，髓腔缩小，甚至消失。

3. 诊断　根据患者全身弥漫性骨密度增高、易骨折以及 X 线特征等不难诊断。

4. 候选致病基因　目前认为和常染色体隐性遗传的骨硬化症相关的致病基因包括 *CA-II*、*TCIRG1*、*CLCN7*、*OSTM1* 和 *PLEKHM* 等（表 7-1），所有这些基因和成熟的破骨细胞功能相关，包括酸化细胞与骨交界处以及局部细胞突起，在其基因产生突变时，通常破骨细胞的数目无明显改变，因此，该类遗传性的骨质硬化症又称为破骨细胞富集（osteoclast-rich）类骨质硬化症。由于 *RANKL* 和 *RANK* 类基因突变同样可以引起骨质硬化症，其特征为破骨细胞数目缺乏（osteoclast-poor）。*TCIRG1* 基因突变引起的骨硬化症相对最多，占总的隐性遗传性骨硬化症的 50%，其次是 *CLCN7*，其基因突变引起的骨硬化症占总的隐性遗传性骨硬化症的 15%。

表 7-1　骨硬化症的主要候选基因

破骨细胞缺陷	相关基因	临床特征（全身症状）
功能缺陷型 （破骨细胞富集）	*TCIRG1*	典型的骨硬化症临床特征
	CLCN7	原发的神经系统症状和视网膜变性
	OSTM1	严重的神经系统症状
	PLEKHM1	轻度的骨硬化症症状
	CA-II	肾小管酸化
	MEMO	免疫缺陷、淋巴水肿、先天性无汗型外胚叶发育不全
破骨细胞分化异常 （破骨细胞缺乏）	*RANKL*	轻微 T 细胞缺陷
	RANK	低丙种球蛋白血症

（改编自 Anna Villa 等，2003）

CLCN7 定位于 16 号染色体，van Hul 小组认为该位置与 II 型常染色体显性遗传的骨硬化症相关，因此，某些 *CLCN7* 基因突变表现为常染色体显性遗传的骨硬化症，即 *CLCN7* 是 Albers-Schönberg 病的致病基因。*CLCN7* 基因突变引起的骨硬化症涵盖多种类型，如一些无系统症状的骨密度增高和一些严重的早亡病例，良性和轻度症状的通常和单个等位基因突变有关，而严重的病例与两个等位基因突变有关，杂合子则表现为中度的症状。通过尸检发现，破骨细胞的数目正常，但无功能。*CLCN7* 基因突变引起的骨硬化症，通常表现出严重的神经系统症状。

三、成　骨　不　全

成骨不全，或骨形成缺陷症（osteogenesis imperfecta）又称为脆骨病（brittle bone disease），是一种主要累及骨骼、肌腱、筋膜、韧带、牙本质和巩膜等的疾病，典型特征为骨骼脆性增加，发病率为 1/20 000 ~ 1/40 000，是由于 I 型胶原基因突变而导致的骨基质形成不全。60% 为常染色体显性遗传。据报道，其出生的点发病率（point prevalence at birth）为 21.8/100 000，人群发病率为（population prevalence）为 10.6/100 000，该病在不同种族之间的发病率无明显差异。

根据临床、放射线、遗传标准，1979 年 Sillence 将 OI 分为 4 种类型：I ~ IV 型。但随着生物化学、分子遗传学等学科的进步，人们对 OI 的认识越来越多，在 2010 年出版的《头颈部综合征》（Gorlin 著）中，OI 被列为 7 类。但根据目前 OMIM 的报道，我们在表 7-2 中综合列出了这些类型的 OI。

表 7-2　成骨不全的分类

分型	遗传特征	临床严重程度	典型特征	候选基因	OMIM 编号
I	AD	轻微，无骨变形	中等身高或轻度身材矮小；蓝色巩膜，听力丧失，轻度青春期前的骨脆性增加。其中 I A 型伴有牙本质发育不全	COL1A1, COL1A2	166240（I A），166200（I B）
II	AD	严重，围生期死亡	出生时即可发生肋骨和长骨骨折，显著的骨骼变形，宽的长骨，大而软的颅盖骨，通常 X 线检测表现出颅顶骨的低密度；白色或深色巩膜。通常 1 岁前由于肺心病死亡；结缔组织易折断；串珠状肋骨	COL1A1, COL1A2	166210（II A）
III	AD 或 AR	严重骨形变	身材矮小，巨头畸形伴随三角形的面容，脊柱侧凸，白色或灰色巩膜；牙本质发育不全，功能性家庭内步行。可出现子宫内骨折	COL1A1, COL1A2 CRTAP, LEPRE1	259420
IV	AD	中等骨形变	中度身材矮小，轻到中度脊柱侧凸，白色或灰色巩膜，牙本质发育不全，听力丧失	COL1A1, COL1A2	166220
V	AD	中等骨形变	轻到中度身材矮小，桡骨小头易位，骨内膜钙化，骨痂增生，白色巩膜，无牙本质发育不全，组织学有特征性的网格样结构	未知	610967
VI	未知	中到重度骨形变	中度身材矮小，脊柱侧凸，骨组织中骨质聚集，组织学有特征性的鱼鳞样改变，白色巩膜，无牙本质发育不全	未知	610968
VII	AR	中等骨形变	中度身材矮小，短的肱骨和股骨，髋内翻，白色巩膜，无牙本质发育不全	CRTAP	610682
VIII	AR	重度骨形变	严重可致死，白色巩膜，严重生长缺陷，严重骨骼矿化不足，扁平样的干骺端	LEPRE1	610915

续表

分型	遗传特征	临床严重程度	典型特征	候选基因	OMIM编号
IX	AR	重度骨形变	临床症状与II或III型近似	*PPIB*	259440
X	AR	重度骨形变	多发性骨形变与骨折，广泛性骨质疏松，伴牙本质发育不全和蓝色巩膜	*SERPINH2*	613848
XI	AR	中等骨形变	反复骨折，广泛性骨质疏松，牙萌出延迟，无牙本质发育不全和听力丧失，白色巩膜	*SP7*	613849
XII	AR	重度骨形变	长骨骨折，严重的脊柱压缩性骨折，出生后1年即可出现骨形变，骨密度降低，身材矮小，依赖于轮椅行动	*SERPINF1*	613982

1. 临床表现 本病可分为先天型和迟发型两种。先天型在出生时病变已明显，骨脆弱，多为死产儿或出生后不久死亡。迟发型则在出生后不同时期发病，其特征为骨脆弱、易骨折，骨折后愈合速度正常，但可形成过多的骨痂，似骨肉瘤。一些成骨不全患者可出现蓝色巩膜或其他深色的巩膜颜色改变，这是由于巩膜极薄，透出脉络膜的蓝色所致（见文后彩图7-1）。有的患者还可出现耳硬化所致的听力受损、关节韧带松弛以及毛细血管出血等症状。

口腔症状有颌骨的皮质骨变薄，牙本质和釉质发育不全，易发生釉质折裂及早期丧失，牙本质易磨损，牙冠可磨损至牙槽嵴，牙冠小，牙根短，牙髓腔常闭塞。

Waltimo-Siren等在2005年比较不同类型OI的颅骨特征，发现各类型OI的颅骨存在一定的差异：I型OI，颅骨的各种线性参数小于正常值，表明存在生长不足或缺陷，但没有明显的颅骨变形。III型和IV型OI，生长减缓更为显著，并且产生一定的形变，如颅底变形引起鞍区的腹部和下颌生长的转向。牙槽突结构和下颌髁突垂直向的生长不足最终可导致下颌前突。

2. 病理特征 随着临床表型以及致病基因的不同，患者会出现不同的骨组织或其他组织的病理变化，差异较大，一般性的特征包括：骨皮质变薄，骨小梁纤细，常有微小骨折发生。在软骨化骨过程中，骨骺软骨及软骨钙化区均正常，但在干骺端成骨细胞及骨样组织稀少，形成的骨小梁纤细稀疏，呈纵向排列，无交叉的骨小梁可见。膜内化骨过程亦受影响，骨膜增厚但骨皮质菲薄，且缺管板层状结构，哈弗管管腔扩大，骨髓腔内有许多脂肪及纤维组织，骨较正常短，周径变细，两端膨大呈杵状。颅骨甚薄，可见有分散的、不规则的钙化灶，严重者像一个膜袋，囟门延迟闭合（图7-4）。皮肤及巩膜等亦有病变（见文后彩图7-1）。

3. 诊断 根据骨脆弱、易骨折以及巩膜的颜色特点，可初步进行判断。

4. 候选致病基因 总体来讲，I型胶原基因突变是临床各型成骨不全的主要病因。约90%是由于I型胶原α1链和α2链基因突变所致。胶原是多种结缔组织的主要成分，维持着组织和器官的结构完整，并与人体早期发育、器官形成、细胞间的连接、细胞趋化、血小板凝集以及膜的通透性等功能密切相关。胶原产生过多或过少，以及胶原结构的缺陷都可导致疾病的发生。所有胶原分子都是由3条α链组成的三股螺旋结构，某些胶原的3条α链是相同的，某些胶原的3条α链则完全不同。目前已经鉴定出19个类型、30多种不同基因结构的α链，每条α链都是由重复的2Gly2X2Y序列组成，其分子式是（Gly2X2Y）n。甘氨酸占氨基酸总数的1/3，它的固定位置限制了三股螺旋结构。X、Y代表甘氨酸以外的其他氨基酸，其中以脯氨酸和羟脯氨酸为最多。

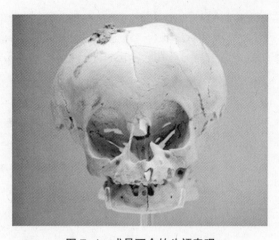

图7-4 成骨不全的头颅表现

收集于英国博物馆的患有成骨不全的埃及男孩头颅（945–716 BCE）（引自 http：//www. flickr. com/photos/jgmundie/2451231535）

目前发现编码Ⅰ型胶原2种α链的 *COL1A1* 和 *COL1A2* 基因可以发生150多种突变，其中最主要的突变见于先天性成骨不全。

单个碱基的取代是Ⅰ型胶原基因突变的主要形式，最常发生的是 *COL1A1* 或 *COL1A2* 上甘氨酸的密码子被其他氨基酸的密码子所取代。胶原基因突变可引起胶原蛋白α1链的二级结构（non–regular secondary structure，NORS）区域的改变，据不全报道，NORS区域的改变超过50%。甘氨酸是三股螺旋中每条α链上的最基本的氨基酸，当其被取代时，就会导致疾病的发生。如果由于缺陷链的存在影响三股螺旋的折叠，那么未折叠的分子将在成纤维细胞内发生堆积，然后被降解。如果缺陷的α链已经形成三股螺旋，螺旋中缺陷的分子可以扭曲，进而妨碍正常胶原纤维的形成，影响纤维的形态。由于Ⅰ型胶原分子有2条α1（Ⅰ）链和1条α2（Ⅰ）链，因此，发生在α2（Ⅰ）链 COL1A2 的突变要比发生在α1（Ⅰ）链 COL1A1 相类似突变的后果温和。α链上甘氨酸被替代的位置以及其他突变发生的位置在很大程度上决定着突变的后果。由于三股螺旋结构的形成是从C端朝向N端，因此，在多数情况下靠近三股螺旋片段C末端的突变，比发生在N端附近的突变更为严重。甘氨酸相关的点突变为常见的突变形式，但基因突变的位点分散，无突变热点；除单碱基突变外，其他突变还包括插入、缺失、DNA剪接缺陷及 *COL1A1* 无效等位基因的出现。

胶原基因的突变与人群地域、遗传背景等有关；在同一家系遗传中，具有相同基因突变的患者临床表现差异较大，且往往下一代的表现更明显、更严重。对于成骨不全可行胎儿脐带血穿刺，尝试进行产前基因诊断，同时宫外B超监测效果良好。

近年研究发现，还有多个基因参与成骨不全的发生（表7-2），如 *CRTAP*（cartilage-associated protein），LEPRE1（leucine-and proline-enriched proteoglycan 1），*PPIB*（peptidyl-prolyl isomerase b），SERPINH2（serpin peptidase inhibitor，clade F，member），*SP7*（transcription factor Sp7），*SERPINF1*（serpin peptidase inhibitor，clade f，member 1）等。

四、婴儿骨皮质肥厚症

婴儿骨皮质肥厚症（infantile cortical hyperostosis）又称 Caffey 病（Caffey's disease）

（OMIM，114000），是一种具有自限性、可引起骨皮质增厚的骨增生性疾病。大多数病例可散发或具有家族史；表现为常染色体显性遗传特点。

1. 临床表现　通常在出生后数月内发病，平均发病年龄为出生后9周。家族型病例较散发型病例起病早，下颌骨是最常受累的部位，其他受累部位还有锁骨、长骨、上颌骨、肋骨和肩胛骨等。

除了骨改变，附于表面的软组织也常发生肿胀，如面、颈、头皮、胸及四肢深部肌肉的肿胀。有时还可出现发热、兴奋性亢进、假麻痹、吞咽困难、胸膜炎、贫血、白细胞增多、红细胞沉降率加快以及碱性酸酶增高等。口腔常见症状包括下颌骨不对称变形，多见于下颌角及升支部。少数患者存在严重错𬌗畸形。X线片见骨皮质增厚及硬化（图7-5）。

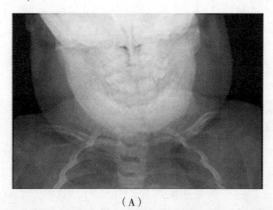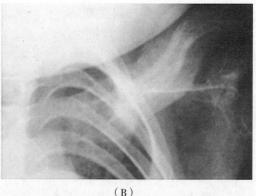

（A）　　　　　　　　　　　　　　　　　　　　　　　　（B）

图7-5　Caffey 病的 X 线特征

（A）下颌显示为弥漫的对称性的骨膜反应；（B）左侧锁骨也显示为弥漫的骨膜反应，类似于已经愈合的骨折

（引自 http://imaging.consult.com/image/）

2. 病理特征　病变骨膜血管先天畸形，受累部组织局部坏死，骨膜急性期组织肿胀呈黏液样，边界不清。无出血和炎症，病变后期骨膜增生，形成血管分布不良、结构不全的新骨，骨皮质增厚为不成熟的层板骨所代替，幼儿型骨皮质肥厚类似于骨肉瘤。

3. 诊断　根据本综合征的特殊临床表现较易给出正确的诊断，此外，病理检查、X线检查和活检也有利于诊断。对待该病主要进行对症治疗。

4. 候选致病基因　婴儿骨皮质肥厚症的主要候选基因是Ⅰ型胶原基因，对一个常染色体显性遗传家系的研究表明，*COL1A1* 出现了41号外显子3040C→T的突变，从而改变三螺旋结构的残基（R836C）。患者皮肤胶原纤维较粗大，形状和大小变异多，排列疏松，可以伴发关节松弛，某些症状类似于Ⅲ型 Ehlers-Danlos 综合征。

五、锁骨颅骨发育不全

锁骨颅骨发育不全最早由 Meckel 和 Martin 分别于 1760 年和 1765 年提出，其英文名称 有 cleidocranial dysplasia（CCD）（OMIM，119600） 和 cleidocranial dysostosis 等。Marie 和 Sainton 在 1897 年报道单侧或双侧锁骨发育不全或发育异常，同时还有颅骨横径过大、囟门骨化延迟，这组异常被命名为"锁骨颅骨发育障碍"。该征为常染色体显性遗传，约 20%～40% 表现为新突变。目前医学文献中已有超过 1000 例的报道，发病率约 1/1 000 000。

1. 临床表现

（1）骨骼特征：颅骨短宽，头颅指数超过 80。多数患者颅缝表面有沟形成，从鼻根延伸至矢状缝、前囟关闭延迟，缝间骨形成。可出现锁骨单侧或双侧缺如，肩峰末端缺损。单侧缺损常出现在右侧。长颈窄肩，骨缺损引起肩活动范围受限，只适于向前运动。与锁骨相关的胸锁乳突肌、斜方肌、三角肌、胸大肌等肌肉的大小、起始端及附着部位都有所改变，肌肉功能基本正常。其他骨骼特征还包括常见耻骨联合闭合延迟，假内翻，假外翻，脊椎的颈、胸及腰段有隐裂，骨盆直径减小等。

（2）口颌表现：面型圆短，小脸，额顶部突出，上颌骨、颧骨发育不全，鼻根宽、鼻梁塌陷，眼距宽。腭盖高拱，可伴有腭裂，腭黏膜下裂，下颌骨联合延迟，上颌骨发育不良。

乳牙萌出正常，除第一恒磨牙和其他个别牙外，多数恒牙不能正常萌出。正常恒牙牙冠形成后，牙板再次形成多生牙，在上颌中切牙和尖牙部发生率较高。乳牙吸收缓慢或恒牙萌出受阻，这些特征与骨吸收障碍有关。恒牙根的形态异常出现于萌出停止之后。

（3）其他症状：常有传导性听力损害。

2. 病理特征　骨质出现硬化特征，主要是哈弗系统患病，骨细胞和成骨细胞稀少，细胞间缺乏结合质，骨髓腔较小，其中血管少，呈显著的纤维性变。牙的发育结构也出现一定的变化。

3. 诊断　患者身材矮小，双肩有异常活动；头颅骨、囟门骨化延迟，面、颌骨畸形；多生牙等牙齿特征也有助于诊断。

圆头型、颞部突出可见于佝偻病、先天性梅毒、枕骨发育异常、脑积水、成骨不全及骨发育障碍矮小症。前颌骨发育不良可见于 Apert 综合征和 Crouzon 综合征。鼻梁塌陷可见于少汗型外胚叶发育不全、Stickler 综合征和先天性梅毒。

CCD 患者具有特征性的肩部表现，与子宫内或出生时骨折表现相似。耻骨体骨化延迟可在早熟、4 号染色体短臂缺失综合征以及 Sjögren-Larsson 综合征中出现。多数恒牙不萌出被认为是常染色体显性遗传特征，也可在 GAPO 综合征上表现。

4. 候选致病基因　在前面牙数目异常的相关章节我们曾提出过 *RUNX2* 基因是 CCD 的主要致病基因，*RUNX2* 基因突变在锁骨颅骨发育不全患者中的检出率为 65%～80%，在家系患者中的检出率高于散发病例。*RUNX2* 定位于 6p21（OMIM，119600），又称为 *CBFA1* 基因，编码成骨特异性的转录因子，即核心结合因子 α（core-binding factor α1, Cbfa1）。

第二节　少见或罕见的颌骨相关遗传性疾病

一、Apert 综合征

Apert 综合征（Apert syndrome）（OMIM，101200）又称为 I 型尖头并指（趾）畸形（acrocephalosyndactyly type I，ACS1）（OMIM，101200）。1842 年 Baumgartner 最先报道

了该病，1906 年法国神经生物学家 Apert 报道了尖头并指（趾）综合征，此后就以其名字命名此类疾病。活婴中该病的发生率为 1/160 000。本综合征病死率高，多在幼儿期夭折，能存活至青春期以后的为数极少。由于患儿早夭，故人群中的发生率约 1/2 000 000。主要临床表现有：患者头长而扁。由于冠状缝较早闭合，冠状缝周围骨组织不能再发育，而其他部位仍发育，使得前额明显突出，皮肤有横行皱纹。两侧眼眶中间距离增宽，眼窝变浅，眼球突出，上睑下垂。外眼角下垂，斜视、弱视，或青光眼、白内障。面中部发育不良，鼻子低平。部分患儿有腭裂等。患者的四肢也出现一定畸形，手或足对称并指或并趾。前臂短，桡尺骨融合，肩肘关节发育不全或固定，上肢运动障碍。由于颅腔扩展的限制，颅内压增高，视乳头水肿，视神经萎缩，视力减弱或失明、脑水肿、头痛、抽搐，听力障碍、智力发育迟缓。该综合征为常染色体显性遗传，父母常为高龄怀孕生产，与生殖细胞突变有关，发病几率随胎次增加而增加。候选基因为成纤维生长因子受体 2 的编码基因（fibroblast growth factor receptor 2，*FGFR2*）（OMIM，176943）。*FGFR2* 基因突变引起的 Crouzon 综合征（Crouzon syndrome）（OMIM，123500）和 Pfeiffer 综合征（Pfeiffer syndrome）（OMIM，101600）与 Apert 综合征有一些交叉的临床特征。

二、Carpenter 综合征

Carpenter 综合征（Carpenter syndrome）（OMIM，201000），又称 II 型尖头多指并指（趾）畸形（acrocephalopolysyndactyly type II，ACPS type II）（OMIM，201000）。1901 年 Carpenter 最先描述该病，主要特征为尖头、并指、多趾和先天性心脏病。患者下颌骨发育不良，下颌后缩，上腭高拱，鼻梁塌陷，呈特殊面容。所有颅缝常发生不对称性早闭，造成颅顶变形，塔形颅。其他临床表现为智力障碍、足轴前多趾并指，各种软组织并指伴手中指骨过短，髌骨移位，先天性心脏病，身材矮小、肥胖。本病为常染色体隐性遗传，相关致病基因为 RAS 相关蛋白的编码基因 *RAB23*（RAS-associated protein）。

三、III 型尖头多指并指畸形

III 型尖头多指并指畸形（acrocephalopolysyndactyly type III，ACPS3）（OMIM，101120），又称尖头多指并指畸形伴腿发育不全（ACPS with leg hypoplasia）（OMIM，101120）或 Sakati-Nyhan 综合征（Sakati-Nyhan syndrome）（OMIM，101120）。Sakati 于 1973 年首次报道，患者头大面部窄小，不同程度的颅缝早闭，上颌发育不良，短颈，牙列拥挤，发际低。患者出现不同程度短指和皮肤型并指（趾）。该综合征为常染色体显性遗传，具体致病基因尚不清楚。

四、Pfeiffer 综合征

Pfeiffer 综合征（Pfeiffer syndrome）（OMIM，106000）又称 V 型尖头并指（趾）畸形（acrocephalosyndactyly，type V，ACS5，ACS V）（OMIM，106000），Noack 综合征（Noack syndrome）（OMIM，106000），此综合征最初由 Pfeiffer 于 1964 年报道。该综合征存在一定的临床表型差异，又可分为三种亚型：I 型是最典型的，患者颅缝早闭，面中部发育不良，拇指（踇趾）变宽，趾大，短指，不同程度的并指。II 型包括尖颅（cloverleaf skull）和 Pfeiffer 综合征典型的手脚，伴随肘部强直。III 型与 II 型近似，但没有尖颅，突眼严重，前颅底变短，伴随不同程度的内脏畸形。Ⅱ型和Ⅲ型的患者通常会早亡。Pfeiffer综合征为常染色体显性遗传，候选致病基因为成纤维生长因子受体1和2的编码基因 *FGFR1*（OMIM，136350）和 *FGFR2*（OMIM，176943）。

五、脑肝肾综合征

脑肝肾综合征（cerebrohepatorenal syndrome）（OMIM，214110），1964年首先由 Bowen、Lee 和 Zellweger 3个人报道，故又称 Bowen-Lee-Zellweger 综合征。其主要临床特征为多发性畸形，主要累及神经系统、肝、肾、骨骼等多系统，但无异常核型。患者可出现头面部畸形，如外耳畸形、前额突出、大囟门、枕平坦、内眦赘皮、白内障、眼周水肿等，神经系统症状为普遍性肌无力，紧抱反射消失，抽搐，屈曲性挛缩。患者多生长发育不良，肝大，黄疸。某些病例伴有出血，蛋白尿，低血糖，软骨钙化（特别是髌骨）。男女均可发病。患儿常死于出生后6月内。本病的发病机制未明，有人认为是由于胎盘铁转运功能障碍。

六、Crouzon 综合征

1912年法国神经病学家 Crouzon 首先报道了一类以颅面成骨不全为特征的综合征，之后有人遂以 Crouzon 名字为由，称该类病为 Crouzon 综合征（Crouzon syndrome）（OMIM，123500）。本病系颅面骨缝早闭（craniofacial dysostosis）（OMIM，123500）所致，主要特征为面中部发育不全，下颌骨突出，眼眶浅伴突眼，斜视，面中部发育不全。根据 Nagen 分类法，颅面骨发育不全可分为5型，Ⅰ型：异常局限于头颅，即所谓头颅狭小症；Ⅱ型：颅面骨同时受累，即颅面骨发育不全症（以上两型可有或无四肢畸形出现）；Ⅲ型：异常只累及面骨，即下颌面骨发育不全；Ⅳ型仅表现为两眼眼距过远；Ⅴ型为其他一些罕见异常。通常所讲的颅面骨发育不全是指Ⅱ型。综合来讲，该综合征以颅骨及面部畸形为主要临床特征。多种头颅畸形，如舟状头、尖头、塔头、三角头、短头等。由于蝶骨大小翼及上颌骨发育不良引起眶距增宽，眼外壁及下壁过浅，眼眶容量过小，致眼球外突，眼睑不能闭合。此外，还有外斜视、眼球震颤、虹膜缺损、青光眼等眼部疾病。上颌骨发育不良表现为：牙列拥挤，牙弓窄，反𬌗，腭盖高拱。由于颅骨发育异常，脑的发育不能扩展，可致颅内压增高，发生头痛、癫痫、视乳头水肿、视神经萎缩、视力减退、智力障碍。根据 OMIM 数据库，也特别把Ⅰ型颅面骨缝早闭称为 Crouzon 综合征。该病为常染色体显性遗传，与 *FGR2* 基因突变有关。

七、下颌面骨发育不全

下颌面骨发育不全（mandibulofacial dysostosis）（OMIM，154500）又称为 Treacher-Collins 综合征（Treacher Collins syndrome 1，TCS1）、Treacher-Collins-Franceschetti 综合征（Treacher Collins-Franceschetti syndrome，TCOF）（OMIM，154500），Franceschetti-Zwahllen-Klein 综合征，多发性面部异常综合征（multiple facial abnormalities）和第一鳃弓综合征（first arch syndrome）等。1847 由 Thomson 首先报道，以后陆续有百余例报道。该综合征的主要临床表现有：通常为第一鳃弓异常的相关临床表型，患者呈特征性的鸟面容，睑裂斜向下外方，下睑缺损呈切迹状。面骨发育不良，尤以下颌骨和颧骨发育不良显著，正常颧骨

隆突消失，小颌畸形，巨口畸形，整个面部呈鱼样，面部瘘管。腭高拱，牙齿排列异常，唇裂。全身症状包括腕、掌骨缺失，脊柱裂，多指畸形，桡骨尺骨融合；畸形足，骨关节骨性结合，胸部发育不对称，外耳畸形致听力缺陷，智力发育低下等。伴有肢畸形的下颌面骨发育不全称为 Treacher-Collins 型，又称为肢端面骨发育不全（nager acrofacial dysostosis, acrofacial dysostosis 1, nager type, AFD1）（OMIM，154400）。肢畸形包括桡骨缺失，桡骨尺骨骨性结合，拇指发育不全或缺失。该综合征呈常染色体显性遗传，其不对称性与胚胎形成期的外界环境如出血等因素相关。1996 年 Treacher Collins 综合征合作组（Treacher Collins syndrome collaborative group）发现了一个定位于第 5 号染色体的新基因可能与该综合征有关，并以 Treacher Collins 综合征的名称为基础，将此基因命名为 *TCOF1*。

八、Hallermann-Streiff 综合征

Hallermann-Streiff 综合征（Hallermann-Streiff syndrome）（OMIM，234100），又称为 Francois 颅骨发育不良（Francois dyscephalic syndrome）（OMIM，234100）。该病的特征为下颌发育不全，小口，上颌前突，鼻突出；牙发育异常，牙排列不齐或稀疏；颅骨畸形，可有脑发育不全，小脑。毛发稀少或缺乏。眼部症状主要有白内障、小眼球、小角膜、角膜混浊、蓝色巩膜等。患者还伴有身体其他部位的骨骼发育异常。该综合征为常染色体隐性遗传，候选基因为缝隙连接蛋白的编码基因 *GJA1*（gap junction protein, alpha-1）（OMIM，121014）。

九、Conradi-Hünerman-Happle 综合征

Conradi-Hünerman-Happle 综合征（Conradi-Hünerman-Happle syndrome）（OMIM，302960）又称为 Happle 综合征（Happle syndrome）（OMIM，302960），或 X 连锁显性遗传的软骨点样发育不良（chondrodysplasia punctata 2, X-linked dominant, CDPXD, CPXD）（OMIM，302960），1914 年由 Conradi 最初报道该病。主要临床特征为长骨骨骺点状发育不良，先天性白内障，关节挛缩，多个骨骼畸形。本病有常染色体显性遗传和常染色体隐性遗传两种遗传方式。前者为 Conradi-Hünerman 型，后者又称为肢根型（rhizomelic type），常伴有智力发育障碍。该病的候选基因为 *EBP*（emopamil-binding protein）。

十、Pierre-Robin 综合征

Pierre-Robin 综合征（Pierre-Robin syndrome）（OMIM，261800）又称为舌后退下颌过小腭裂综合征（glossoptosis, micrognathia, and cleft palate）（OMIM，261800）。其主要特征为下颌过小畸形，舌后退，腭裂。本病为常染色体显性遗传，候选致病基因不详。

十一、Coffin-Lowry 综合征

Coffin-Lowry 综合征（Coffin-Lowry syndrome）（OMIM，300075）又名智能缺陷骨软骨异常综合征（mental retardation with osteocartilaginous anomalies）（OMIM，300075），Coffin 于 1966 年首先报道该综合征，Lowry 于 1971 年确定为显性基因遗传病，其临床特征为智力发育不全，特殊面容，骨软骨异常。该综合征为 X 连锁显性遗传，所有重度病变的患

者为男性，女性为携带者，只有轻微的临床表现。该病的候选基因为 *RPS6KA3*（ribosomal protein S6 kinase，90kD，3）（OMIM，300075）。

十二、Waardenburg 综合征

Waardenburg 综合征（Waardenburg syndrome，WS）（OMIM，193500）又称听力 - 色素综合征（auditory-pigmentary syndrome），或先天性耳聋眼病白额发综合征（congenital deafness white forelock dystopia canthorum），或 Waardenburg–Klein 综合征，1984 年 Waardenburg 最先报道，属于先天性外胚层发育不良。该综合征是一种较常见的综合征型遗传性耳聋，本综合征占所有先天性耳聋的 1%～7%。临床表现为颌面部异常，皮肤、毛发、眼以及耳蜗血管纹等处黑色素细胞缺如而产生的一组表型特征，以感音神经性耳聋、皮肤低色素（白化病）、白额发或早白发、虹膜异色为主要临床症状。其主要遗传方式为常染色体显性遗传，有人认为 *PAX3*（paired box gene 3）基因（OMIM，606597）的突变可能与此综合征有关。

十三、脑肋下颌综合征

脑肋下颌综合征（cerebrocostomandibular syndrome，CCM syndrome，CCMS）（OMIM，117650）由 Smith、Theiler 和 Schachenmann 于 1966 年最初报道，故又称为 Smith–Theiler–Schachenmann 综合征。其临床特点为腭部缺损，硬腭短小，或形成缺损、孔洞，下颌发育不良。患者肋骨脊椎畸形，伴智力发育不全。该综合征为常染色体隐性遗传，候选致病基因不详。

十四、Marfan 综合征

Marfan 综合征（Marfan syndrome，MFS）（OMIM，154700）是较常见的常染色体显性遗传性疾病之一，由一位法国儿科医师于 1896 年首次描述。以骨骼、眼及心血管三大系统的缺陷为主要特征。因累及骨骼使手指细长，呈蜘蛛指（趾）样，故又称为蜘蛛指（趾）综合征（arachnodactyly syndrome）。其发病率约为 1/10 000。约 2/3 有父母患病，另 1/3 为散发病例，常与父亲年龄相对较大有关。其临床表现为：眼晶状体移位，蜘蛛脚样指（趾），身材瘦高，关节活动过度，胸廓畸形（漏斗胸或鸽子胸），脊柱侧凸或后凸畸形及扁平足，复发性髋脱位等。全身结缔组织张力不足引起腹股沟疝、膈疝、自发性气胸及肺气肿等。其他特征表现为心血管系统病变，以二尖瓣脱垂最常见，也可出现升主动脉扩张，可见于 90% 的 Marfan 综合征患者。扩张严重（直径超过 60mm）时可导致主动脉破裂，特别是心输出量高时，如妊娠或剧烈体育运动。充血性心衰是 Marfan 综合征患者最常见的死亡原因。Marfan 综合征累及多个器官系统，随年龄增长畸形呈进行性发展，但在婴儿期已有明显表现而足以确定诊断。本病为常染色体显性遗传病，外显率高，约 15% 患者为新突变所引起。近年来的研究证实，该综合征是由于纤维素原基因（fibrillin 1，*FBN1*）（OMIM，134797）突变引起的。纤维素原是构成微纤丝或弹力纤维的主要成分，广泛地分布于主动脉、晶体悬韧带及骨膜，由于纤维素原异常造成结缔组织的伸展过度，导致主动脉扩张及晶状体移位，在骨骼缺陷中纤维素原则通过骨膜间接发挥的作用，结缔组织覆盖在骨膜表面，并在正常的生长过程中提供反作用力，当骨膜的弹性增加时，将出

现骨骼生长过度。

十五、Paget 骨病

Paget 骨病（Paget disease of bone，PDB）（OMIM，602080）最早被称为变形性骨炎（osteitis deformans）（OMIM，602080）。1877 年 Paget 首先报道该病，该病侵犯全身多个骨骼致骨骼变形，上下颌骨均可受累，该综合征的发生率为 0.01% 甚至更高，男女性发病率差别不大，不同国度、民族的人群发病率不同，在英、法和德国多见，而欧洲、非洲、亚洲其他国家少见。本病多在 40 岁以后发作，且发病率随年龄增加而增高。Paget 病是一种慢性骨瘤样变性，可造成骨的膨胀、畸形、强度减弱，进而形成骨痛、关节炎、畸形和骨折，一般多累及中轴骨骼。多数患者长期无症状、体征。有时其伴发关节炎的症状会混淆 Paget 病的诊断，所以很多 Paget 病的诊断来自于对其并发症的检查中。常见症状有：骨痛、头痛、听力丧失、神经压迫、头颅增大、肢体弯曲、脊柱畸形、臀部痛、关节痛等，实验室检查血磷酸酶增高。本综合征为常染色体显性遗传。该病有多个候选基因，第 1 个候选基因为定位于 18q22.1 的 *TNFRSF11A*（OMIM，603499），该基因编码与破骨细胞形成有关的 RANK 蛋白；第 2 个候选基因为定位于 5q35 的 *SQSTM1*（OMIM，601530），其蛋白与 RANK 途径相关；其他的疾病后续基因可能定位于 6p，5q31 和 18q23 等。

第三节　遗传性的颌骨肿瘤或瘤样病变

一、痣样基底细胞癌综合征

痣样基底细胞癌综合征（nevoid basal cell carcinoma syndrome，NBCCS）（OMIM，109400）又称为多发性基底细胞痣－牙源性角化囊肿－骨骼异常（multiple basal cell nevi，odontogenic keratocysts，and skeletal anomalies）（OMIM，109400）、基底细胞痣综合征（basal cell nevus syndrome，BCNS）（OMIM，109400）、Gorlin–Coltz 综合征（Gorlin–Coltz syndrome）（OMIM，109400）、Gorlin 综合征（Gorlin syndrome）（OMIM，109400）等。本综合征为常染色体显性遗传。病变累及牙、颌骨、皮肤、眼、生殖、神经 6 个主要器官系统，约有 38 种异常。其特征是多发性基底细胞痣或基底细胞癌、颌骨多发性囊肿、肋骨畸形、颅内钙化。

1. 临床表现　①颌骨牙源性角化囊肿，下颌骨多于上颌骨，单发或多发，常为双颌同时累及；②痣样基底细胞癌，主要发生于面部、颈部、躯干上部、眶周、眼睑、鼻、颧突等部位，上唇为面部最常发部位，一般为单侧，多数病损处于静止状态；③肋骨畸形包括分叉肋、融合肋、肋骨发育不全或部分缺失；④颅内钙化最常见为大脑镰钙化，其次为小脑幕钙化。

2. 病理特征　皮肤基底细胞痣病理改变差异很大，由良性至晚期溃疡性基底细胞癌。颌骨囊肿提示为始基囊肿或牙源性囊肿特征，囊肿内衬单层鳞状上皮，或角化增厚的复层鳞状上皮，基底层有时可突入真皮内，形成条状增生并含小囊肿，因此有多发和复发的特点，囊肿内含胆固醇结晶和钙化灶。

3. 诊断　根据多发性基底细胞痣或基底细胞癌、颌骨多发性囊肿、脊柱和肋骨畸形、颅内钙化即可进行诊断。

4. 候选致病基因 痣样基底细胞癌综合征具有常染色体显性遗传特征，与肿瘤抑制基因 *PTCH* (patched homolog (Drosophila)) (OMIM, 601309) 突变相关。定位于 9q22.3-q31，目前共报道突变 112 个，突变位点与临床表型无关。*PTCH* 基因是一种肿瘤抑制基因，编码的蛋白能诱导细胞凋亡和抑制细胞增殖；*PTCH* 突变激活 hedgehog 信号通路，导致细胞无限制的增殖。*PTCH* 的一个等位基因发生单独的点突变可能是该综合征中各种畸形的原因所在，*PTCH* 的两个等位基因同时失活会导致肿瘤和囊肿（基底细胞癌、牙源性角化囊肿和成神经管细胞瘤）的形成。大约 50% 的痣样基底细胞癌综合征 *PTCH* 等位基因缺失。

二、多发性牙源性肿瘤综合征

多发性牙源性肿瘤综合征（ multiple odontomas syndrome ），又称为牙瘤 – 食管狭窄 – 肝硬化综合征（ odontomas–escophageal–stenosis–liver cirrhosis syndrome ），Herrmann 综合征。1901 年 Schmitz 最初报道，本综合征少见，特征为多发性牙源性肿瘤，好发于上下颌骨，瘤内包含大量牙齿；原因不明的肝病，如慢性间质性肝硬化；患者易发生感染，如慢性支气管炎和支气管扩张，呼吸困难，慢性间质性心肌炎和慢性泌尿道感染。其他特征还包括虹膜缺陷，胃肠蠕动异常，主动脉狭窄，及食管肌膜固有层平滑肌瘤等。该综合征为常染色体显性遗传。

三、Gardner 综合征

Gardner 综合征（ Gardner syndrome ）(OMIM, 175100) 在第五章已经有所描述，本小节重点强调该综合征在颌骨和骨的特征。

1. 临床表现 主要为消化道息肉病和消化道外病变两大方面。消化道息肉广泛存在于整个结肠，数量可达 100 个以上；胃和十二指肠亦多见。消化道外病变主要包括骨瘤和软组织肿瘤等。本病的骨瘤大多数是良性的，从轻微的皮质增厚到大量的骨质增生不等，多发生于颅骨、上颌骨及下颌骨，四肢长骨亦有发生。并有牙齿畸形，如多生牙、阻生牙、牙源性囊肿、牙源性肿瘤等。Fader 将牙齿畸形称为本综合征的第 4 特征。骨瘤及牙齿形成异常往往先于大肠息肉。软组织肿瘤有多发性皮脂囊肿或皮样囊肿及纤维性肿瘤，也可见脂肪瘤和平滑肌瘤等。此外，还多见一些上皮样囊肿，好发于面部、四肢及躯干，往往在小儿期即可见到。此特点对本病的早期诊断非常重要。纤维瘤常在皮下，表现为硬结或肿块，也有合并纤维肉瘤者。硬纤维瘤通常发生于腹壁外、腹壁及腹腔内，多发生于手术创口处和肠系膜上。其与大肠癌的鉴别困难，切除后易复发，有时会导致输尿管及肠管的狭窄。一些伴随瘤 / 癌变包括甲状腺瘤、肾上腺瘤及肾上腺癌等。与家族性大肠息肉病相比无特征性表现。最近有报道本病多见视网膜色素斑，且在大肠息肉发生以前出现，为早期诊断的标志之一。

2. 诊断 具有大肠多发息肉、骨瘤及软组织肿瘤 3 大特征者，即可确诊。但有时消化道外病变为潜性存在，所以必须仔细诊察，此时，详细询问家族史也十分重要。往往骨瘤和上皮样囊肿从小儿期即先于大肠病变存在，即使没有息肉病的症状，也应考虑做内镜检查，这对早期诊断非常重要。如病变已经切除，亦应详细问诊并检查皮肤手术瘢痕的情况。

3. 候选致病基因　Gardner 综合征的主要致病相关基因为肿瘤抑制基因（adenomatous polyposis coli，*APC*），如果基因突变发生于该基因的中央区，则肠息肉发生密集，数量可达 5000 个，而当突变发生于中央两侧时，肠息肉的数量为 1000 个左右，当突变离中心区更远时，息肉发生的数量则更少。

四、多骨性骨纤维异常增殖症

多骨性骨纤维异常增殖症（multiple fibrous dysplasia of bone）又称为 Albright 综合征，Brown-spot 综合征，骨纤维结构不良。其特征是纤维组织增生并通过化生而成骨，形成的骨为幼稚的交织骨。若多骨发病伴有皮肤色素沉着和内分泌紊乱，特别是性早熟，称为 Albright 综合征。该病在瘤样病损中发病率占首位。好发年龄为 11～30 岁，一般在儿童期发病，常于青年或成年时就诊。男性多于女性，男女之比为 1.1：1。好发于股骨和胫骨，其次为颌骨和肋骨。通常正常骨组织被吸收，而代之以均质梭形细胞的纤维组织和发育不良的网状骨骨小梁，可能系网状骨未成熟期骨成熟停滞，导致出生后网状骨支持紊乱，或构成骨的间质分化不良所致。本病临床并非罕见，约占全部骨新生物的 25%，占全部良性骨肿瘤的 7%。单骨型约占 70%，多骨型不伴内分泌紊乱者约占 30%，多骨型伴内分泌紊乱者约占 3%。

多骨性骨纤维异常增殖症分为两种类型：Jaffe-Lichtenstein 型，见于任何年龄，女性略多于男性，存在两处以上的病变，常伴有皮肤的色素沉着（所谓褐色斑）；McCune-Albright 型（McCune-Albright syndrome，MAS）（OMIM，174800），多见于年轻女性，多数骨骼受侵，皮肤的色素沉着和女性性早熟等内分泌异常是本疾病的特征，常伴有垂体前叶的腺瘤，主要侵犯颌面部各骨和颅骨。

1. 临床表现　症状较轻，病程较长，可长达数年或数十年之久，有时在青年或老年时出现症状而被发现。多数患者的主要症状是轻微疼痛、肿胀以及局部压痛，如果病变范围大，可出现关节功能障碍。个别病例可发生患肢肌肉萎缩，由于受累骨的坚固性受到明显影响，肢体可出现弯曲畸形，病理性骨折是常见的并发症。许多患者因病理性骨折而发现本病，少数无症状者可因拍摄 X 线片而偶然发现。

临床上将骨纤维异样增殖症分为 3 型，即单发型、多发型和内分泌紊乱型（Albright 综合征），其表现各有不同，但肿块、畸形、病理骨折是其主要症状。病变骨的膨胀变形，在浅表骨表现明显，并可产生轻微疼痛。病变使骨质强度减弱，可出现各种弯曲畸形，下肢常因负重而发生髋内翻，膝外翻或膝内翻等畸形，约有 2/3 的患者发生病理性骨折，有时仅为皮质骨的裂纹骨折，有时是完全性骨折。经治疗后骨折可愈合，不愈合者极少。

2. 病理特征　骨小梁发育异常，被纤维组织替代。也有认为是骨形成障碍，骨小梁停留在编织骨阶段，而不能形成正常的骨小梁。血管供应变异较大，病变组织大体呈白色、灰白色或苍黄色，比正常骨组织稍软，切割时有含砂感或弹性感，巨大骨损害多从骨髓向外侵蚀和扩展，管状骨和扁平骨的骨皮质仅留两层薄壳，去除外壳如去包膜。镜下见：网状骨骨小梁的大小、形状和分布不一，无规律地包埋于质地疏松或致密的富含细胞和血管的结缔组织中。此组织类似结缔组织化生的结果。骨小梁形态变异较大，多呈球形，在横切面呈曲线形、C 形或弓形，边缘不规则，骨细胞腔隙宽阔。骨小梁紧密排列，形成骨网。骨小梁由粗纤维的原骨构成，在偏振光镜下呈网状而非板状。偶见网状骨板状变形，有时见弓状骨小梁环绕一中心血管。多数骨小梁缺乏成骨细胞构成的轮廓，这可与骨化纤维瘤鉴别。

3. 诊断　病程经过缓慢，症状出现较晚、较轻，疼痛为主要症状，少数无症状。X 线片检查对此病的诊断十分重要，X 线表现为长骨骨干或干骺端的磨砂玻璃样改变，皮质往往膨胀变薄，或有病理性骨折。病理检查病损内含有大量纤维组织和不等量的交织骨，纤维组织和骨小梁有移行（图 7-6）。

在诊断过程中应注意与下列疾病鉴别：①骨化纤维瘤：近年已明确该病与骨纤维异常增殖症是两个完全不同的疾病。前者临床呈缓慢生长，为孤立的损害，侵犯下颌骨多于上颌骨，偶见于额骨和筛骨。女多于男，好发于 15~26 岁，X 线呈轮廓清晰而膨大透明的外观，其中心部呈斑点状或不透明。镜下，以纤维骨的纤维成分为主，不规则的骨小梁杂乱地分布于纤维基质中，并构成网状骨的中心，但在板状骨的外围与咬合缘有

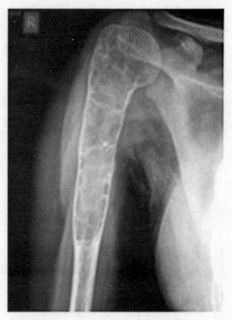

图 7-6　患者右侧上肢表现为纤维异常增殖的特有 X 线表现

（引自 http://boneandspine.com/wp-content/uploads/2008/03/fibrous-dysplasia.jpg）

成骨细胞。②嗜酸性肉芽肿：为一良性孤立的非肿瘤性溶骨损害，起源于网状内皮系统。常见于额骨、顶骨和下颌骨。多发于 30 岁以前，男性居多。在组织学上，由浓密的泡沫组织细胞组成，伴有不同数量的嗜伊红细胞和多核巨细胞。组织细胞核含有小囊，嗜伊红细胞含有细小的空泡，巨细胞为朗汉斯型和异物型。这些细胞呈灶性集聚。③Gardner 综合征：此综合征为侵犯上下颌骨、颅骨和偶见于长骨的多发性骨瘤，伴有肠息肉、皮样囊肿、纤维瘤和长骨局灶性波纹状骨皮质增厚。④巨型牙骨质瘤：通常累及下颌骨全部，可致骨皮质膨大，X 线检查表现为浓密的块状堆积体。⑤外生性骨瘤：鼻窦恶性肿瘤及囊肿等，均应注意鉴别，以防误诊。⑥此外，还应与甲状腺功能亢进、Paget 病、神经纤维瘤病及颌骨肥大症等相鉴别。

4. 候选致病基因　目前多数学者认为本病是由原始间叶组织发育异常，骨骼内纤维组织异常增生所致。近年来的基础研究表明，其发病机制与 GNAS（gnas complex locus）（OMIM，139320）基因编码的 α-G 蛋白异常有关。GNAS1 基因突变导致 α-G 蛋白异常，cAMP 水平升高，IL-6 表达水平升高；而 IL-6 直接导致成骨细胞分化异常，并激活破骨细胞。

五、遗传性牙源性角化囊肿

遗传性牙源性角化囊肿（congenital odontogenic keratocysts）又称为颌骨角化囊肿（keratocysts of jaws）。1956 年 Philipson 首先根据其病理形态学的改变将此类囊肿命名牙源性角化囊肿，将其归为一种不同于其他牙源性囊肿的独立疾病。牙源性角化囊肿也称始基囊肿，具有特征性病理改变、少见的生长方式和较高的复发率。目前多认为牙源性角化囊

肿与始基囊肿为同义名。

1. 临床表现　牙源性角化囊肿多见于青少年。初期无自觉症状。若继续生长，骨质逐渐向周围膨胀，则形成面部畸形，根据不同部位可出现相应的局部症状。最初发病年龄以 20～30 岁最多见，男女均可罹患，多发于下颌骨，好发部位为下颌角、下颌升支及下颌体后部位，且为多发性。常见症状为颌骨无痛性膨胀，继发感染时有溢脓或干酪样物流出，牙可因囊肿出现继发性的挤压、移位等。该囊肿具有较大的侵袭性和较大的复发倾向。

2. 病理特征　角化囊肿系来源于原始的牙胚或牙板残余，有人认为即始基囊肿。角化囊肿有典型的病理表现。囊肿由复层鳞状上皮衬里，一般较薄，由 4～8 层厚度均匀的立方或柱状细胞组成，呈栅栏排列，一般无上皮钉突，当伴发感染时，可出现钉突。囊壁的上皮肌纤维包膜均较薄，在囊壁的纤维包膜内有时含有子囊（或称卫星囊腔）或上皮岛，囊内为白色或黄色的角化物或油脂样物质。

3. 诊断　可根据病史及临床表现作出诊断。X 线检查对诊断有很大帮助。囊肿在 X 线片上显示为一清晰圆形或卵圆形的透明阴影，边缘整齐，周围常呈现一明显白色骨质反应线，但角化囊肿中有时边缘不整齐。一旦确诊后，应及时进行手术治疗，以免引起邻近牙的继续移位和造成咬合紊乱。

4. 发病机制　国内李铁军检测牙源性角化囊肿中 *PTCH* 基因突变的发生频率、类型及分布特点，发现 2 例散发牙源性角化囊肿存在 6 处 *PTCH* 基因突变，2 例为错义突变，引起 1 个氨基酸的改变；其余 4 例突变分别为 1～7 个碱基插入或缺失，其中 3 例引起读码框的改变（移码突变），并导致蛋白质的提前截断，1 例导致 2 个氨基酸的插入，因此，*PTCH* 基因也是牙源性角化囊肿的主要候选基因之一。

思考题

1. 成骨不全的主要临床特征有哪些？其候选基因主要有哪些？
2. 骨硬化症患者的口腔特征主要有哪些？

第八章

唾液腺和神经相关遗传性疾病

第一节 唾液腺相关遗传性疾病

唾液腺相关的遗传病比较少见，通常也是一些系统性遗传病在唾液腺的局部表现，主要有唾液腺发育异常（development abnormality of salivary gland）和唾液腺移位（displacement of salivary gland），头颈部发育畸形时常伴有唾液腺发育异常。发育异常和移位在大小唾液腺均可发生。

一、先天性唾液腺缺失

先天性唾液腺缺失（salivary glands，absence of；congenital absence of salivary gland）（OMIM，180920）又称为泪腺和唾液腺发育不全（aplasia of lacrimal and salivary glands，ALSG）（OMIM，180920）。任何单个腺体都可发生先天缺失，大唾液腺的先天缺失罕见。病因不明，与其他部位的外胚叶发育缺陷无关，可能与遗传有关。

1. 临床表现 口干，重症者随时需含水。口腔黏膜干燥，黏膜面光滑或粗糙。用口镜拨动舌、唇或颊黏膜，不易移动，有黏着感。唇及口角常发生皲裂。因缺乏唾液冲洗，龈缘部位的牙面上，常有脱落的上皮细胞和食物残渣，易引发多发的环状龋，甚至在牙萌出早期，牙冠暴露于口腔不久，已发生龋性破坏。

2. 诊断 大唾液腺发育不全，其口腔表现与颊部恶性肿瘤放射治疗后的症状相似。其核素显像影像（MRI）特点是动态及静态显像均未见大唾液腺显影，而甲状腺显影正常，提示主要唾液腺缺失，MRI 仅见该区域脂肪填充，未见腺体影像。核素显像可显示腺体的形态、大小和功能改变，结合早期血流相是否有腺体血管的充盈灌注，基本可确诊。

3. 候选致病基因 由于胚胎内唾液腺、泪器在开始发育的时期内，某种致病因素可使上述组织的发育受到不同程度的障碍，造成部分或全部缺失。泪腺和腮腺发育不全属于一种常染色体显性遗传病，其致病基因与成纤维生长因子 10（fibroblast growth factor-10，FGF10）（OMIM，602115）有关。

泪腺 – 心 – 牙 – 视力综合征（lacrimoauriculodentodigital，LADD）（OMIM，149730）属于一种等位基因疾病，也常伴有泪腺和腮腺先天缺失，其症状更明显。其相关致病基因与成纤维生长因子 2 受体以及 *FGF10* 有关。

二、唾液腺导管异常

唾液腺导管异常（abnormality of ducts）是先天性导管畸形，比较少见，主要表现为唾液腺导管扩张（dilatation of salivary gland ducts），导管壁可形成憩室，呈球状或圆筒状扩张，可以是慢性唾液腺感染的潜在因素，多见于下颌下腺导管，可在导管开口附近形成小腔室。腮腺导管扩张比较少见，可发生于单侧或双侧腮腺，其中以双侧腮腺导管扩张多见，有时腮腺末梢导管扩张，腮腺造影表现为点状阴影，且与导管直接相连。

1. 临床特征　先天性唾液腺导管异常，若无继发感染，一般不易发现，多在 X 线造影时偶然发现，涎瘘可为一个或多个，经常在瘘口流出唾液。唾液腺导管先天性闭锁罕见，若导管闭锁，可形成潴留囊肿，同时可发生严重的口干症。导管异常还表现为导管开口异常，或副导管可位于颊、下颌下缘、上颌窦和颈部。

2. 诊断　X 线造影和 B 超检查可辅助诊断。

3. 病理特征　镜下见扩张的导管为单层或复层柱状上皮衬里，管壁和管周结缔组织中可存在浆液性细胞，管腔内含嗜酸性、均质性的分泌物。

4. 候选致病基因　有文献报道该病部分患者有家族史，可能与遗传有关，本病也可能是腺体结构异常或免疫缺陷所致。

三、囊性纤维化

囊性纤维化（cystic fibrosis，CF）（OMIM，219700）是一种遗传性外分泌腺疾病，主要影响胃肠道和呼吸系统，通常具有慢性梗阻性肺部病变，胰腺外分泌功能不足和汗液电解质异常升高的特征，此病涉及全身多器官。最常见的症状是因为长期反复的肺部感染所导致的呼吸困难，其他可能的症状包括鼻窦炎、发育不良、腹泻以及不孕。CF 是高加索人中最常见的遗传性疾病，美国的发病率约为 1/3300 白人婴儿，1/15 300 黑人婴儿，1/32 000 亚裔美国人；30% 的患者是成人，此疾病在欧美较为常见。

1. 临床表现　随患者的年龄、体内器官受影响的程度、治疗史以及合并感染情况而有差异。

（1）肺部及呼吸道感染：烟曲霉菌（aspergillus fumigatus）是一种在囊性纤维化患者肺部常见的真菌。呼吸道所产生的浓稠黏液会阻塞细小的气管，这些黏液在肺部成为细菌繁殖的场所，使得肺部反复受感染发炎而导致肺部组织的变化。早期症状包括不断的咳嗽、大量的咳痰。后期，肺部组织的变化导致长期的呼吸困难。其他症状包括咳血、气管扩张、肺血管高血压、心脏衰竭、循环系统运送氧气效率的减低以及呼吸器官的衰竭。除了细菌感染之外，患者常会产生其他与肺部有关的症状，其中包括过敏性支气管肺曲菌症，这是一种患者身体对烟曲霉菌产生的不良反应，导致严重的呼吸困难。鼻窦内的浓稠黏液也会阻塞鼻窦而导致感染，症状包括脸部疼痛、发热以及头痛。由于长时间的反复发炎，囊肿性纤维化患者的鼻腔内会有鼻息肉增生的情况，这些鼻息肉会阻碍呼吸道进而引起呼吸困难。

（2）消化道、肝及胰方面：囊性纤维化的新生儿胎便排出困难发生的几率为 1/10。由于堆积了大量的粪便，肠道穿孔也很常见，其他包括营养不良及咳嗽时腹压大幅增加。除了肺脏会累积黏液之外，负责分泌胰液的胰同样也会累积浓稠的分泌物，这些过于浓稠的黏液会阻挡胰消化液进入肠道的管道，堆积胰消化液便会引起胰腺炎。除了对胰腺异常外，消化道内也会因为缺乏胰腺的消化液而导致难以消化及吸收食物营养素，这会导致营养不良以及发育不良。此外，患者也常会有胃酸逆流、肠套叠导致的肠道阻塞以及便秘等，年长的患者有时伴有与胎儿肠道阻塞相似的大肠阻塞症。此外，一些患者还出现胆汁堵塞胆汁导管，进而对肝脏产生损坏。长期会导致肝硬化使得肝脏失去去除身体内毒素以及制造重要蛋白质，例如凝血因子等方面的能力。

（3）内分泌疾病及成长发育方面：胰腺炎导致负责分泌胰岛素的胰岛细胞受损，进而导致糖尿病；肠道吸收障碍容易导致营养不良，可能会导致骨质疏松使得患者容易骨折。除此之外，由于慢性病的影响以及末梢骨骼长期缺氧，患者可出现手指脚趾肿大。发育不良患儿生长缓慢，而通常囊性纤维化也是在诊断发育不良时才会被发现。此病症的许多原因都可以造成发育不良，例如长期的肺部感染、营养吸收不良，或过快的新陈代谢率等都可能造成发育不良。

（4）不孕：98% 的成年男性患者由于输精管发育不良或其他形式的阻塞性无精，造成不育；成年女性患者由于子宫颈分泌物黏稠，生育力降低，但许多患囊性纤维化的妇女仍能妊娠到分娩期，然而母亲并发症的发生率很高。

（5）口腔症状：CF 侵犯唾液腺时，腮腺唾液成分可发生改变，如蛋白成分明显改变，下颌下腺的唾液含钙量增高，唾液腺容易形成微小结石。据报道，5%~44% 的 CF 患者存在不同程度的釉质发育不全，主要表现为异常的釉质颜色，釉质矿化程度降低。*Cftr* 基因敲除小鼠除了出现消化道和呼吸道囊性纤维化的病变特征之外，釉质的结构也出现异常，如釉质呈白垩色，釉质矿化程度降低，易折断，出现结晶缺陷、蛋白质残留、钙化不足、pH 异常等特点，成釉细胞出现退行性变化，排列失去规则。

2. 病理学和病理生理学特征　患者的外分泌腺几乎均受影响，但在病变分布和严重程度上差异很大。病理表现有 3 种类型：腺体被管腔内黏稠的、固体状的嗜酸性物质堵塞（如胰腺、小肠腺、肝内胆管、胆囊、下颌下腺）；腺体组织学结构正常，但产生过量分泌物，如气管支气管腺和十二指肠腺；腺体组织学结构正常，但分泌过量的钠离子和氯离子的腺体（汗腺、腮腺、小唾液腺）。十二指肠分泌物黏稠，含有异常的黏多糖。唾液腺的病理表现为唾液腺导管明显扩张，有的形成囊状，导管上皮被压，呈扁平状。管腔内充满黏液，形成团块状，有的黏液团块成层排列，呈洋葱皮样，或形成小圆形钙化结石。电镜下，腺泡细胞的胞质内、腺腔内或导管内均可见磷酸盐结晶。

3. 诊断和防治　根据患者多器官的临床表现即可作出诊断。此外，还可通过新生儿检验、汗液氯、钠电解质浓度检验以及基因检验等测试方法。X 线片及体层扫描可以用来检查肺部是否有组织损坏或感染，唾液检验可以得知感染的细菌种类，肺活量可测试肺功能，验血可以得知肝功能、维生素缺乏症及糖尿病，双能量 X 线骨质密度仪（dual energy X-ray absorptiometry，DEXA scans）则可以检验骨质疏松症，而粪便检验可以帮助诊断消化液缺乏症。已怀孕或准备要怀孕的夫妻可以进行产前诊断，来判断胎儿患有囊性纤维化的几率。

虽然 CF 诊断很简单，但是此病症目前尚未出现可以治愈的疗法或药物，目前主要是对症治疗，大部分的患者都在 20、30 岁时因为肺衰竭而导致死亡，唯一可以延迟死亡的办法只有肺脏移植手术，移植手术后 1 年存活率为 80%，5 年存活率为 55%。

4. 候选致病基因 CF 是常染色体隐性遗传，白人中基因携带者占 3%，其致病基因为囊性纤维化跨膜转导调节因子（cystic fibrosis transmembrane conductance regulator, *CFTR*），*CFTR* 位于第 7 号染色体的长臂，该基因负责制造汗液、消化液以及各种黏液。最常见的 *CFTR* 基因突变为 ΔF508，导致 CFTR 蛋白 508 位置上的苯丙氨酸残基缺失，并且发生在约 70% 的等位基因中；另外 30% 表现为 600 种以上较少见的基因突变。CFTR 是 cAMP 调节的氯离子通道的一部分，调节氯、钠跨细胞膜的转运，杂合子无异常的临床症状，但存在上皮细胞膜转运的轻度异常。

四、Sjögren 综合征

Sjögren 综合征（Sjögren syndrome）（OMIM，270150）又称舍格伦综合征，干燥综合征，Mikulicz 病，Sicca 综合征、口眼干燥关节炎综合征等。1925 年 Gougerot 报道 1 例以唾液腺、泪腺肿胀为主，口眼干燥的病例。1927 年 Mulock Houwers 发现类风湿关节炎与口、眼干燥征有一定的关系。1933 年，Sjögren 对此病的临床表现和病理改变做了详细的研究，所以本病又被称为 Sjögren 综合征。该综合征是一种慢性炎症性自身免疫病，其基本病变为以唾液腺和泪腺为主的外分泌腺体受到淋巴细胞和浆细胞浸润而被损伤，导致唾液和泪液分泌量显著减少，以致患者出现口干和眼干等突出的临床表现。患者的其他外分泌腺亦可出现（胃、肠和胰腺）分泌功能低下的临床表现。

1. 临床表现 患者出现显著的口干和眼干等临床表现，其唾液分泌显著减少，可出现口腔溃疡，一些患者还伴有吞咽困难的感觉，除了唾液减少之外，亦可能伴有食管运动功能异常。有人给本病患者进行食管运动功能检查，发现有 36% 的患者存在食管运动功能障碍。患者容易伴有慢性胃炎，伴有一定的消化道症状，如上腹饱、上腹疼痛、食欲减退等。患者的小肠黏膜遭受损害，一些患者的 D- 木糖吸收试验水平低下，少数患者的粪便内脂肪排出量增多。有些患者可并发急性或慢性胰腺炎，有些患者虽没有胰腺炎的临床表现，但其胰腺外分泌功能可低下。胰腺外分泌功能试验阳性率介于 9% ~ 15%。少数患者有肝脏增大和肝功能异常。除了原发性的干燥综合征以外，它还可继发于多种结缔组织病，如类风湿关节炎、系统性红斑狼疮、硬皮病、多发性肌炎、结节性动脉周围炎等。

2. 病理特征 镜下见唾液腺各小叶病变程度不同，病变从小叶中心开始。早期在腺泡间有少量淋巴细胞浸润，后期病变发展使腺泡破坏消失，被大量淋巴细胞、网织细胞所取代，可形成淋巴滤岛，但小叶轮廓清楚。小叶内导管上皮增生引起腺管上皮小岛。此外，光镜和电镜显示小肠绒毛萎缩、粗短和肿胀，上皮内淋巴细胞增多，单位面积内的绒毛数量明显减少。

3. 诊断 根据口干、眼干、关节炎等症状即可诊断。此外，一些实验室检查指标和病理检查也可辅助诊断。如免疫学检查可发现 IgG、IgM、IgA 等，一些患者的类风湿因子阳性率高达 75%。腮腺造影显示晚期主导管扩张、分支导管数目减少、变直，或末梢出现不同点状、球状或囊状充盈。

4. 候选致病基因 本病病因不明，属于常染色体隐性遗传，目前一般认为该综合征属于自身免疫性疾病，可能与 *HLA* 等位基因 *DRB1*03*（HLA-DRB1）和 *DQB1*02*（HLA-DQB1）有关。*HLA* 等位基因与自身抗体的分泌有关，但不一定与临床结果有关。

第二节 神经系统相关遗传性疾病

神经系统遗传性疾病是指以神经系统功能缺损为主要临床表现的遗传性疾病，这类疾病是人类遗传性疾病重要的组成部分，在已发现的7004种遗传病中，半数以上累及神经系统。该类遗传病第一个特征为可在任何年龄发生，可在出生后即表现异常，如半乳糖血症和Down综合征；可在婴儿期发病如婴儿型脊肌萎缩症，儿童期发病如假肥大型肌营养不良，少年期发病如肝豆状核变性、少年型脊肌萎缩症，青年期发病如腓骨肌萎缩症，成年期发病如强直性肌营养不良，成年后期发病如遗传性共济失调，老年期发病如橄榄脑桥小脑萎缩，但大多数神经系统遗传病在30岁前出现症状。此外，神经系统的遗传性疾病还表现为同一疾病在不同年龄发病临床表现有所不同，同时同一家系内部发病年龄可逐代提前（即遗传早现现象）。其临床表现特征为：病理损害广泛、临床表现、症状和体征多样化，其普遍性的症状包括智能障碍、抽搐；非特异的症状包括肌萎缩、肌无力和行为异常等，一些疾病还有特征性的表现，如黑矇性痴呆伴有特殊的眼底樱桃红斑，肝豆状核变性（Wilson's disease，WD）伴随特殊的角膜K-F环。对于该类疾病的诊断要注意疾病发生和年龄的关系，临床检查除常规的临床和遗传学相关检查外，还应特别注重脑部CT和MRI的检测、一些酶的检验和肌肉活检等。神经系统遗传性疾病的治疗包括手术、药物、训练、调节代谢水平等一般治疗，同时采用酶替代纠正异常的酶水平，对于某些类型的疾病等采用基因治疗。

依据刘焯霖编著的《神经遗传病学》以及疾病的主要受累部位，可将神经系统遗传病做以下分类：遗传性周围神经系统疾病、脊髓-小脑-脑干疾病、锥体外系疾病、运动神经元疾病、肌肉疾病、线粒体遗传病、神经皮肤综合征、发作性疾病、遗传代谢病、染色体疾病、朊蛋白感染疾病、神经系统多基因遗传病、头颅及脊柱先天畸形（如小头畸形和脊柱裂等）等。神经系统遗传病的共同性症状和体征包括：智能发育不全、痴呆、行为异常、语言障碍、癫痫性发作（epileptic seizures 或 seizures）、眼球震颤、不自主运动、共济失调、行动笨拙、瘫痪、肌张力增高、肌萎缩和感觉异常，以及面容异常、五官畸形、脊柱裂、弓形足、指（趾）畸形、皮肤毛发异常和肝大、脾大等。关于遗传代谢病、染色体病分别在第十章讲述，本章将主要讲述与口腔颌面相关的遗传性周围神经系统疾病，其他所涉及的神经系统遗传性疾病将在相关章节描述。

一、遗传性周围神经系统疾病

1. Marcus-Gunn病 Marcus-Gunn病（Marcus-Gunn phenomenon）（OMIM，154600）是一种罕见的眼病，又称下颌瞬目综合征（jaw-winking, maxillo-palpebral synkinesis），患眼的提上睑肌与咀嚼肌发生异常联合运动。此类患者眼睑随下颌活动不自觉地上提，幅度大小不一，上提幅度轻微者，患者本人并不注意，多以上睑下垂来求医。其他颌面特征还包括面部发育异常、短颈等。该综合征的致病基因不详，可能与第12号染色体部分区域的直接复制［12q：dup（12）q24.1-q24.2］有关。

2. 先天性面肌双瘫综合征 又称为先天性眼麻痹，婴儿眼肌萎缩，先天性面瘫，先天性展神经和面神经麻痹（congenital abducens and facial nerves paralysis syndrome）（OMIM，

157900), Graefe Ⅱ综合征, von Graefe 综合征, Möbius 综合征（Möbius syndrome; Moebius syndrome, MBS）（OMIM, 157900）等。本病以脑神经联合麻痹、先天畸形及智力低下为特点。主要表现为第 6、7 脑神经麻痹以及智力低下。患者可出现肌张力减退、呼吸困难等。颌面的特征主要为双侧面部肌无力，面下部萎缩，腭咽肌功能下降引起的饮食困难、舌发育不良、咀嚼困难等。患者可出现颅面发育异常，如内眦赘皮、小颌畸形、腭盖高拱、外耳和（或）牙发育缺陷等。患者还可出现骨骼异常。该综合征呈常染色体显性遗传，致病基因不详，可能与 13q12.2-q13 区段有关。

3. 遗传性运动感觉性周围神经病 又称夏科 – 马里 – 图思病（Charcot–Marie–Tooth disease, CMT）（OMIM 118220）及腓骨肌萎缩症，分别由 Charcot、Marie 及 Tooth 于 1886 年首次报道。该病代表一组临床和遗传异质性的周围神经系统疾病。发病率约为 1 / 2500，在美国是发病率最高的神经肌肉遗传性疾病，影响约 25 万名美国人。典型患者表现为遗传性慢性运动和感觉性多发性神经病。临床特点是上下肢远端肌肉进行性无力和萎缩，伴有轻到中度感觉减退，腱反射减弱和弓形足等。病理改变为周围神经节段性脱髓鞘和（或）轴索变性。目前根据临床表型特征可将 CMT 分为 CMT1、CMT2、CMT3、CMT4 和 CMTX 等型，各型又可依据候选基因特征再分为 30 余种亚型。不同类型有其相应的相关基因和特异的临床表现。目前通过遗传连锁研究已成功鉴定出至少 22 个基因位点和 9 个相关基因与该病有关。CMT 相关基因的编码蛋白多与轴索和髓鞘形成及其功能有关。

经典的 Ⅰ 型 CMT 的临床特征包括自儿童期至青春期发病，男多于女，肌萎缩自下肢远端开始上行发展，止于股部下 1/3，伸肌明显，呈"倒酒瓶样"或"鹤腿"样改变；高弓足、爪形手（趾）、马蹄内翻畸形，行走呈跨越步态；数年后累及手部及前臂肌，不超过肘部；进行性肌无力、肌萎缩、肌束颤动、腱反射消失，四肢末梢手套或袜套样深浅感觉障碍，自主神经与营养代谢障碍，脑脊液多数正常，少数蛋白含量增高。Ⅱ 型 CMT 一般发病较晚，多从成年开始，发病部位及症状与 Ⅰ 型 CMT 近似，但程度较轻，脑脊液多数正常。

目前未见到该类疾病有口腔特殊表现的相关报道。

4. Refsum 病 又称植烷酸累积病或多神经炎型遗传性运动失调症，是一种罕见的遗传性脂质代谢缺陷病，属常染色体隐性遗传，为单基因突变致植烷酸羟化酶或酶再生系统辅助因子缺陷，使植烷酸的 α 氧化障碍，导致其在血液、神经系统和其他组织中积聚。该病可分为成人型 Refsum 病（Refsum disease, adult）（OMIM, 266500）和婴儿型 Refsum 病（Refsum disease, infantile）（OMIM, 266510）两种类型。该病发病年龄通常在 20～30 岁，约 1/3 病例在 10 岁前出现明显症状，亦可早至 4～5 岁。病程进展缓慢但呈进行性，可持续数年或数十年。死亡原因多为呼吸麻痹或心衰。患者往往先出现因神经疾病引起的视力障碍，视网膜色素沉着引起的夜盲症常为最早症状但易被忽略。外周神经疾病起病隐匿，随病程出现肢体肌肉软弱、萎缩，远端感觉与本体感觉障碍，腱反射减弱。外周神经增大并可触及，神经传导速率下降，脑脊液蛋白浓度增高。小脑共济失调可与感觉性共济失调并存，表现为语言含混、意向震颤和协同动作障碍。可有眼球震颤并伴黑矇。部分病例出现的动作失调和步态不稳可能为感觉运动神经病所致，而非小脑功能障碍。约 1/3 病例有听力减退或耳聋，为感觉神经性（耳蜗性），嗅觉丧失亦较常见。智能发育一般正常。部分病例见皮肤粗糙和鳞状增厚。ECG 检查可发现房室传导障碍和束支阻滞。可发生心衰和猝死。部分患者有掌骨和跖骨缩短或骨骺发育不良。血浆和尿中植烷酸浓度持续增高，为 Refsum 病的主要特异病症。成人型 Refsum 病与 *PEX7*（peroxisome biogenesis factor 7）（OMIM，601757）和 *PHYH*（phytanoyl-CoA hydroxylase）（OMIM，602026）基因相关。婴儿型 Refsum 病与 *PEX1*（peroxisome biogenesis factor 1）（OMIM，602136）、*PXMP3*（peroxisome biogenesis factor 2）（OMIM，170993）和 *PEX26*（peroxisome biogenesis factor 26）（OMIM，608666）有关。

5. 淀粉样变性周围神经病　淀粉样变性周围神经病（amyloidotic peripheral neuropathy）（OMIM，105210）又称遗传性转甲状腺素蛋白相关的遗传性淀粉样变性（hereditary amyloidosis，transthyretinrelated）（OMIM，105210）、（amyloid polyneuropathy，familial，FAP）（OMIM，105210）、周围神经淀粉样变性、家族性淀粉样变性周围神经病、淀粉样变性外周神经病，淀粉样变性周围神经病变。该病是指周围神经的淀粉样变性，淀粉样物质在周围神经沉积，引起的一组严重的进行性感觉运动周围神经病，伴随自主神经功能障碍。在欧洲肾活检中约 2.5%～3.8% 病理提示淀粉样变性，我国对 10 002 例肾活检中肾脏淀粉样病变仅占总数的 0.44%。本病包括多个临床类型，主要根据发病家系的种族进行分类。一些患者除神经症状外，还可出现内分泌腺功能减退、肝大、脾大、蛋白尿或肾病、异常球蛋白血症、慢性青光眼和巨舌。颌面特征为面部肌无力，该病呈常染色体显性遗传，其候选致病基因为定位于 18q12.1 的 *TTR*（transthyretin）（OMIM，176300）。

6. 血卟啉病性周围神经病　血卟啉病性周围神经病 porphyria）（OMIM，176000）为一组少见的常染色体显性遗传性血红素生物合成障碍疾病，该病在美国的发病率为 1/25 000，在全世界的发病从 1/500 到 1/50 000 不等。因某些与卟啉代谢有关的酶发生基因缺陷，而导致酶的活性降低，使卟啉及卟啉前体在体内聚积，引起神经系统损害，并主要以周围神经损害为特征。饥饿、发热、药物、毒物或激素等诱发本病。根据临床表现分为神经卟啉病（又称为急性间歇型血卟啉病，acute intermittent porphyria，AIP）（OMIM，176000）、神经皮肤卟啉病（variegate porphyria，VP）（OMIM，176200）和皮肤卟啉病（porphyria cutaneous tarda，PCT；porphyria cutaneous tarda type Ⅱ，PCT type Ⅱ）（OMIM，176100）3 种基本类型。根据具体的遗传方式（如 X 连锁或常染色体相关的显性或隐性）、相关的缺陷代谢酶又可以细分为 9 种。患者的主要临床表现为皮肤色素沉着及对光过敏，发作性腹部绞痛及多发性周围神经病，尿及粪中粪卟啉及原卟啉也显示增多。一些患者还出现精神症状、心血管病等。其并发症还包括接触光部位的皮损有慢性水疱瘢痕形成。

血卟啉病患者口腔颌面多表现为一些并发症的损害，如皮肤型血卟啉病患者的口腔颌面相关表现有皮肤和牙周组织的坏死、疼痛或肿胀，前额区头发生长增多，通常无腹痛，其候选基因为位于 1p34.1 的 *UROD*（uroporphyrinogen decarboxylase）（OMIM，613521）和定位于 6p22.2 的 *HFE* 基因（OMIM，613609）；遗传性红细胞血卟啉病（congenital erythropoetic porphyria，CEP）（OMIM，263700）又称为 Gunther 病（Gunther disease）（OMIM，263700），患者由于特殊的卟啉产物沉积于牙体硬组织，因此，牙呈棕黄色或红色，在紫外线灯下呈现出特殊的荧光颜色，其候选基因为 *UROS*（uroporphyrinogen Ⅲ synthease）（OMIM，606938）。

二、其他类型神经系统遗传性疾病

脊髓-小脑-脑干遗传性疾病包括Friedreich共济失调（Friedreich ataxia，FA）（OMIM，229300）、遗传性痉挛性截瘫（hereditary spastic paraplegia）（OMIM，182600）、遗传性痉挛性共济失调（hereditary cerebellar ataxia）（OMIM，108500）、无β-脂蛋白血症（Abeta lipoproteinemia）（OMIM，200100）、Machado-Joseph病（Machado-Joseph disease，MJD）（OMIM，109510）、周期性共济失调（episodic ataxia，EA）（OMIM，160120）等。

遗传性共济失调约占神经系统遗传性疾病的10%~15%，大部分呈常染色体显性遗传，少数呈常染色体隐性遗传或X连锁隐性遗传。发病年龄以青少年和中年期多见，通常发病无明显征兆，进展缓慢，病变以侵犯小脑、脑干和脊髓为主。其共有的临床表现为共济失调和辨距不良，同时表现出明显的临床异质性。大多数共济失调的发病机制不明，可能与三核苷酸动态突变、DNA修复功能缺陷、线粒体功能障碍等有关，同时表现出明显的遗传异质性和遗传早现现象。遗传性共济失调按受累部位可分为脊髓型（如Friedreich共济失调、遗传性痉挛性截瘫）、脊髓小脑型（脊髓小脑共济失调）、小脑型（Joseph病），其他类型包括共济失调毛细血管扩张症、周期性共济失调等。此外，按遗传方式和基因类型还可将遗传型共济失调再细分为很多类。

这些疾病与口腔颌面多无直接联系，多为全身性的神经肌肉功能障碍在口腔颌面局部有所表现，如Machado-Joseph病的患者早期表现还有软腭无力、构音障碍、垂直性或水平性眼球震颤及眼睑睁开困难、眼球上视困难。晚期有凸眼，面部尤其眼、口周围和舌肌纤维震颤及萎缩，眼睑挛缩，部分患者有面部或软腭肌阵挛等，该病的致病基因为定位于14q32.12的 *ATXN3*（ataxin 3）（OMIM，607047）。周期性共济失调患者可出现面部和肢体的肌纤维颤搐，该病的候选基因为 *KCNA1*（potassium channel，voltage-gated，shaker-related subfamily，member1）（OMIM，176260）。

锥体外系疾病包括Huntington病（Huntington disease）（OMIM，143100）、肌张力障碍、原发性震颤、多巴反应性肌张力障碍（dopamine-responsive dystonia，DRD）（OMIM，128230）等。Huntington病也称亨廷顿病（亨廷顿舞蹈病），运动过多而肌紧张不全，可表现出不自主的上肢和头部的舞蹈样动作，肌张力降低。Huntington病是影响纹状体和大脑皮质的常染色体显性遗传病，呈完全外显率，受累个体后代50%发病。典型在30~50岁才出现症状，此时患者多已建立家庭，使疾病传至下一代，其候选致病基因为定位于4p16.3的 *HTT*（huntingtin）（OMIM，613004）。原发性震颤（amyostasia）是一种与遗传有关的震颤，可以发生于各年龄段，肌肉紧张时明显，主要见于上肢的远端，下肢很少受累，但口唇、下颌、舌也发生，它与帕金森病的区别是不伴有肌张力的增高及运动迟缓等锥体外系症状。

遗传性运动神经元疾病、肌肉疾病主要包括肌萎缩侧索硬化症、进行性肌营养不良症、强直性肌营养不良、先天性肌强直、先天性副肌强直症等。进行性肌营养不良症多表现为四肢近端肌肉缓慢出现进行性无力和萎缩，多从近端开始，呈对称性，由于萎缩肌肉的特征性分布而表现肌病面容，翼状肩及鸭步，常与假性肥大并存，面肌萎缩明显者呈特殊的"肌病面容"表情淡漠，口眼闭合无力，嘴唇因口轮匝肌的假性肥大而显得增厚且微翘（猫脸）。不能蹙眉、皱额、鼓气等。强直性肌营养不良的肌强直分布多限于上肢肌肉和舌肌。先天性副肌强直症是在寒冷程度尚不足以影响正常人活动的情况下，发生全身肌肉强直和无力，寒冷环境中肌肉连续收缩后症状加重，反常性肌强直尤为明显。面部、两手肌肉受累明显。因此，患者在受冷后睁眼困难。在温暖环境中，肌肉用力收缩后无放松困难的现象，仅在叩击舌肌后出现，进食冷食物后可诱发咽喉部肌肉强直。

三、神经皮肤综合征

神经皮肤综合征（斑痣性错构瘤病）是指一组源于外胚层的器官发育异常所致的病变，累及神经系统、皮肤和眼组织，也可累及中胚层，内胚层器官如心、肺、骨、肾和胃肠等，有发展为肿瘤、恶变的可能。本病常侵犯多个脏器及组织，任何器官或组织几乎均可受累，临床表现因病变部位的不同而复杂多样，可出现肾衰竭、心力衰竭、癫痫持续状态、呼吸衰竭等并发症。该类疾病特征性的皮肤损害有助于早期诊断；其神经系统的症状取决于受累的性质、部位及严重程度。目前已报道的神经皮肤综合征约40余种，多呈常染色体显性遗传。

1. 结节性硬化征　结节性硬化征（tuberous sclerosis，TS）（OMIM，191100）又称Bourneville-Pringle病（Bourneville-Pringle disease）（OMIM，191100）。本病是常染色体显性遗传，但散发病例亦不少见，发病率约为1/10万~3/10万，患病率为5/10万~7/10万，男女之比约2∶1~3∶1。主要表现为颜面部皮脂腺瘤、面部血管纤维瘤、癫痫、智力不足及眼部视网膜等处的病变，亦可有颅骨钙化（CT或MRI检查），或合并心、肾、骨等部位的肿瘤。神经系统的症状在2~3岁或更早可出现，癫痫常为首发症状，多有智能减退，可有锥体束征、锥体外系征、颅高压、脑积水等。皮肤症状为血管纤维瘤、色素脱失斑（白斑）、鲨鱼皮斑。还可出现甲床下纤维瘤、咖啡牛奶斑、皮肤纤维瘤等。其他症状包括视网膜晶体瘤、骨质硬化、脏器肿瘤等。

据报道，约有48%~71%的TS患者出现恒牙点窝样釉质发育不全（pitted enamel hypoplasia），乳牙一般不受影响。但Flanagan等认为把点窝样釉质发育不全作为结节性硬化征的一个临床重要指标存在一定的缺陷。引起结节性硬化征的候选基因有两个，即 *TSC1*（TSC1 gene）（OMIM，605284）和 *TSC2*（TSC2 gene）（OMIM，191092）。*TSC1* 编码 hamartin，后者与 *TSC2* 编码的 tuberin 相互作用形成蛋白复合体参与信号转导。*TSC2* 突变所占比例较大（75%~80%），并且临床症状更为严重。

2. Sturge-Weber综合征　Sturge-Weber综合征（Sturge-Weber syndrome，SWS）（OMIM，185300）又称为脑-面血管瘤病（encephalofacial angiomatosis），斯-韦综合征或脑三叉神经血管瘤病（encephalo-trigeminal angiomatosis），系源于外胚层的器官发育异常所致，病变累及神经系统、皮肤和眼，也可累及中胚层，内胚层器官如心、肺、骨、肾和胃肠等。血管瘤沿一侧面部三叉神经的一支或各支分布，较少超过中线。对侧偏瘫、偏身萎缩、青光眼、癫痫发作和智能减退为特征，头颅平片可见颅内有病理性钙化斑，本病颜面血管瘤可同时合并脑膜或脑内血管畸形。患者的口腔表现为：颊黏膜和唇黏膜发生血管增生，舌毛细血管扩张或半舌肥大；牙龈血管增生，甚至形成巨大肿块使口不能闭合，此类病变多局限于单侧。一些患者腭弓高，上颌骨和牙槽突可增生，患者牙萌出较早，造成错𬌗，牙大小不一，有小牙畸形。

本病可能与遗传有关，具体的遗传方式尚不明确。曾有报道该病属常染色体显性遗传或不完全显性遗传。也有人基于同胞兄弟发病（症状差异大）而父母无症状，且发现近亲婚配者多见，因而提出为常染色体隐性遗传。另外，也有人发现一些病例的染色体核型为22三体型，认为可能是染色体畸变所致。

3. 着色性干皮病　着色性干皮病（xeroderma pigmentosum Ⅰ，XP1）（OMIM，278700）又称 De Sanctis-Cacchione 综合征（De Sanctis-Cacchione syndrome）（OMIM，278800），着色性干皮病痴呆综合征，干皮性色素沉着伴智力迟钝综合征。是一种发生在暴露部位的色素变化、萎缩、角化及癌变的遗传性疾病，属常染色体隐性遗传病。在某些家族中，显示性连锁遗传。表现暴露部位发生针头至1mm以上大小的淡暗棕色斑和皮肤干燥，日晒后可发生急性晒伤样或较持久的红斑，雀斑可相互融合成不规则的色素沉着斑。也可发生角化棘皮瘤，可自行消退，疣状角化可发生恶变。口腔表现为舌和颊部黏膜可出现淡棕色斑，毛细血管扩张和小的血管瘤，唇部常发生鳞癌及其他口腔恶性肿瘤。其候选基因为 *ERCC6*（excision-repair cross-complementing，group 6）（OMIM，609413）。

4. 神经纤维瘤病　神经纤维瘤病（neurofibromatosis，NF）属于神经皮肤综合征或斑痣性错构瘤病（phakomatoses），主要表现为多发性神经系统（中枢及外周）肿瘤、皮肤色素斑、血管系统及其他脏器病变。有关神经纤维瘤（病）的记载可追溯到公元前1000年，1882年德国内科医师 von Recklinghausen 对该病进行了详细阐述，故本病也称 von Recklinghausen 病。目前一致认为，本病发生于胚胎2~4个月神经元增殖、组织发生和分化阶段，为外胚层的组织发育异常，特征为未分化胚叶成分肿瘤、肿瘤样病灶和色素斑或起源于外胚层组织的血管畸形，主要累及皮肤、周围神经和中枢神经系统。神经纤维瘤病分为2种不同类型，即Ⅰ型神经纤维瘤病（neurofibromatosis type Ⅰ，NF1）和Ⅱ型神经纤维瘤病（neurofibromatosis type Ⅱ，NF2）（OMIM，162200，101000）。

（1）临床表现：Ⅰ型神经纤维瘤病发生率约为1/2500~1/3000，母系遗传占68.6%，父系遗传占31.4%。约50%的NF1患者为家族首发病例，有的患者直到18~20岁时才出现NF1。NF1的特征是多发神经纤维瘤、恶性外周神经鞘瘤、视神经胶质瘤和其他星形细胞瘤、皮肤多发牛奶咖啡色斑和腋窝及腹股沟雀斑、虹膜错构瘤（Lisch结节）和各种骨病。临床表现有：皮肤出现多个大小不等的牛奶咖啡色斑，多个任何类型的神经纤维瘤或丛状神经纤维瘤，发生于躯干四肢等部位。一些患者伴随视神经胶质瘤或其他脑实质胶质瘤；2个或2个以上虹膜黑色素错构瘤（Lisch结节）。特征性骨损害包括蝶骨发育不良、假关节或长骨骨皮质变薄；有癫痫发作，患者脑电图表现为慢波增多、阵发性慢波、棘波及棘慢波。CT显示一些患者颞角脉络丛非肿瘤性孤立的钙化或沿整个脉络丛的钙化，蝶骨大翼发育不全，合并颞叶向眼眶突出，搏动性凸眼（或搏动性眼球突出），可并发脑膜瘤、神经崤瘤及胶质瘤等。MRI检查发现脑神经、周围神经的神经纤维瘤，脑膜瘤或胶质瘤。一些患者还伴骨骼畸形，如脊柱裂、颅骨缺损等。Watson综合征是NF1的唯一亚型，家系中表型相同。表现为肺动脉狭窄、认知障碍、牛奶咖啡色斑和相对少见的皮肤神经纤维瘤。

NF2的发生率约为1/25 000，其特征表现为施万细胞肿瘤性（施万细胞瘤）和发育不良性（神经鞘肥厚病）病变、脑膜细胞（脑膜瘤和脑膜血管瘤病）和胶质细胞（胶质瘤和胶质微错构瘤）病变、双侧前庭神经施万细胞瘤，以及晶体后囊混浊和脑组织钙化。患者表现为双侧听神经瘤，可在脑神经、脊髓、周围及皮肤神经出现施万细胞瘤。与NF1相比，牛奶咖啡色斑少见，皮肤病变以施万细胞瘤为主。中枢神经系统可出现脑膜瘤和胶质瘤。大部分患者裂隙灯检查可见青少年晶状体后囊混浊斑。

（2）病理特征：本病主要是神经系统结缔组织增生所引起的各种肿瘤，其典型病理学改变是由梭形细胞组成的神经纤维瘤，肿瘤成分主要是增生的神经胶质和施万细胞。NF1以丛状神经瘤为特征，即某一区域的神经干扭曲、增长，伴结缔组织及神经组织增生。皮肤及皮下神经纤维瘤多位于真皮和侵入皮下，并累及结缔组织。

（3）诊断和防治：根据临床表现及典型病史，再依据肿块有无压缩性，肿块大小、形态是否随体位改变而变化，以及穿刺抽吸等，NF1诊断不难。

需要鉴别诊断的是其他类型的神经纤维瘤，如局限性 / 马赛克 NF、Watson 综合征、牛奶咖啡色斑病、施万细胞瘤。其他一些肿瘤，如脂肪瘤、Banyan-Riley-Ruvalcaba 综合征、纤维瘤病、多发性内分泌肿瘤综合征 2B 等也需要与 NF1 进行鉴别诊断。多发性脂肪瘤首先发生在躯干、大腿近端和手臂远端，常染色体显性遗传。有时为了鉴别皮肤神经纤维瘤、施万细胞瘤和脂肪瘤，需要进行活检。NF1 的皮肤特征应与其他牛奶咖啡色斑病相鉴别，如 McCune-Albright 综合征，DNA 修复综合征等。其他易与 NF1 混淆，需要鉴别的色素沉着病有：Leopard 综合征、神经皮肤黑变症、Peutz-Jeghers 综合征、斑驳病（piebaldism）等。一些局部过度增生综合征如 Klippel-Trenaunay-Weber 综合征、Proteus综合征等也需要与 NF1 进行鉴别诊断。

NF1 的临床表现多样、复杂，可累及身体多系统，其主要治疗方法为对症处理和健康教育。皮肤神经纤维瘤很少恶变，其主要治疗手段是手术切除。一些学者在药物治疗方面进行了一些探索，如应用西罗莫司、维 A 酸或干扰素、沙利度胺（酞胺哌啶酮）、米非司酮（抗孕酮）药物等对抗神经纤维瘤病发生、发展中的某些因素，但目前只处于小规模的临床试验阶段，确切疗效有待于进一步验证。

（4）候选致病基因：NF1 为源于神经嵴细胞分化异常而导致的多系统损害的常染色体显性遗传病，*NF1* 基因是其主要致病基因。该基因于 1990 年被成功克隆，定位于17q11.2，全长约 350kb，包含 60 个外显子，编码含有 2818 个氨基酸的神经纤维蛋白，在神经系统中普遍高表达。*NF1* 基因具有极高的自发性突变率。对 52 例无血缘关系的神经纤维瘤病患者的研究发现，存在 44 种 *NF1* 基因突变，其中 32 种为新的基因突变，家族型患者突变率为 87%，散发性患者突变率为 51%，如此高的突变率可能与 *NF1* 基因有较大关系，另外也可能与基因印迹现象有关；后者是指一个等位基因较另一个等位基因优先表达（又称为基因外突变现象），其机制可能与种系基因组的过度甲基化有关。除 *NF1* 等位基因外，也存在与 NF1 表型有关的其他基因位点的改变。

NF1 患者神经纤维瘤的外显与年龄相关，即青春期后出现，成年期明显增加，晚年则停止或减少。有人认为体内激素水平影响着 NF1 患者神经纤维瘤的发生与发展。如研究发现，大多数神经纤维瘤表达黄体酮受体，提示孕激素可能是调控神经纤维瘤生长的重要激素。此外，多种肿瘤促发因素如端粒酶、促血管生成因子、肿瘤微环境、细胞电生理改变等也与 NF1 的发生、发展有一定关系，有待进一步研究。

NF2 是由于 *NF2* 基因突变引起的常染色体显性遗传病，*NF2* 定位于染色体 22q11.2，又称为 merlin。

5. 色素失调症　色素失调症或色素失禁症（incontinentia pigmenti，IP）（OMIM，308300）；

又称 Bloch–Sulzberger 综合征（Bloch–Sulzberger syndrome），为遗传性的色素性皮肤病，约15% 的患者有家族遗传史，本病累及的器官、系统包括皮肤、眼、中枢神经系统及牙齿等，Person 提出该综合征还伴有免疫耐受方面的异常。关于 IP 的牙相关症状已在第五章进行了描述。

（1）临床表现

1）皮肤：临床上表现为以下 3 个阶段：第一阶段在出生时或出生后不久即出现，表现为四肢的线性或成组的疱状病损（blister lesion），其他部位也可能受累。在第 1 个月末，疱状病损转成紫色的不规则突起及炎症病损。第二阶段通常在出生后 1 个月时出现，在指背面、关节及四肢出现疣状病损（verrucose lesion），通常自然消失，也可能在儿童期复发。第三阶段，出生后 3~6 个月出现，特点为灰褐色的斑点，可出现于疱状、疣状病损出现的部位或其他部位。色素可在 2 岁左右消失，有些遗留终生。在大部分患者可见枕部的瘢痕性脱发，偶尔有指甲发育不全和乳头不对称（见文后彩图 8-1）。

2）眼部：25%~35% 的患者有眼部异常，包括斜视、白内障、视网膜脱离，在结膜、虹膜、视网膜等处可见不规则的色素过度沉着。

3）中枢神经系统：35%~40% 的患者累及中枢神经系统，患者智力低下、小头畸形、脑积水、痉挛性和松弛性麻痹及癫痫，CT 显示大脑萎缩。

4）口腔表现：只限于牙齿，约 90% 的患者出现牙发育异常，如锥形牙和先天性牙齿缺失，恒牙及乳牙均受累。

5）其他表现：具有不常见的复发性感染，部分患者有一种或多种免疫球蛋白的异常。说明可能有免疫缺陷的存在。

（2）诊断：根据典型临床症状包括红斑水疱期、疣状增殖期、色素失禁期的表现可作出诊断。需与下列疾病相鉴别：类天疱疮多见于中老年人，易发生大疱，愈后不发生特征性色素变化。大疱性表皮松解症皮疹好发于摩擦部位，且为松弛大疱。脱色性色素失禁症（incontinentia pigmenti achromians）为显性遗传性色素性疾病，在躯干、四肢呈泼水样色素减退斑。Franceschetti–Jadassohn 综合征为常染色体显性遗传，色素沉着呈网状，在此之前无水疱或疣样损害等表现。

婴儿早期的皮肤病变应与先天性梅毒、大疱性表皮松解症、大疱性脓疱病、接触性皮炎和疣状痣相鉴别。色素失调症还应与 Ito 脱黑色素病（无色素性色素失调症，hypomelanosis of Ito）和 Naegeli 综合征相鉴别。在色素失调症中的牙发育异常与其他外胚叶发育不全的疾病相似，包括 Ellis–van Creveld 综合征（软骨外胚层发育不良）和少汗型外胚叶发育不全。在少汗型外胚叶发育不全中多个牙先天缺失，牙齿的畸形程度较色素失禁症严重。在 Ellis–van Creveld 综合征中，有色素失禁症中所不存在的畸形，如唇与牙槽嵴的粘连和下颌牙槽嵴的切迹。

（3）候选致病基因：IP 的致病基因曾分别被定位于 Xp11 和 Xq28。该病的基因研究在 2000 年获得重大突破，发现 NF-κB 基本调节因子（NF-kappa-b essential modulator，*NEMO*）（OMIM，300248）的基因发生突变是产生色素失调症的原因。*NEMO* 基因位于 Xq28，全长约 23 kb，包括 10 个外显子。对 47 例色素失禁症患者研究发现，其中 38 例患者（80%）的 *NEMO* 基因出现重排现象并导致该基因的 4~10 外显子缺失，其他研究也陆续证明 *NEMO* 基因 4~10 外显子的缺失突变是 IP 发病的主要原因。色素失禁症患者的 X

染色体出现非随机失活现象（skewed X-inactivation）。通过运用人类雄激素受体基因中的高度多态性重复序列 CAG，及其附近的不同甲基化位点，分析了 21 个多代发病的 IP 家系和 19 个新突变家庭中 X 染色体失活的状况。结果显示 IP 家系中的女性患者有 98% 表现为 X 染色体完全非随机失活，在新突变家庭中 X 染色体非随机失活的比率为 85%。

思考题

1. 常见唾液腺相关的遗传性疾病有哪些？
2. 神经系统的遗传性疾病有哪些共同特征？
3. 简要描述神经纤维瘤的颌面部临床表现。

第九章

皮肤黏膜遗传性疾病

第一节　面部皮肤相关遗传性疾病

一、Fabry 病

Fabry 病（Fabry disease）（OMIM，301500）又称为三己糖神经酰胺酶沉积病，或 Fabry–Anderson 综合征（Anderson–Fabry disease）（OMIM，301500），血管角化病（angiokeratosis），弥漫性股癣血管角质瘤（angiokeratoma corporis diffusum）（OMIM，301500），遗传性异位脂质沉积症（hereditary dystopic lipidosis）（OMIM，301500）等。1898 年 Fabry 及 Anderson 先后发表了关于全身广泛性血管角质瘤患者的描述，以往称为 Anderson Fabry 病，现在多称为 Fabry 病。Fabry 病是一个罕见的 X 连锁遗传性疾病，新生儿中的发病率为 1/11 700，表现为溶酶体 – α – 半乳糖苷酶（神经酰胺三己糖苷酶）缺乏（alpha-galactosidase A deficiency，GLA deficiency，ceramide trihexosidase deficiency）（OMIM，301500），该酶的糖脂酶解物红细胞神经酰胺三己糖苷在细胞内聚积，导致严重的痛性神经病变伴进行性肾脏、心血管和脑血管的功能障碍。主要临床特点是出现发作性的肢体疼痛和皮肤血管角质瘤，在疾病的后期常出现肾脏、心脏和脑血管的损害，此病主要发生于男性，迄今国内仅报道 10 余例。

1. 临床表现　患者多为男性，女性仅有部分症状，儿童期或青春期起病，早期症状为四肢阵发性烧灼样疼痛，感觉异常和腹痛。可有不明原因的高热。皮肤的特殊改变出现于青春期前后，为多数紫色针尖大的斑丘疹，主要分布于脐部、腹股沟和大腿部，呈对称性。肾脏受累较严重，至成人期常因肾功能不全而死亡。视网膜血管和眼结合膜血管迂曲扩张。裂隙灯检查可见角膜混浊。神经系统症状包括：四肢阵发性疼痛和感觉异常，其原因可能由末梢神经、后根、脊髓后角的病变引起。阵发性腹痛、呕吐、腹泻、少汗、高热等是自主神经系统受累的结果，脑血管壁的受累可致偏瘫、失语、抽搐等局灶性症状，甚至脑出血。垂体或丘脑下部受累可出现内分泌异常。心、肺、骨关节也可出现症状。本病杂合子为女性，无症状或有轻微症状，以角膜混浊为最常见。

口腔症状包括：大多数患者唇部出现血管角质瘤，常位于下唇中线两侧皮肤黏膜交界处，呈针尖大小的紫色斑点，颊黏膜亦可见到。有的男性患者下颌轻度前突，额部突出，唇肥厚，面部皮肤有时也出现小的血管瘤，但颏下区一般不受累。

2. 病理特征 Fabry 病基本生化缺陷是神经酰胺三己糖苷–α–半乳糖苷酶的缺乏，因而神经酰胺三己糖苷蓄积于体内。后者的主要来源是衰老的红细胞。全身血管壁有糖脂沉积，使血管壁狭窄。肾、心、皮肤、脑、角膜和末梢神经系统皆有血管改变，神经元本身也有少量沉积物。组织学检查见 PAS 阳性颗粒和泡沫细胞，骨髓组织细胞中有颗粒物质，皮肤活检电镜可观察到典型的嗜锇性同心圆板层样包涵体。

3. 诊断 根据患者发作性的肢体疼痛和皮肤血管角质瘤，以及疾病的后期常出现肾、心和脑血管损害等特征可进行诊断。白细胞、血浆或体外培养成纤维细胞的 α–半乳糖苷酶水平及活性测定是简便而敏感的生化诊断手段。

4. 候选致病基因 该病致病基因是定位于 Xq22 的 α–半乳糖苷酶（galactosidase alpha，*GLA*）基因（OMIM，300644），*GLA* 编码蛋白为 α–半乳糖苷酶，基因的改变导致典型患者血浆 α–半乳糖苷酶的活性几乎消失，只保留 1%~17% 的酶活性，从而引起神经酰胺三己糖苷酶不能分解而聚集在周围神经系统神经节、心脏、肾脏的各种细胞内，主要沉积在血管壁细胞。目前已知的 *GLA* 基因突变有 370 种，常见突变类型包括错义突变，其次为缺失突变，或形成截断形式的蛋白突变体等。

二、遗传性出血性毛细血管扩张症

遗传性出血性毛细血管扩张症（hereditary hemorrhagic telangiectasia）又称 Osler-Rendu-Weber 病（Osler-Rendu-Weber disease，ORW disease）（OMIM，187330），Rendu 于 1896 年最先报道本病，该病属于一种常染色体显性遗传的血管畸形疾病，两性均可发病。

1. 临床表现 面部、唇部、口鼻黏膜、手指和脚趾尖端出现特有的从红色到紫色不等的毛细血管扩张，类似的病变可能存在于胃肠道黏膜上，从而导致胃肠道出血，在结膜、阴道、尿道、膀胱黏膜等处也可出现，肝、肾、脑、脊髓、肺亦可受累，造成肝硬化、肺动静脉瘘及脑部病变。

有些患者有反复大量鼻出血的病史，鼻出血较皮肤损害先发生，是本病最常见的症状。唇部是口腔最常见的发病部位（58%），位于唇黏膜与皮肤的交界处，其次为舌背前份及舌尖（45%），有时亦发生于腭（21%）、龈及颊黏膜。口腔表现主要是唇舌出血，常发生于鼻出血之后。

由于感染或非感染栓子造成脑脓肿，暂时性缺血或脑卒中。有些患者兼有肺动静脉瘘，动静脉瘘造成自右向左分流（短路），引起呼吸困难，乏力，发绀或红细胞增多症。脑或脊髓动静脉瘘表现为蛛网膜下腔出血，癫痫或偏瘫。若有肺动静脉瘘家族史，在青春期进行肺 CT 或脑 MRI 检查，将有助于诊断。

2. 病理特征 基本病变位于血管壁及其间质组织。病变部小静脉、毛细血管扩张、血管壁菲薄，仅由一层内皮细胞和一层结缔组织构成，无肌层和弹力层，许多分支血管形成蜂窝状的团块，但无包膜，与周围组织分界清楚。

3. 诊断 根据皮肤、黏膜以及内脏的多发性毛细血管，或小动脉、小静脉扩张和病变部位反复出血特征，即可诊断。本病需与各种出血性疾病、Fabry 病、肢端动脉痉挛症、CRST 综合征等相鉴别。

4. 候选致病基因 该病的候选基因为 *ACVRL1*（activin A receptor type Ⅱ-like 1），*ENG*（endoglin）和 *SMAD4*（SMAD family member 4）基因。Ⅰ型出血性毛细血管扩张症的主要

相关基因为 *ENG*，Ⅱ型相关基因为 *ACVRL1*，幼儿多发性息肉病合并出血性毛细血管扩张症主要与 *SMAD4* 相关。

三、共济失调毛细血管扩张症

共济失调毛细血管扩张症（ataxia telangiectasia，AT）（OMIM，208900）是一种较少见的常染色体隐性遗传病，发病率为 0.5/10 万 ~ 1/10 万人口，是累及神经、血管、皮肤、单核巨噬细胞系统、内分泌的原发性免疫缺陷病。其主要临床表现是婴幼儿期发病的进行性小脑性共济失调，眼球结膜和面部皮肤的毛细血管扩张，反复发作的鼻窦炎和肺部感染，对射线的杀伤作用极其敏感，染色体不稳定，易患癌症，免疫缺陷等。1941 年 Louis-Bar 首先描述了该病，故又称 Louis-Bar 综合征（Louis-Bar syndrome）（OMIM，208900）。

1. 临床表现　AT 是一种累及神经系统、免疫系统等多系统损伤的综合征，临床表现复杂，预后不良，2/3 的患者死于 20 岁以前。主要临床表现如下：

（1）神经系统：小脑性共济失调，婴儿期即出现，之后进行性加重。开始时主要影响躯干，走路时步态摇晃特别明显、步基很宽，继而上肢出现意向性震颤。小脑性构音障碍出现早而重，肌张力低下，闭目难立征阳性，指鼻不准，快复轮替试验笨拙。锥体外系受损亦很明显，多数患儿较早出现舞蹈样动作；一些患者出现特征性眼球运动障碍，即眼球主动向两侧同向运动，常伴有仰头、眨眼和头的摆动、转颈等代偿动作；青春期后可出现脊髓损害表现，如深感觉缺失，病理反射阳性，但后者发生率较低；周围神经病变主要表现为腱反射减弱或消失，感觉缺失，肌无力。一些成人可出现肢体远端肌肉萎缩、无力和肌束颤动。约 33% 患儿出现智能缺陷，身体发育迟滞，表现为智力、身高体重明显低于同龄儿。

（2）皮肤改变：毛细血管扩张是本病突出的特征，多发生于 3 ~ 6 岁，最先出现于球结膜的暴露部分，在接近角膜处渐消失，其他易暴露的或易受刺激的部位，如眼睑、鼻梁、面颊等部位，随着年龄的增长，亦常出现该部位皮肤血管扩张，但很少引起出血。皮肤和毛发还出现一些早老性改变，如皮下脂肪减少或消失，皮肤菲薄、干燥，面部皮肤常萎缩而紧贴面骨，出现中度硬皮病样面部表情，还有不规则的色素沉着或色素脱失，部分患者有牛奶咖啡色斑，头发失去光泽、变灰黄、干燥易脱发。慢性脂溢性睑缘炎和脂溢性皮炎也常见。

（3）其他症状：患者最易发生各种程度不一的呼吸道感染，如复发的急性鼻炎、鼻窦炎、气管炎和肺炎，可导致肺部广泛纤维化，肺功能不全及杵状指（趾）。约半数病例伴发肿瘤，最多见为恶性淋巴瘤，其次为淋巴细胞白血病，再次为颅内胶质瘤。据统计患者患肿瘤的风险性较同龄正常组高 1200 倍。多数在 20 岁以前发病，少数可延迟至中年。一些患者出现智力发育差，发育障碍，性腺发育不良，第二性征不明显或不出现，女性患者卵巢不发育，胸腺不发育等。骨骼畸形较少见，晚期可出现脊柱后侧凸。少数并发心脏疾病或糖耐量异常。

2. 病理特征　神经系统受累表现为小脑皮质萎缩，普肯耶细胞、颗粒细胞和少量篮状细胞变性脱失。电镜下可见蒲肯野氏细胞内质网膜腔隙扩大，分解微粒，自噬空泡增多，电子密度增高。晚期出现黑质、下橄榄核、齿状核和脊髓前角细胞变性脱失。脊髓小脑束、脊髓后索及周围神经轴索变性，节段性脱髓鞘。淋巴系统受累表现为胸腺缺失或发育不良，缺乏 Hassall 小体，皮髓质分界不清，淋巴细胞数量减少，上皮样细胞增多。在脾脏和淋巴结，淋巴滤泡缺乏，浆细胞和淋巴细胞减少，网状内皮细胞增多。

3. 诊断　AT 的诊断基于典型的临床表现和一些特殊检查，如外周血检查发现血清 α - 甲胎球蛋白增高以及低丙种球蛋白血症，血清中选择性 IgA、IgE、IgG 减少或缺乏，IgM 略高。早期肌电图提示神经诱发电位幅度降低，中晚期出现运动和感觉传导速度减慢。头颅 CT 和 MRI 均提示不同程度的小脑萎缩、第 4 脑室扩大。

需要鉴别诊断的疾病包括 Friedreich 共济失调、小脑视网膜血管瘤病、Hartnup 病等。

由于 AT 病情复杂严重、反复感染、有癌变倾向，故预后极差。青春期后极少有患者能自理生活。

4. 候选致病基因　AT 是一种染色体不稳定综合征，具有自发性染色体断裂和重排的特征，常见有 t（14q+；14q-），即同源 14 号染色体易位，也有 14 号染色体与 7、8 号或 X 染色体易位的现象。染色体断裂点多见于 14q11-q12、7p13-p15 和 7q32-q35。

AT 的致病基因定位于 11q22-q23，即 *ATM*（AT Mutant）。*ATM* 基因全长 150kb，编码序列 12kb，共有 66 个外显子，外显子长度 243～634bp 不等，内含子大小从 100bp～11 kb 不等。*ATM* 基因突变位点可见于整个 *ATM* 基因，无突变热点，目前约有 270 余种突变被发现，其中大多数突变是缺失突变或剪切突变（43%），其他还可见插入突变、框内缺失等。40%～50% 的突变能产生剪切异常。某些错义突变可见于 T 淋巴细胞白血病患者。*ATM* 基因是迄今为止发现的外显子最多的人类基因之一，也是最重要的基因之一，它被视为看家基因。*ATM* 基因编码的蛋白产物类似磷脂酰肌醇 -3- 肌酶，含有蛋白激酶结构域。野生型 *ATM* 基因有以下功能：①与 DNA 损伤修复有关；②对细胞周期有调控作用；③可控制免疫细胞对抗原的反应；④可介导细胞对胰岛素的反应；⑤可能与性成熟有关。

四、黑色素斑胃肠息肉综合征

黑色素斑 - 胃肠多发性息肉综合征（Peutz-Jegher Syndrome，PJS）（OMIM，175200）的特征是在口唇及其周围发生黑色素斑，同时伴有消化道的多发性息肉病。

1. 临床表现　口腔黏膜及口唇有明显的黑色素斑，可为单一或多个，呈褐色或黑色，直径为 1～5mm 不等，形状呈不规则的圆形或椭圆形，于青春期前后颜色最深，幼年、老年色较淡，个别患者颜面和手也有不同程度的色素斑。息肉多发于小肠，一般无自觉症状，偶有发生肠套叠和肠出血者。较大量的消化道出血，多提示胃、十二指肠息肉。息肉可直接或间接诱发肠套叠，此时出现腹部绞痛和一系列肠梗阻症状，与小儿肠套叠或老年人因肿瘤所致肠套叠相比，本病所致腹痛较轻，腹痛多历时 10～15 分钟而自行缓解。

2. 病理特征　色素斑的组织学检查发现基底层黑色素细胞数增多，而真皮内发现含有色素的吞噬细胞。胃肠道息肉属于错构瘤特性，含有原始腺瘤和其他 3 种主质细胞，有腺体结构。

3. 诊断　根据唇部特征性的黑斑、胃肠道息肉即可确诊本病。辅助检查包括 X 线钡餐检查，可见大小不等的息肉，X 线双重造影可见有蜂窝状花纹影；或纤维内镜检查可发现胃、十二指肠、直肠、结肠的息肉。因系先天性遗传性疾病，故无特殊根治疗法。轻度肠出血保守治疗，严重出血内科疗法无效者可行剖腹探查，发现出血部位并做适当外科治疗，一般不宜做息肉切除术，但当发生梗阻、息肉数量较多或息肉较大时，可行手术或经内镜息肉切除。

4. 候选致病基因　染色体脆性位点是染色体断裂的易发点，断裂的染色体重排是诱发细胞恶变的一个重要机制。PJS 染色体有很强的不稳性，在 3p14 出现脆性位点的频率最高，而该位点是人类常出现脆性位点的区带，在 3p14 区域存在基因突变和重排。相关的候选基因包括抑癌基因 *FHIT* 基因，其次为 *STK 11*。*STK 11* 基因有 100 个位点发生胚系突变，并与 PJS 紧密连锁。

五、Rothmund–Thomson 综合征

Rothmund Thomson 综合征（Rothmund–Thomson syndrome，RTS）（OMIM，268400）又称为皮肤异色萎缩伴青光眼（poikiloderma atrophicans and cataract）（OMIM，268400）。1868 年首先由 Rothmund 所描述，1923 年 Thomson 又报道同样病例，1960 年 Rook 综述了本病 60 例，从而提出 Rothmund Thomson 综合征。本病属于染色体显性遗传，男女之比为 3：4。

1. 临床表现　出生后 6 ~ 9 个月开始发病。皮肤改变为全身性有毛细血管扩张，皮肤萎缩，色素沉着和色素减退。头部因皮肤萎缩而毛发全部脱落。眉毛、睫毛、胡须也均脱落，有甲营养不良。一些患者早年发生白内障，智力和体格发育正常。但多数患者的智力发育不良或呈侏儒，小头畸形、圆形凸额、四肢骨发育异常、性发育延迟。一些患者罹患肿瘤的风险增加。

口腔表现主要为过小牙，釉质发育不全，萌出延迟，缺牙或多生牙，颌骨发育不良，少数病例有腭垂裂。

2. 病理特征　上皮轻度萎缩，皮肤变薄各层均减少，真皮表皮交界处水肿，基底细胞层水样变性，真皮浅层毛细血管扩张，真皮表皮交界处有黑素颗粒增加或减少。

3. 诊断　本病应与着色性干皮病及早老症相鉴别。本病属于遗传疾病尚无有效疗法。应口服多种维生素、微量元素、小剂量抗疟药氯喹或羟氯喹以对症治疗。皮肤症状采用外用药物对症治疗。

4. 候选致病基因　该病的主要候选基因是 *RECQL4*（RecQ protein-like 4）（OMIM，603780），在 Rothmund–Thomson 综合征患者中目前发现至少已有 25 个 *RECQL4* 的基因突变，造成 RECQL4 蛋白合成障碍或者合成截断形式的无功能 RECQL4 蛋白。RECQL4 蛋白是一种特殊的 RecQ 解旋酶，负责与 DNA 结合然后使其解旋，对 DNA 复制和分离十分重要。

六、Hermansky–Pudlak 综合征

Hermansky–Pudlak 综合征（Hermansky–Pudlak syndrome，HPS）（OMIM，203300）又称为白化症伴出血素质、色素性网状内皮细胞综合征（albinism with hemorrhagic diathesis and pigmented reticuloendothelial cells）（OMIM，203300）。1957 年 Hermansky 和 Pudlak 最先报道本病，是白化病中危害最大的一种亚型，该病高发于波多黎各西北部地区，亚洲地区的日本、印度曾有过报道。临床上以眼皮肤白化病症状、出血倾向和组织内脂质聚积三联征为主要特征，可伴致命性并发症如肺纤维化、肉芽肿性结肠炎、肾衰竭及心肌病等。患者通常于 30 ~ 50 岁死于肺纤维化、出血等严重并发症。

1. 临床表现　男女均可发病，临床上患者与酪氨酸阴性白化病者相似，头发苍白，皮肤粉红，有大量色素斑和雀斑。强烈的日照可使患者头发为红棕色。患者牙龈常自主性出血，拔牙后长时间出血，若服用阿司匹林会加重出血倾向。患者身体和智力发育正常，白化症属于眼皮肤型，常有眼部症状，如眼球震颤、斜视，偶可伴有皮肤基底细胞癌，血小板计数及形态正常，但功能异常，出血时间延长。肺纤维化、肉芽肿性结肠炎、肾衰竭及心肌病为其致命性并发症。

2. 病理特征　口腔黏膜刮片可见蜡样色素沉积，电镜下血小板无致密小体。

3. 诊断　根据患者的临床表现、酪氨酸酶发泡试验、血小板凝集试验、血小板电镜检查等结果可进行诊断，需要与酪氨酸阴性白化病鉴别。目前对该病尚无根治的办法，以预防和对症治疗为主。产前诊断预防是有效的干预措施。

4. 候选致病基因　在人类，已经确定 8 种 HPS 亚型，各亚型在临床表现上存在一定差异。候选基因位于 11p15-p13、10q24.32、10q23.1、6p22.3、3q24、22q11.2-q12.2、19q13，包括 *HPS1 ~ HPS6* 基因、*AP3B1* 基因、*DTNBP1* 基因、*BLOC1S3* 基因。目前主要是通过分子分析法检测 HPS 基因突变来确诊 HPS 及其亚型。我国发现的 1 例 2 岁女性患者，除典型的眼皮肤白化病表现外，目前尚无其他并发症表现。基因筛查结果显示，该患儿的 *HPS1* 基因第 19 外显子区有一纯合型点突变，该突变位点及类型目前尚未见文献报道。其父母则分别为此突变位点的杂合子，符合常染色体隐性遗传方式。

七、Darier–White 病

Darier–White 病（Darier–White Disease，DAR）（OMIM，124200），又称毛囊角化病，毛囊角化综合征（keratosis follicularis）（OMIM，124200），Darier 病（Darier disease，DD）（OMIM，124200）等。1889 年 White 和 Darier 分别报道该病。该综合征是一种少见的以表皮细胞角化不良为基本病理变化的遗传性疾病，本病是常染色体显性遗传病，具有完全外显率。但也有单个病例发生，可能为自发突变所致。

1. 临床表现　一般在 8 ~ 16 岁发病，5 岁以前少见，无明显种族及性别差异。随年龄增长，病情可逐渐加重，特征性皮损为针尖至豌豆大的毛囊性坚硬丘疹，顶端覆以油腻性痂皮或糠状鳞屑，如将痂剥除，丘疹中央可见漏斗型小凹窝，突起丘疹呈皮肤色，渐增大融合成不规则疣状斑块，色棕黄、污黑或暗褐。常对称发生于面、胸、腹、四肢、骶部，躯干部损害以中线和腹部为多，面部以颞、额、耳和鼻唇沟为多。可位于四肢屈侧、腋下、股内侧等多汗、摩擦处的损害增殖尤其显著，常呈乳头瘤样，有脓性分泌物散发恶臭。

2. 病理特征　病变基底层出现裂隙，裂隙可延伸穿过表皮生发层，在陷窝周围有小的分离成群的增大的细胞，核深染，胞质清澈，外圈闪亮（部分角化），病损呈不同程度的过角化、错角化和棘层松解。

3. 诊断　本病是常染色体显性遗传病具有完全外显率，但也有散发病例。

4. 候选致病基因　*ATP2A2*（ATPase，Ca²⁺-Transporting，slow-twitch，*ATP2A2*）（OMIM，108740）是 Darier–White 病的候选基因，该基因定位于 12q23-24.1，编码肌浆 / 内质网 Ca²⁺-ATP 同工蛋白 2（sarcoplasmic/endoplasmic reticulum Ca²⁺-ATP isoform 2 protein，SERCA2），该蛋白属于一个钙泵，维持细胞内适宜的钙离子浓度。目前已经证实有 113 个家庭或散发的 Darier–White 病患者存在 *ATP2A2* 的基因突变，但其临床表型存在一定的差异。

八、肠病性肢端皮炎

肠病性肢端皮炎（acrodermatitis enteropathica）（OMIM，201100）又称为 Danbolt-Closs 综合征，Brandt 综合征。1936 年 Brandt 最先发现，1942 年 Danbolt 和 Closs 定名为肠病性肢端皮炎。肠病性肢端皮炎是一种常染色体隐性遗传病，婴儿期发病，青春期好转，成人极少发病，以肢端和口腔周围皮炎、脱发、腹泻及情感淡漠为临床特征。

1. 临床表现　皮炎和口角炎是常见的早期感觉症状。皮疹好发于口、鼻、肛门、阴道等腔口周围及四肢末端。骨突出部位如枕部、肘、膝、手足等处出现皮疹，开始为干燥的鳞屑性湿疹样斑块，继之在红斑基础上发生群集性水疱或大疱，可并发感染变成脓疱疱；脓疱疱破后形成糜烂面并结痂。尼氏征阴性，皮损可逐渐融合成境界清楚的鳞屑性暗红斑，周围有红晕，也可呈银屑病样。90% 的患者出现水样便或大便呈泡沫状，恶臭，常有缓解或加剧交替表现，患者常出现进行性营养不良、消瘦、发育迟缓等。患者毛发稀疏，无光泽，弥漫性或片状脱发，严重时可为全秃。患者指（趾）甲常肥厚，变形或发生甲沟炎。

2. 诊断　腹泻、脱发伴随皮疹和发热等特征有助于诊断该病。本病需与大疱性表皮松解症、掌跖脓疱疮、掌跖脓疱型银屑病等鉴别，前者是摩擦部位大疱，无腹泻脱发等特征，后两者皮疹为绿豆大小的无菌性脓疱，无肠道及头发病变。

3. 候选致病基因　本病是一种常染色体隐性遗传性锌缺乏症，血清锌水平≤9μmol/L。引起血锌水平降低的机制不清，可能与肠道转运蛋白或锌结合蛋白缺乏或缺陷有关。其候选基因为 *SLC39A4*（solute carrier family 39（zinc transporter），member 4）（OMIM，607059）。

九、类脂蛋白沉积症

类脂蛋白沉积症（lipoid proteinosis）（OMIM，247100）又称为 Urbach-Wiethe 病（urbach-wiethe disease）（OMIM，247100），皮肤黏膜玻璃样病变（hyalinosis cutis et mucosae）（OMIM，247100），Urbach-Wiethe 的类脂蛋白沉积（lipoid proteinosis of Urbach and Wiethe）（OMIM，247100）。1908 年 Siebenmann 首次对本病进行描述，1929 年 Urbach 等把该病确证为一个独立的疾病。类脂蛋白沉积症是一种罕见的遗传性疾病。常发生于婴儿，主要在皮肤、黏膜或内脏有无定形嗜伊红透明物质沉积，临床以眼睑增厚、肘膝黄色瘤样斑块伴声音嘶哑为特征。

1. 临床表现　本病临床上分为两型：原发型又称非光感型；继发型又称光感型。

（1）原发型：发生于婴儿，轻微的皮肤炎症损伤即可形成瘢痕。婴儿出生时或出生后不久可发生声音嘶哑，成为婴儿期的主要症状。咽部、舌和唇黏膜可见黄白色的浸润斑，质地较硬。另外在软腭、扁桃体弓、腭垂和舌下等处均可见广泛的黄色浸润斑，表面不规则，扁桃体覆盖一层白色硬斑。喉受累常较严重，会厌和声带可见结节。当浸润压迫腮腺导管时，可引起复发性腮腺肿胀及疼痛。偶尔阴道黏膜和阴唇也会受累。皮肤改变包括在幼年期逐渐突出面部发生黄棕色小结节。头皮受累出现脱发。发生在上下睑缘或眼睑的皮疹表现为念珠状丘疹或眼睑增厚伴睫毛脱落。位于肘部、膝部的皮损表现类似黄瘤。如皮肤发生外伤，外伤处皮肤逐渐出现浸润，颜色变暗呈棕色。表面明显角化呈疣状，发生在手背等处很像寻常疣。本病常伴某些系统性疾病如糖尿病，颅内因类脂蛋白沉积而致癫痫或精神症状。发生钙化肘可在颅部 X 线片上发现钙化灶。

口腔特征：口腔是病变最广泛的部位，几乎所有口内软组织均可发生豌豆大小的黄白色隆起的斑块浸润，以下唇较为严重，如大豆粒或卵石样，口角呈放射状裂隙。舌增大，触之较硬呈木头样，舌系带可与口底黏膜粘连而使活动范围受限，不能伸出唇外，甚至可能引起吞咽困难。一些患者牙不能发育或伴发牙发育不良，尤其是上颌侧切牙、尖牙和上、下第二前磨牙，也可发生釉质发育不良或牙萌出异常。

（2）继发型（光感型）：即红细胞生成性原卟啉病，患者对光线敏感，因此，出现以暴露部位炎症及继发性改变为主的皮肤变化。

2. 病理特征 早期病损可观察到毛细血管壁玻璃样变性；病变中期真皮中毛细血管和汗腺周围出现嗜酸性玻璃样物质，病变晚期病损皮肤胶原和弹力组织被玻璃样物质所取代；汗腺萎缩，嗜银纤维分布于整个真皮层，病变区上皮增生、过度角化，玻璃样物质 PAS 染色呈强阳性。

3. 诊断 根据婴儿期发病，有声音嘶哑、舌僵硬和增厚皮肤黄瘤样损害等一般诊断不难。病理检查对确诊有帮助。应当注意与淀粉样变病、黏液水肿性苔藓鉴别。

4. 候选致病基因 类脂蛋白沉积症呈常染色体隐性遗传。其候选致病基因为细胞外基质蛋白 1（extracellular matrix protein 1 gene, *ECM1*）（OMIM, 602201），尽管 *ECM1* 的功能不是很明确，但可能与皮肤黏附、上皮分化、伤口愈合、瘢痕、血管生成/血管病，基底膜的生理等有关。

十、Bloom 综合征

Bloom 综合征（Bloom syndrome, BLM）（OMIM, 210900）又称 Bloom-Genman 综合征，先天性侏儒-血管扩张性红斑综合征（congential telangiectatic erythema with growth retardation），面部红斑侏儒综合征（facial telangiectasis of dwarfs syndrome），先天性毛细血管扩张红斑（congenital telangiectatic erythema）等。1954 年 Bloom 最先报道该综合征。本病为常染色体隐性遗传，主要表现为侏儒对光敏感和面部毛细血管扩张性红斑。

1. 临床表现 主要为侏儒对光敏感和面部毛细血管扩张性红斑。皮肤病变常在出生15 天～3 个月内发生，虽为足月婴儿，但患儿表现生长迟缓，体重低下。阳光诱发面部毛细血管扩张性红斑，容易发生白血病和其他肿瘤。皮损一般限于手足背。面部表现为红斑，毛细血管扩张面部红斑可呈蝶形分布，有时红斑呈水肿或水疱糜烂面，愈后留下色素脱失斑，冬季减轻或消退，而夏季加重。部分患者青春期后光敏可减轻或消失。文献中未见皮损累及躯干者。另外，常伴有鱼鳞病、黑棘皮病、咖啡色斑、多毛、长颅、小鼻、大耳门、缺牙、并指（趾）、多指（趾）、隐睾、下肢短、足内翻、尿道下裂等畸形。本病易并发白血病。患者几乎全部为侏儒，一般智力发育不受影响。本病免疫异常多表现为丙种球蛋白血症、血清 IgG 正常、IgA 与 IgM 低下、淋巴细胞功能低下。本病还有恶性肿瘤倾向，约 1/6 患者可发生原发恶性肿瘤，其中半数为急性淋巴细胞白血病。

2. 诊断 根据临床表现、皮损常在接触日光后发生的特点等，可考虑本病的诊断。目前淋巴细胞姐妹染色单体交换率检查是确诊本病的极有效方法。

3. 候选致病基因 Bloom 综合征存在染色体的异常，如姐妹染色体互换。患者的末梢红细胞或成纤维细胞做体外培养时可见染色体断裂频率高，呈回肘式断裂，亦有单纯断裂，此现象称为染色体脆弱综合征。Bloom 综合征的候选基因为 *RECQL3*（OMIM，604610），定位于 15q26.1，该基因编码 DNA 解旋酶 RecQ 样蛋白 3（DNA helicase RecQ protein-like-3）。一些日本患者存在 631delCAA 的变化，可以为纯合子或杂合子。在一些犹太患者当中，存在 2281 位置 6 个碱基的缺失和 7 个碱基的插入。

第二节　口腔黏膜相关遗传性疾病

口腔黏膜相关的遗传性疾病较多，某些存在特征性的表现，也是较容易发现的遗传性口腔疾病之一；但同时这些疾病也存在很多共性特征，较难鉴别诊断。复发性口疮和白塞病（Behçet's syndrome，贝赫切特综合征）与多种遗传因素有关，将其列入第十一章第三节。

一、大疱性表皮松解症

大疱性表皮松解症（epidermolysis bullosa，EB）包括几种涉及皮肤和口腔等黏膜的水疱性疾病。该病最早是由 Koebner 在 19 世纪晚期首次提出，用以描绘一种不留瘢痕的水疱性皮肤病。随后用于描述一组以皮肤和黏膜对机械损伤易感并形成大疱为特征的多基因遗传性皮肤病。

1. 分类　根据大疱发生的位置，结合相关的临床体征和遗传类型可分为以下方面：

（1）Ⅰ型：单纯型。表皮内型，局限型。特征为无瘢痕形成，可有常染色体显性遗传、隐性遗传及伴性遗传的不同类型。皮损为大小不等的大疱和水疱，无棘层松解征，愈后不留瘢痕，可留有暂时性色素沉着。受累患儿生长发育正常。毛发、甲、牙、黏膜很少受累。至青春期可获改善。单纯型大疱性表皮松解症（epidermolysis bullosa simplex，EBS）的分类见表 9-1。

表 9-1　单纯型大疱性表皮松解症的分类

OMIM	病　名	基因座位	基因名称
609352	EBS 伴迁徙性环状红斑（epidermolysis bullosa simplex with migratory circinate erythema）	12q13	*KRT5*
131960	EBS 伴斑状色素沉着（epidermolysis bullosa simplex with mottled pigmentation，EBS-MP）	12q13	*KRT5*
601001	常染色体隐性遗传性 EBS（epidermolysis bullosa simplex，autosomal recessive）	17q12-q21	*KRT14*
131900	Koebner 型 EBS（epidermolysis bullosa simplex，Koebner type，EBS2）	17q12-q21，12q13	*KRT5*，*KRT14*
131800	Weber-Cockayne 型 EBS（epidermolysis bullosa simplex，Weber-Cockayne type）	17q12-q21，17q11-qter，12q13	*KRT5*，*KRT14*
131760	Dowling-Meara 型 EBS（epidermolysis bullosa herpetiformis，Dowling-Meara type）	17q12-q21，12q13	*KRT5*，*KRT14*
226670	肌营养不良症型 EBS（epidermolysis bullosa simplex with muscular dystrophy）	8q24	*PLEC1*

续表

OMIM	病　　名	基因座位	基因名称
612138	幽门闭锁型 EBS（epidermolysis bullosa simplex with pyloric atresia）	8q24	*PLEC1*
131950	Ogna 型 EBS（epidermolysis bullosa simplex, Ogna type）	8q24	*PLEC1*

（2）Ⅱ型：结合型或交界型。主要特征为皮肤萎缩，为常染色体隐性遗传，损害为松弛的大疱，棘层松解征阳性，愈后留下萎缩性瘢痕，常伴发粟粒疹，有色素障碍。身体和智力发育正常。毛发、牙常不累及。有时有鱼鳞病、毛周围角化症、多汗或甲厚等（表9-2）。结合型大疱性表皮松解症（epidermolysis bullosa junctionalis，EBJ）的分类见表9-2。

表 9-2　结合型大疱性表皮松解症的分类

OMIM	病　　名	基因座位	基因名称
226730	幽门闭锁型 EBJ（epidermolysis bullosa junctionalis with pyloric atresia）	17q11–qter, 2q31.1	*ITGB4*，*ITGA6*
226700	Herlitz 型 EBJ（epidermolysis bullosa junctional, Herlitz type）	18q11.2, 1q32, 1q25–q31	*LAMA3*，*LAMB3*，*LAMC2*
226650	非 Herlitz 型 EBJ（epidermolysis bullosa, junctional, non–Herlitz type，Generalized atrophic benign epidermolysis bullosa, mitis junctional epidermolysis bullosa）	18q11.2, 1q32, 17q11–qter, 1q25–q31, 10q24.3	*LAMA3*，*LAMB3*，*LAMC2*，*COL17A1*，*ITGB4*

（3）Ⅲ型：真皮型，又称为营养不良型。特征为皮肤萎缩和瘢痕形成，为常染色体显性或隐性遗传。损害除松弛的大水疱外，常有血疱，棘层松解征阳性，愈后留下萎缩性瘢痕和色素障碍，黏膜易受累。随侵犯部位不同，可有失音、吞咽困难、唇龈挛缩等表现。并有甲和牙发育不良，毛发脱落及侏儒、爪手、假性并指等畸形。有癌变倾向。营养不良型大疱性表皮松解症（epidermolysis bullosa dystrophica or dystrophic EB，DEB）的分类见表9-3。

（4）Ⅳ型：获得型（非遗传型），包括各种获得性大疱性表皮松解症。应与儿童类天疱疮、寻常型天疱疮、脓疱疮等鉴别（表9-4）。

除Ⅳ型外，前3型多数亚型开始发病的年龄为婴幼儿期。

2. 临床表现　手、足是最常受累的部位，面部、颈部、四肢及躯干都有可能出现病变，但各个类型同时出现病变的位置不尽相同。发热、摩擦、受压或外伤可能是皮肤水疱出现的诱因。不同类型的大疱性表皮松解症水疱所涉及的皮肤深度也不同，这在前面的分类中已有介绍。重度全身萎缩性大疱性表皮松解症患儿许多在发病后几个月内死于继发的化脓性感染。一些患者的眼部有以下改变：结膜明显萎缩，非特异性睑炎、睑球粘连，结膜炎以及伴角膜混浊和水疱形成的角膜炎。食管节段性狭窄和喉狭窄可继发于黏膜的瘢痕形成。

表 9-3　营养不良型大疱性表皮松解症的分类

OMIM	病　名	基因座位	基因名称
131750	常染色体显性遗传型 DEB（epidermolysis bullosa dystrophica，autosomal dominant，DDEB）	3p21.3	COL7A1
226600	常染色体显性遗传型 DEB（epidermolysis bullosa dystrophica，autosomal recessive，RDEB）	11q22-q23，3p21.3	COL7A1，MMP1
131850	胫前型 DEB（epidermolysis bullosa dystrophica，pretibial）	3p21.3	COL7A1
604129	大疱性表皮松解症痒疹样（epidermolysis bullosa pruriginosa）	3p21.3	COL7A1
132000	遗传性局限型皮肤缺损和指甲变形型 DEB（epidermolysis bullosa with congenital localized absence of skin and deformity of nails）	3p21.3	COL7A1
131705	新生儿过渡型大疱性皮炎（transient bullous dermolysis of the newborn，TBDN）	3p21.3	COL7A1

表 9-4　其他类型的大疱性表皮松解症

OMIM	病　名	基因座位	基因名称
609638	致死性棘层松解型 EB（epidermolysis bullosa，lethal acantholytic）	6p24	DSP

口腔表现：Ⅱ型和Ⅲ型大疱性表皮松解症中的多数亚型有口腔黏膜病损，多见于软硬腭交界处、舌部，血性，易破溃。一些类型大疱重复出现，瘢痕形成，可导致舌萎缩、舌粘连、前庭沟消失、口周狭窄。部分患者伴随釉质发育不全，有小陷凹，易于龋坏，萌出延迟。有人认为皮肤受累程度与牙受累程度无关（见文后彩图 9-1）。

3. 病理特征　Ⅱ型营养不良型大疱发生于基底膜下方，上皮与结缔组织分离开，其间有凝血块，上皮在此区变薄，结缔组织乳头血管扩张，有炎症细胞浸润。

4. 诊断　根据本病的临床特点、遗传学类型和活组织检查可确诊。在儿童大疱性表皮松解症患者中，应与大疱性脓疱病、新生儿脓疱病、Ritter 病、先天性吡咯紫质沉着病、先天性梅毒、青少年疱疹样皮炎相鉴别。在较大年龄患者中，应与天疱疮、药疹、疱疹性皮炎、多形性大疱性红斑进行鉴别。

5. 候选致病基因　由于皮肤结构蛋白的先天性缺陷，使皮肤容易发生松解出现大疱。如单纯型大疱性表皮松解症是由于表皮基底细胞的结构蛋白——角蛋白 5（keratin 5，KRT5）（OMIM，148040）或角蛋白 14（keratin 14，KRT14）（OMIM，148066）的编码基因缺陷或网格蛋白 1（plectin 1，PLEC1）（OMIM，601282）的双等位基因突变所致；交界性大疱性表皮松解症是由于整合素相关蛋白的编码基因 ITGB4（integrin，beta-4）（OMIM，147557）、ITGA6（integrin，alpha-6）（OMIM，147556）、层粘连蛋白系列蛋白的编码基因 LAMA3（laminin，alpha-3）（OMIM，600805）、LAMB3（laminin，beta-3）（OMIM，150310）、LAMC2（laminin，gamma-2）（OMIM，150292）的缺陷所致；营养不良型大疱

性表皮松解症主要是由于基底膜带中Ⅶ型胶原的编码基因 *COL7A1*（collagen，type Ⅶ，alpha-1）（OMIM，120120）缺陷所致。现已明确缺陷的发生是因为这些编码蛋白的基因出现了突变，导致蛋白质的结构异常，使皮肤松解。

二、白色海绵痣

白色海绵痣（white sponge nevus，WSN）（OMIM，193900），又称 Cannon 白色海绵痣（white sponge nevus of Cannon）（OMIM，193900），遗传性黏膜白色角化症（leukokeratosis，hereditary mucosal）（OMIM，193900），白色皱折性龈口炎或牙龈炎（white folded gingivostomatitis），先天性白色角化症（congenital leukokeratosis），家族性黏膜白色皱折发育异常（familial white folded dysplasia of the mucous mucous membrona），黏膜白色海绵痣（nevus sponge albus mucosae），口腔上皮痣（oral epithelia nevus）和 Cannon 综合征等。1909 年 Hyde 首先报道该病，1935 年 Cannon 对此病进行了系统的描述。此病特征为黏膜白色海绵痣，主要发生于口腔黏膜、颊黏膜，其他黏膜不同程度受累。本病较少见，为口腔黏膜的遗传性灰白色海绵状角质性损害，是由于良性上皮内角化不良所致。

1. 临床表现　本病具有家族性特征，多发于婴儿，也可发生在儿童或青少年。婴幼儿期即可发病，至青春期达到高峰，以后不再发展。好发于颊黏膜、唇、口底、舌、牙龈，也可见于阴道、阴唇、直肠等处。皮损为珍珠样白色或灰白色，高起于黏膜，发生于颊黏膜者为厚的、白色的、柔软的海绵状皱褶，四环素和青霉素可加重皮损。表面角化层有时脱落，形成粗糙表面，但不似白斑的表面粗糙发硬。病损对称，偶有单发。

2. 病理特征　病变区角化不全，偶见角化不良。黏膜上皮增厚，棘细胞水肿并可形成空泡，棘细胞的胞核变性、固缩或消失，核周及核内有嗜酸性物质沉积，胶原纤维水肿、断裂，有少量炎症细胞浸润。

3. 诊断　根据临床特点和组织学检查，可以诊断本病。需与白色水肿、遗传性良性上皮内角化不良相鉴别。该病用维 A 酸治疗有明显效果。

4. 候选致病基因　白色海绵痣呈常染色体显性遗传，为角质素 4、13 的编码基因 *KRT4*（keratin 4）（OMIM，123940）、*KRT13*（keratin 13）（OMIM，148065）发生突变所致。有文献报道我国台湾省 1 例白色海绵痣患者出现了 *KRT4* 1345G → A 的错义突变，导致 *KRT4* 多肽 2B 域氨基酸的改变（E449K）。国外学者曾报道对一个 19 人的苏格兰白色海绵痣家系的基因检测，发现 *KRT13* 的缺陷，位于 *KRT13* 基因第一外显子出现了 335A → G 的突变，导致 *KRT13* 1A 域 N112S 的改变。

三、遗传性良性上皮内角化不良症

遗传性良性上皮内角化不良症（hereditary benign intraepithelial dyskeratosis，HBID）（OMIM，127600），又称 Witkop von Sallmann 综合征。1960 年 Witkop 和 von Sallmann 同时报道，是以口腔黏膜出现无症状性白色斑片，及在充血球结膜上呈现疱样胶状斑片为病变特征的先天性综合征，属于高度外显的常染色体显性遗传。

1. 临床表现　颊黏膜、唇红缘、舌下及牙龈等处发生无症状的柔软白色海绵状皱褶，展开皱褶可见不透明的针尖大隆起，损害表浅。眼畏光，在球结膜充血的基底上发生小的类似结膜的黄斑或较大的隆起泡样胶状三角形样斑块。

2. 病理特征　表现为表皮增生棘层肥厚，有含空泡的棘细胞和良性角化不良细胞，表皮以蜡样嗜酸性粒细胞为主。

3. 诊断　结膜涂片用巴氏染色（Papanicolaou stain）有蜡样嗜伊红细胞可作为诊断依据。此病需与白色海绵痣（无眼部症状）、先天性甲肥厚症及 Darier-White 病相鉴别。

4. 候选致病基因　本病为常染色体显性遗传，机制不详，通过连锁分析，发现致病基因可能定位于 4q35。

四、先天性角化不良

先天性角化不良（dyskeratosis congenita，DKC）（OMIM，305000）又称先天性角化障碍，先天性角化障碍伴有色素沉着、甲萎缩、再生不良性贫血、口腔白斑（dyskeratosis congenita with pigmentation，dystrophic nails，aplastic anemia and leukoplakia oris），Zinsser-Cole-Engman 综合征（Zinsser-Cole-Engman syndrome）（OMIM，305000）。先天性角化不良是一种少见的遗传性疾病，其病变特征是皮肤网状萎缩伴色素沉着，甲营养不良，口腔黏膜白斑。自 1906 年由 Zinsser 首次描述此病以来，至今已发现此病的许多不同的临床表型，各种非皮肤性异常（牙、胃肠、生殖泌尿系统、神经系统、眼、肺和骨骼）开始被视为此病的特点，骨髓衰竭或再生障碍性贫血成为一些患者过早死亡的主要原因。此外，这些患者还容易患癌症和致死性肺并发症。此病有 X 连锁的隐性型、常染色体显性型和常染色体隐性型。

1. 临床表现　患者男性居多，曾疑为性联遗传，似与 Fanconi 综合征有关。一般来说，本病有三个特征：①甲营养不良不能形成甲板；②口腔或阴道黏膜可有白色增厚（白色角化症）；③皮肤可有如血管萎缩性皮肤异色症样的广泛网状色素沉着区，但较少发生萎缩和毛细血管扩张。

（1）皮肤特征：一般在 2~3 年后出现色素性改变，3~5 年后发展成完全型。在躯干上部、颈、面、腹等处可见细网状灰棕色色素沉着，也可波及躯干的大部分。皮肤萎缩及毛细血管扩张非常显著，如血管萎缩性皮肤异色症样；面部皮肤发红、萎缩，可有不规则斑样色素沉着，而在手足背则呈广泛萎缩，透明发亮，掌跖可增厚、多汗。外伤后易形成大疱。

（2）甲的改变：最早出现，在 5~13 岁甲可变得营养不良、萎缩而变薄、变尖、弯曲并脱落。可有白斑点，也可变成角质栓或完全破坏。可反复发生化脓性甲沟炎。轻症病例可见甲嵴或甲裂。

（3）黏膜损害：可与甲损害同时或在其后出现。舌及口腔黏膜可出现小疱及糜烂，继以不规则红斑、白斑，但有时也有广泛波及，呈疣状增厚，或有牙龈炎。眼结膜也可有类似改变或形成瘢痕，致泪孔堵塞而流泪过多。食管可变狭窄或有憩室而致吞咽困难。直肠、肛门及尿道的白斑可致狭窄。类似改变也可见于整个胃肠道或泌尿生殖器的黏膜。

（4）其他症状：再生障碍性贫血、骨骼异常、智力差及脾大等。皮肤、口腔、直肠等损害恶性变的机会较同年龄组正常人更为多见，可在 30~50 岁即死亡。

患者一般体格及智力较差，牙缺如或排列不整齐并有早期龋，毛发正常，但有时可稀少且干枯，间或有早老白发症及瘢痕性秃发。许多患者可有骨髓再生障碍致顽固性贫血或全血减少，常于 10 岁后加速出现，发展成为 Fanconi 贫血，有人认为该病就是 Fanconi 家族性全血细胞减少症的异型。

2. 病理特征 组织学改变无特异性，表现为上皮角化不良或角化过度、棘细胞层增厚。上皮及皮下组织可萎缩，伴毛细血管增生，血管周围大量黑色素沉着，无炎性渗出物。

3. 诊断 结合本病的特点，可以诊断。本综合征应注意与以下疾病相鉴别：先天性表皮水疱症，口腔黏膜白斑和先天性甲肥厚症。先天性表皮水疱症通常在面、颈部无特有的网状色素沉着。口腔黏膜白斑的白斑粗糙、稍硬，无皮肤网状色素沉着及甲的改变。先天性甲肥厚症表现为甲厚及口腔黏膜白色过度角化。本病还应与先天性皮肤异色症鉴别，后者以女性为多，婴儿期即在面、臀、四肢有红斑，继以皮肤异色，有明显光敏史，指甲改变不常见，且少见白斑。与无汗型外胚叶发育不良的区别是后者有牙改变，有明显特殊的面容，头发少或全无，但甲的改变很少见。本病预后差，可发展成血液病或癌而致死。但仅有营养不良及色素沉着的患者，其预后尚佳。

4. 候选致病基因 先天性角化障碍的候选基因为 *DKC1*（dyskeratosis congenital 1）基因。该基因编码蛋白 dyskerin，后者与人类端粒酶的 RNA 成分相关联。*DKC1* 基因突变类型多为错义突变，少数为非编码区的突变。其中一个重要的突变位点是 *DKC1* 基因 5' 上游与 Sp1 的一个结合位点，后经证实这种突变可能会造成该基因启动子活性的改变。

DKC 具有遗传异质性（genetic heterogeneity），表现为常染色体隐性遗传、常染色体显性遗传和 X 连锁遗传特性。呈常染色体显性遗传的 DKC 包括：DKCA1（OMIM，127550），其候选基因为定位于 3q26.2 的 *TERC*（OMIM，602322）；DKCA2（OMIM，613989），其候选基因为定位于 5p15 的 *TERT*（OMIM，187270）；DKCA3（OMIM，613990），其候选基因为定位于 14q12 的 *TINF2*（OMIM，604319）。呈常染色体隐性遗传的 DKC 包括：DKCB1（OMIM，224230），其候选基因为定位于 15q14-q15 的 *NOLA3*（OMIM，606471）；DKCB2（OMIM，613987），其候选基因为定位于 5q35 的 *NOLA2*（OMIM，606470）；DKCB3（OMIM，613988），其候选基因为定位于 17p13 的 *TCAB1*（WRAP53）（OMIM，612661）；DKCB4（OMIM，613989），其候选基因为 *TERT*。X 连锁隐性遗传的 DKCX（OMIM，305000）的候选基因为定位于 Xq28 的 *DKC1* 基因（dyskerin）（OMIM，300126）。

五、先天性甲肥厚症

先天性甲肥厚症（pachyonychia congentia）（OMIM，167200）又称先天性厚甲症，先天性指（趾）甲肥厚，先天性指甲肥厚，该病由 Jadassoh-Lewandowsky 于 1906 年最早报道，故又称为 Jadassohn-Lewandowsky 综合征（Jadassohn-Lewandowsky syndrome）（OMIM，167200）等。先天性甲肥厚症是一种少见的甲肥厚性遗传性皮肤病。该病通常分为三型：Ⅰ 型 PC（pachyonychia congenita，type 1，PC1）（OMIM，167200）最常见，或 Jadassohn-Lewandowsky 型 PC（pachyonychia congenita，Jadassohn-Lewandowsky type）（OMIM，167200）；Ⅱ 型 PC（pachyonychia congenita，type 2，PC2）（OMIM，167210）或 Jackson-Sertoli 型 PC（pachyonychia congenita，Jackson-Lawler type）（OMIM，167210）。Ⅲ 型为迟发型先天性厚甲症（pachyonychia congenita tarda），其中 Ⅰ 型 PC 最常见。OMIM 数据库列举了一种呈常染色体隐性遗传 PC（pachyonychia congenita，autosomal recessive）（OMIM，260130），其特征是显著的白甲和 Terry 样指甲，即指甲如平直的玻璃，没有新月样结构。

1. 临床表现 口腔白色角化病为本病常见症状，舌背部增厚、发白或灰白。上下牙列颊𬌗线处发白。口腔内常出现疱疹样病变，裂纹舌发病者多。部分患者有牙冠发育异常和融合牙、胎生牙。

Ⅰ型先天性甲肥厚症的特征性表现为指（趾）甲显著肥厚，掌跖角化过度、多汗，肘膝臀部出现毛囊角化过度性皮损等。其中甲改变于出生后出现，但更多见于出生后几个月内，因角化过度导致甲远端向上翘起，出现特征性的门槛样远端角化过度。黏膜白斑多见于舌和口腔，偶尔累及喉部引起声嘶。此外，于足跖受压部可见胼胝，行走可导致水泡。手掌胼胝仅见于手工劳动者。其他各型临床表现与Ⅰ型类似，但Ⅱ型伴发胎生牙或称诞生牙（natal teeth），多发性皮脂腺囊肿；Ⅲ型发病较晚，于颈腰、腋窝、大腿、膝的屈侧、臀部和腹部可见色素沉着。

2. 病理特征 指（趾）甲下角化症及出现各种角化异常，口腔黏膜发生均匀的棘层增生，有明显的细胞内空泡变性，细胞间桥消失，不全角化明显，其镜下改变与白色海绵状斑痣近似。

3. 诊断 根据临床表现皮损特点，组织病理特征即可诊断。对厚甲行拔除术只能暂时缓解症状。

4. 候选致病基因 目前发现Ⅰ型 PC 的候选基因包括定位于 12q13.13 的 *KRT6A*（OMIM，148041）和定位于 17q21.2 的 *KRT16*（OMIM，148067）。Ⅱ型 PC 的候选基因包括定位于 12q13.13 的 *KRT6B*（OMIM，148042）和定位于 17q21.2 的 *KRT17*（OMIM，148069）有关。其他类型 PC 的候选基因不详。*KRT17* 基因突变的类型包括 R94-98del（导致多肽序列 RLASY）的缺失，错义突变 R94P 和 L95Q 等。

六、手掌脚底过度角化病

手掌脚底过度角化病（keratosis palmoplantaris）（OMIM，144200）又称 Schäfer 综合征，1925 年由 Schäfer 首先描述本病，为常染色体显性遗传疾病。患者手掌足底角化。口腔黏膜白斑，毛囊角化症，秃发，甲肥厚，小头畸形，智力发育不全，侏儒，生殖腺发育不全。眼部可有先天性白内障，角膜上皮有树枝状病变。具体病因不详。

七、Chédiak-Higashi 综合征

Chédiak-Higashi 综合征（Chediak-Higashi syndrome，CHS）（OMIM，214500），又称为先天性过氧化物酶颗粒异常综合征（congenital gigantism of peroxidase granule）（OMIM，214500），由 Chédiak、Higashi 分别于 1952 年和 1954 年发现。该综合征为一种原因不明的全身性疾病，具有以下特点：部分性皮肤白化病伴有眼球震颤与畏光；常发生化脓性感染；巨溶酶体颗粒。口面症状包括皮肤局部有皮肤瘀斑，或花斑状色素消失，甚至白化症；快速进展期可出现假膜性口腔炎等。

Chédiak-Higashi 综合征为属常染色体隐性遗传，家族有近亲婚配史的本病患者的白细胞有多种缺陷，无论是体外还是体内都发现中性粒细胞的趋化性、黏着性、杀菌力有缺陷，变形能力减弱，缺少弹性硬蛋白酶，中性粒细胞、单核细胞、淋巴细胞、胃黏膜细胞、肾小管细胞、神经元、施万细胞、黑素细胞都含有巨溶酶体颗粒。该综合征的候选

致病基因为溶酶体运输调节蛋白的编码基因 *LYST*（lysosomal trafficking regulator）（OMIM，606897），以前称为 *CHS* 基因（Chediak-Higashi syndrome gene）。该基因定位于 1q42-q44，其突变可导致多组织中溶酶体颗粒缺陷，属于白细胞识别和吞噬功能异常性疾病。

第三节 舌相关遗传性疾病

一、地 图 舌

地图舌（geographic tongue）、地图舌和裂纹舌（geographic tongue and fissured tongue）（OMIM，137400），也称游走性舌炎（benign migratory glossitis）或区域剥脱性舌炎（glossitis areata exfoliativa）。本病是一种浅层的慢性边缘性剥脱性舌炎。由于它的病损表现为经常在舌面的不同部位，并可变换大小和形状，具有游走性的特点，所以又称为游走性舌炎。

1. 临床表现　在舌表面黏膜出现部分丝状乳头萎缩消失，起初为点状，逐渐扩大形成圆形、椭圆形或不规则形的红色光滑区，似舌黏膜剥脱掉一片，而其周围的丝状舌乳头则角化增生，呈现增厚稍隆起的黄白色边缘，因此，在舌面正常黏膜与病变区黏膜间轮廓清晰，形似地图状，故称为地图舌。由于丝状舌乳头可以边剥脱边修复，故剥脱区的大小、形状可能经常变化，有时只有一片剥脱区，有时是多个剥脱区同时存在，甚至相互融合波及整个舌面。

地图舌一般没有明显的自觉症状，病变区较大时对刺激性的食物如辣的、酸的食物比较敏感，可有轻度烧灼感或刺痒感。有部分患儿合并裂纹舌，在舌背上形成较深而弯曲的沟，有的家长见到后会感到比较紧张。本病可间歇缓解，有一定的自限性，即剥脱的丝状舌乳头可自行修复，使舌黏膜表面完全恢复正常。但仍可间歇性发作，有的病程可以长达数年，甚至到成年，但大多数患儿可随着年龄的增长而自愈。

2. 病理特征　红斑区丝状乳头消失，黏膜上皮表层剥脱，棘层变薄，结缔组织乳头较多，固有层血管充血，炎症细胞浸润。边缘区上皮增厚，棘细胞水肿，棘层浅表见微脓肿，固有层炎症细胞浸润。

3. 诊断　根据病变好发于舌尖、舌中央和舌缘，特征性的舌圆形或椭圆形红斑，以及游走性特征即可进行诊断。单纯的地图舌不主张治疗，因为它没有明显的害处，若有疼痛和其他并发症，可以对症治疗。

4. 候选致病基因　本病为常染色体显性遗传，少数有家族性，多数为散发。候选基因不详。

二、沟 纹 舌

沟纹舌（fissured tongue）（OMIM，137400）又称皱纹舌（furrowed tongue），阴囊舌（lingua scrotalis）。沟纹舌的发生率约 5%，随年龄而增加，性别种族无明显差异。

1. 临床表现　舌背表面出现不同形态的裂隙，裂纹大小、数目、形态及深度不一。有时需舌伸出向下卷曲或刷牙轻咬才能看得清晰。舌背中央呈前后向、深纵形脉纹裂隙，两旁分叉若干但较浅，对称排列，支脉裂隙伸向两旁舌缘，有如叶脉状。脑纹舌沟纹则迂回舌背如大脑沟回。舌裂隙内上皮完整，乳头大部存在，多无明显不适，如上皮受到损伤破坏，经微生物感染，则发生炎症，可有敏感症状。沟纹舌舌体较肥大，可形成巨舌。本病病程发展缓慢，发病可随年龄增长而增加，在性别上无明显差异。

2. 病理特征　沟纹可深达黏膜下层或肌层，沟纹表面上皮增生角化，上皮钉突增长，形状不规则；某些区域表皮明显变薄，无角化层。炎症时可见淋巴细胞、浆细胞浸润，毛细血管扩张和组织水肿。扫描电镜可见丝状乳头、菌状乳头明显改变，乳头呈半球状或矮柱状，形成机制可能是由于上皮细胞内折成裂隙，裂隙逐渐加深增宽和延长。

3. 诊断　根据临床表现可以诊断本病。因继发感染而裂隙发炎有灼热感时，应与维生素 B$_6$ 缺乏引起的舌部不适相鉴别。

4. 候选致病基因　一些患者有家族史，有人认为沟纹舌呈常染色体显性遗传。但通过对患者的细胞遗传学分析，未发现患者染色体数目、结构方面有特异性改变和染色体畸变率异常增高现象。有唾液腺和泪腺发育不全的患者同时存在沟纹舌，其 *FGF10* 基因存在突变。一些环境因素或后天因素如地理环境、饮食营养等因素也影响本病的发生。

三、家族性自主神经功能不全

家族性自主神经功能不全（familial dysautonomia；dysautonomia, familial, DYS，FD）（OMIM，223900）由 Riley 和 Day 于 1949 年最先报道，故又称 Riley-Day 综合征（Riley-Day syndrome）（OMIM，223900），这是一种少见的家族性的先天性感觉异常综合征（neuropathy, hereditary sensory and autonomic, type Ⅲ, HSAN3）（OMIM，223900）。据文献记载本病多见于犹太人，在美国犹太人中的发病率为 1/10 000，其病变特征为皮肤痛觉不敏感，味觉障碍，情绪和血压不稳定，直立性低血压，不流泪，出汗多等自主神经功能不全的表现。本病有明显的家族性，呈常染色体隐性遗传。

1. 临床表现　常见有：①泪液缺乏：哭叫时无泪或仅有少许泪液，各种理化刺激均难以增加患者的泪液；②出汗过多：头部和背部于兴奋或进餐时大量出汗，但手掌足底则不出汗，汗液成分分析正常；③皮肤红斑：常于进食或情绪激动时，面部、颈肩、上胸可出现一过性境界分明的红色斑点，餐后迅速消失；④体温明显异常：可有不明原因的发热，一有感染即易高热；⑤血压不稳：血压易受轻微刺激或某些情感变化而波动；⑥消化道症状：出生后常不会吸奶，有时出现吸吮困难，年龄稍大些后可有吞咽困难，食物反流，周期性恶心呕吐，痉挛性腹痛等；⑦通气功能改变：在高二氧化碳或低氧状态下通气功能降低，并有心动过缓和低血压，甚至出现晕厥；⑧神经精神症状：说话迟晚，构音障碍，味觉迟钝，情绪不稳，角膜反射消失，腱反射减弱或消失，智能低下，共济失调等；⑨其他：身材矮小，发育缓慢，脊柱侧弯和足外翻，角膜溃疡，动作笨拙等。

口腔表现：患儿口裂长，对称性面下垂，舌几乎无菌状乳头和轮廓乳头，味觉障碍，特别是对甜味和苦味的味觉降低，携带者可能出现舌菌状乳头减少。

2. 病理特征　患者周围神经发育不良，组织化学检查发现在神经轴突和血管周围神经丛中不含去甲肾上腺素。

3. 诊断　根据摄食、泪液、角膜、舌、痛觉等临床特征即可诊断，实验室检查可使用组胺皮内注射，不引起发红反应。本病应与先天性无痛觉症鉴别。本病应对症治疗，预后较差，半数患者在 22 岁前死亡。

4. 候选致病基因　家族性自主神经功能不全的候选病变基因为 *IKBKAP*（inhibitor of kappa light polypeptide gene enhancer in B-cells, kinase complex-associated protein）（OMIM, 603722），该基因定位于第 9 号染色体，编码 IKAP（IkB kinase complex associated protein）蛋白，该蛋白的功能可能与转录有关。常见基因突变位点位于第 20 号内含子 C→T 的改变，其结果导致第 20 号外显子在转录时被跳过，翻译时造成外显子 20～37 编码的氨基酸缺失。另外一个较常见的突变可造成 696 位氨基酸的改变。

关于家族性自主神经功能不全的其他候选致病基因还包括代谢异常理论，如患者存在体内儿茶酚胺代谢异常，乙酰胆碱代谢异常和神经生长因子 β 亚单位（β-NGE）代谢异常等。

四、巨舌脐膨出巨大内脏综合征

巨舌脐膨出巨大内脏综合征（macroglossia-omphalocele-viceromegaly syndrome）又称为脐膨出-巨舌-巨大躯体综合征（exomphalos-macroglossia-gigantism syndrome, EMG）或 EMG 综合征（EMG syndrome）（OMIM, 130650）。1963 年首先由 Beckwith 描述本病，故称 Beckwith 综合征，1964 年 Weidemann 又报道了一家三兄妹均发生本病，因此，又称 Beckwith-Weidemann 综合征（Beckwith-Weidemann syndrome, BWS）（OMIM, 130650）。

1. 临床表现　男女均可发病。患儿体格较一般新生儿明显巨大，舌头巨大，常伸出口外，活动笨拙，影响正常的哺乳动作及咬合，嘴并不增大。常有腹部膨大、脐膨出或脐疝。患儿出生后 1 个月内可呈消瘦状态，皮下脂肪明显减少，但以后几个月则生长逐渐加速，甚至接近巨大畸形。至 1 周岁左右，表现吐字不清、言语障碍，下颌前突。低血糖发作为本病的突出症状，在出生后几小时内即可出现，以后则反复发作，之后逐渐减少，一般在 3～4 个月后可逐渐停止，但也有持续至 2～3 岁者。据统计，低血糖的发生率约占 33%～50%。患儿内脏肥大，肝、肾、胰腺、心脏等均有不成比例的肥大。其他症状包括：颜面的火焰状母斑，耳廓畸形，颜面中央发育不全，膈肌缺损，阴蒂肥大，隐睾，肠扭转以及母体羊水过多，巨大胎儿等。患儿有轻度的智能低下，小头畸形等。患儿如能幸存至小儿期，则可有半身肥大症。常易罹患恶性肿瘤，如肾上腺瘤、Wilms 瘤、精原细胞瘤、肝母细胞瘤以及腹腔肿瘤等。

2. 诊断　根据新生儿低血糖、巨舌、巨大内脏等特点可作出诊断。

3. 候选致病基因　本综合征为常染色体显性遗传，外显不全，不同表现度，大多数为孤立病例。有文献报道 Beckwith-Wiedemann 综合征出现 11p15 的三体征（trisomy），其原因在于全新复制（de novo duplication）或者核型为 t（4；11）（q33；p14）。

第四节　其他皮肤软组织遗传性疾病

常见的遗传性皮肤疾病主要包括显性遗传性皮肤病，约占总皮肤相关遗传病的 70% 以上，如寻常型鱼鳞病、大疱性鱼鳞病样红皮病、掌跖角皮病、毛囊角化、汗管角化病、毛发红糠疹、雀斑等病；患者一般情况好，不影响生命和工作能力。通常隐性遗传性皮肤病较少见，如白化病、着色干皮病、营养不良性和致死性大疱性表皮松解症、苯酮尿症、早老症等，患者病情严重，甚至影响生命。第三类皮肤软组织遗传性疾病为性连锁隐性遗传，如眼白化症伴性鱼鳞病、先天性角化不良。此外，还有一些呈多基因遗传的皮肤疾病，包括脂溢性皮炎、寻常痤疮、银屑病、多毛症、斑秃等。遗传性皮肤病常见的临床表现特征为皮肤出现色素性变化，角化异常，水疱及大疱等；其次常伴有神经与智力、骨骼及眼等组织或器官受累表现。此外，皮纹改变也是遗传性皮肤病的一种表现，可用于筛选及辅助诊断某些遗传性皮肤病。本小节主要介绍一些出现在面部皮肤和软组织的遗传性疾病。

一、弹性假黄瘤病

弹性假黄瘤病（pseudoxanthoma elasticum，PXE）（OMIM，177850）或假性弹性黄色瘤病，又称皮肤假性黄色瘤、营养不良性弹力纤维病（elastosis dystrophica）、系统性弹力纤维病（systemic elastic disease）、全身弹力纤维碎裂症（generalized elastorrhexis）、遗传性弹力纤维营养不良症（hereditary elastodystrophy）、Grönblad-Strandberg 综合征（Grönblad-Strandberg syndrome）、Grönblad-Strandberg-Touraine 综合征、Touraine 综合征、Darier-Grönblad-Strandberg 综合征等。本病是一种罕见的全身结缔组织病，呈广泛的弹性组织变性。本综合征具有 4 个特征：皮肤假性弹性黄色瘤；视网膜血管样条纹；复发性严重的消化道出血；脉搏减弱。

弹性假黄瘤病具有明显的异质型，可有常染色体显性遗传和性染色体遗传。目前发现 *ABCC6* 基因（OMIM，603234）的错义、无义、剪切位点突变、缺失和插入均与弹性假黄瘤病有关。其他候选基因还包括 *XYLT1*（xylosyltransferase 1）（OMIM，608124）和 *XYLT2*（xylosyltransferase 2）（OMIM，608125）。

二、Cowden 病

Cowden 病（Cowden disease，CD）（OMIM，158350，又称为 Cowden 综合征（Cowden syndrome）（OMIM，158350）、多发性错构瘤综合征（multiply hamartoma syndrome）（OMIM，158350），由 Lloyd 和 Dennis1963 首先报道。错构瘤（hamartoma）这一术语是 1904 年由 Albrecht 首次使用，意思是在发育中出现错误而形成的肿瘤。此种息肉可以是正常组织的异构现象，有一种或几种组织过度生长的肿瘤。Cowden 病为胃肠道多发性息肉伴有面部小丘疹、肢端角化病和口腔黏膜乳突样病变。发病年龄为 13 ~ 65 岁，以 25 岁前多见，男女之比为 1 : 1.5。本病合并恶性肿瘤的发生率高达 40%，主要为乳腺癌、甲状腺癌等。Cowden 病属于常染色体显性遗传，*PTEN*（OMIM，601728）是该病的主要候选基因，约 80% 的 Cowden 病患者有 *PTEN* 基因突变。

三、Wagenmann-Froboese 综合征

Wagenmann-Froboese 综合征（Wagenmann-Froboese syndrome）（OMIM，162300）属于 II B 型多发性内分泌瘤（multiple endocrine neoplasia，Type II B，MEN2B）（OMIM，162300）。该综合征是由甲状腺髓样癌、嗜铬细胞瘤和神经瘤（神经增生）组成。此综合征以多发性黏膜神经瘤，甲状腺髓样癌和嗜铬细胞瘤为特征，常伴有马方样体态。甲状腺癌的发病常较早，有 3 个月大婴儿发病的报道。癌肿生长迅速且很快发生转移。患者大多有黏膜神经瘤，这种神经瘤表现为发亮的小肿块存在于唇、舌及口腔黏膜，还可发生于眼

睑、结膜、巩膜。眼睑变厚，口唇肥大。胃肠道异常引起便秘和腹泻。偶见结肠扩大膨胀（巨结肠）。这些异常改变据认为是肠道神经瘤所致。该综合征患者常出现脊柱异常，尤其是脊柱弯曲及足骨、股骨异常。大多受累者有四肢细长、关节疏松表现，呈马方样体型（marfanoid habilus）。已报道的病例约 50% 为散发性，也有部分患者具有家族性常染色体显性遗传特征，候选基因为第 10 号染色体上 RET 肿瘤基因。

四、局灶性皮肤发育不全

局灶性皮肤发育不全（focal dermal hypoplasia，FDH）（OMIM，305600）又称 Goltz 综合征（Goltz syndrome）（OMIM，305600），Goltz-Gorlin 综合征（Goltz-Gorlin syndrome）（OMIM，305600），属于 X 连锁显性遗传疾病，为中胚叶与外胚叶结构广泛发育障碍，产生广泛进行性皮肤和骨骼缺陷的综合征。该综合征多见于女性，临床上主要表现为皮肤、骨骼、牙、毛、甲等异常。皮肤特征为边界清楚的皮肤变薄，表皮凹陷。有些部位脂肪可由真皮缺陷部位向外突出，形成脂肪疝，呈柔软的黄色结节，线状排列。在臀、股、腋部还可看到线状或蛇行排列的褐色斑，成网或筛状萎缩，毛细血管扩张的红斑，有如皮肤异色病改变。唇、肛门、阴道出口周围有小的红色进行性发展的乳头状瘤，很易误诊为尖锐湿疣。患者可出现指（趾）骨的改变，可有缺指或并指，如龙虾爪。脊柱为侧凸、后凸、腰椎骶骨化、脊柱裂等，亦可呈右锁骨发育不全、头颅发育不对称等。牙发育不良，表现为数量及形态异常，如牙较小、生长较慢、牙变形、牙数目减少等。患者毛发常稀少而易脆裂，或完全缺如。耻骨及两腋部可见斑状脱毛区，可有缺甲、甲结构异常、营养不良而呈匙状甲、沟状甲等。眼常受累，虹膜、睫状体、视网膜或全眼球缺陷是特征性的。偶有小眼球或一侧眼不发育，泪管异常，眼外肌病变。耳朵变形，耳软骨缺陷，可伴耳聋。约有 1/3 病例身材矮小，精神发育迟缓。此外，心、肾、中枢神经系统损害亦可见到。

目前关于 FDH 的致病基因尚不清楚，一些病例存在 PORCN 基因（porcupine homolog，Drosophila）（OMIM，300651），该基因定位于 X 染色体，编码 Wnt 途径的一种调节因子。

五、Melkersson-Rosenthal 综合征

Melkersson-Rosenthal 综合征（Melkersson-Rosenthal syndrome，MRS）（OMIM，155900），又称梅-罗综合征（Melkersson syndrome）（OMIM，155900）、肉芽肿性唇炎（cheilitis granulomatosis）（OMIM，155900）、复发性口面部肿胀 - 多发性面瘫 - 裂舌三联征，或面部复发性水肿 - 贝尔麻痹 - 裂舌综合征。1928 年，Melkersson 首先注意该类患者可同时出现面神经的间歇性麻痹与唇部血管神经性水肿，并将其作为一种特殊的综合征记载。1931 年，Rosenthal 补充了裂舌这一症状，构成 Melkersson-Rosenthal 综合征。肉芽肿性唇炎（cheilitis granulo-matosa）通常被认为是 MRS 的单症状型。本病的发病率尚无确切统计，国内至今已报道了 20 多例，典型三联征少见，不完全型（即包括三联征中的两种）相对较多，属隐性遗传。MRS 多在儿童或青春期发病，颜面肿胀反复发作为主要症状（非凹陷性，常累及上、下唇、颊、舌、颏），间隔几天、1 周或数十年出现周围性面瘫和裂舌，除此之外，还可表现为巨舌，舌肉芽肿样变可转为白斑甚至癌变。该病发生无明显性别差异。有的患者还出现味觉丧失，当面神经瘫痪不完全恢复时，可出现 Marin Amat 综合征。其他神经症状包括视神经萎缩，眼球运动障碍，面部感觉障碍，听力下降，吞咽困难等。

有时可伴有其他部位的水肿以及泪腺唾液的分泌紊乱，角膜炎，球后视神经炎，视网膜血管异常，眼球突出，三叉神经痛及偏头痛等。尚可伴有低热及轻度全身症状。诱发因素为受凉、劳累、感染等。本病属于常染色体显性遗传，具体候选基因尚不清楚，可能定位在9号染色体长臂11区上。

六、克罗恩病

克罗恩病（Crohn disease）（OMIM，266600），或称Ⅰ型炎症性肠病（inflammatory bowel disease1，IBD1）（OMIM，266600），又称局限性回肠炎、局限性肠炎、节段性肠炎和肉芽肿性肠炎，是一种原因不明的肠道炎症性疾病。本病和慢性非特异性溃疡性结肠炎两者统称为炎症性肠病（IBD）。克罗恩病在整个胃肠道的任何部位均可发生，但好发于末端回肠和右半结肠。以腹痛、腹泻、肠梗阻为主要症状，且有发热、营养障碍等肠外表现。病程多迁延，常有反复，不易根治。患者在口腔内部软组织通常有不同的表现，如在龈颊沟处的黏膜有明显水肿，形成不均匀的线样增生。颊黏膜区增厚呈分叶状，牙龈、牙槽嵴局部充血、水肿等。腭、舌、咽等处有丘疹样增生。该病的病因尚未明确，可能为多种致病因素的综合作用，与免疫异常、感染和遗传因素有关，有人认为该病呈多基因遗传。

七、双唇综合征

双唇综合征（double lip syndrome）（OMIM，109900）又称Laffer-Ascher综合征（Laffer-Ascher syndrome）（OMIM，109900）、Ascher综合征（Ascher's syndrome）（OMIM，109900）、睑皮松弛-双唇综合征（blepharochalasis and double lip）（OMIM，109900）。1909年Laffer首次报道1例双唇和眼睑松垂患者，后来Ascher又发现第三个症状——非毒性甲状腺肿大。因此，国外学者将双唇-眼睑松垂-非毒性甲状腺肿大三联征（double lip，blepharochalasis，nontoxic thyroid enlargement）称为Laffer-Ascher综合征。该综合征属于常染色体隐性遗传，候选基因不详。

八、Ⅰ型神经节苷脂沉积病

神经节苷脂沉积病（gangliosidosis）为一组常染色体隐性遗传性疾病，主要原因在于β-半乳糖苷酶的显著缺陷，A、B、C种同工酶均有缺陷，造成单唾液酸四己糖酰神经节苷脂即GM1沉积于中枢神经系统和其他各内脏器官。GM1-Ⅰ型神经节苷脂沉积病（gangliosidosis GM1 type Ⅰ）（OMIM，230500）又称为GM1-Ⅰ型全身性神经节苷脂沉积病（generalized GM1 gangliosidosis）（OMIM，230500）；Norman-Landing综合征和假Hurler病。该病的临床表现为：凸前额凹鼻梁，低耳，巨舌，牙龈增生，人中较长，角膜混浊，关节挛缩，肝大、脾大，眼底黄斑区有樱桃红点。新生儿时期蛙形体位，面部水肿，智力发育极差。6~7个月时，患儿对外周仍无反应，吞咽无力，不能竖头，肌张力降低，自主活动减少，腱反射亢进。听觉过敏，惊吓反射极为明显。惊厥频繁发作，抗惊厥药物治疗往往无效，随病程进展逐步出现去皮质强直状态。患者极少活过2周岁。在一些患者中发现GLB1（galactosidase，beta-1）基因（OMIM，611458）存在不同形式的突变。

九、面肩肱型肌营养不良

面肩肱型肌营养不良（facioscapulohumeral muscular dystrophy，FSHD）（OMIM，158900）又称Landouzy-Dejerine型肌营养不良（Landouzy-Dejerine muscular dystrophy）（OMIM，158900）。属于常染色体显性遗传，发病率为9.2/100万新生儿，患病率为2.3/100万~5.6/100万。患者呈肌病面容，面肌萎缩无力，鼻唇沟平坦，嘴唇突起，不能紧闭眼睑、皱额和吹口哨。舌肥大，发音不清。肩胛带、骨盆带肌肉萎缩无力，举臂、梳头和穿衣困难。基因检测发现患者染色体4q35出现3.3kb的重复序列D4Z4。

十、厚皮性骨膜病

厚皮性骨膜病（pachydermoperiostosis）（OMIM，259100）又称为原发性常染色体隐性遗传性肥大性骨关节病（hypertrophic osteoarthropathy，primary，autosomal recessive，1，PHOAR1）（OMIM，259100）、Touraine-Solente-Gole综合征（Touraine-Solente-Gole syndrome）（OMIM，259100）。1935年Touraine最先确定本病。发病机制还不清楚，以男性多见，常在青春期后不久发病。患者颜面、前额、头部皮肤肥厚，呈皱褶状。前额改变特别突出，额横纹增深。头部皮肤打折呈脑回状，眼睑特别是上眼睑增厚松弛，耳及口唇亦肥厚、变大，手足皮肤亦肥厚，四肢骨骼及指骨节肥大，手指及足趾呈杵状，踝膝关节积液。患者四肢疼痛，行动笨拙。该病呈常染色体显性遗传，目前发现该病与*HPGD*基因（15-hydroxyprostaglandin dehydrogenase）（OMIM，601688）突变相关，后者可引起血PGE水平的变化。

需要鉴别的是继发性皮肤肥厚骨膜骨质增生，该病以女性多见。皮肤改变不显著，骨病变明显而且快，自觉疼痛，原发病减轻后，骨及皮肤病变减轻。常继发于各种慢性及恶性肿瘤性疾病。

十一、Moebius 综合征

Moebius综合征（Moebius syndrome，MBS）（OMIM，157900）又称先天性双侧面瘫综合征（congenital facial diplegia syndrome），或先天性眼麻痹、婴儿眼肌萎缩、先天性面瘫、Graefe Ⅱ综合征、von Graefe综合征、先天性展神经和面神经麻痹（congenital abducens and facial nerves paralysis）等，1888年由Moebius首先报道。本病以脑神经联合麻痹、先天畸形及智力低下为特点。双侧面瘫是其典型的症状之一，表现为面部无表情运动，鼻唇沟浅，圆口，口唇音不清，幼儿期吸吮、喂养困难，儿童期可有口角流涎，食物残留在颊部等现象。关于该病有常染色体显性遗传、常染色体隐性遗传和X染色体隐性遗传的报道，相关基因不详。

十二、Lesch-Nyhan 综合征

Lesch-Nyhan综合征（Lesch-Nyhan syndrome）（OMIM，300322）又称为次黄嘌呤-鸟嘌呤磷酸核糖转移酶缺乏症［hypoxanthine guanine phosphoribosyltransferase（HGPRT）1 deficiency］（OMIM，300322）。该综合征是X染色体连锁隐性遗传的先天性嘌呤代谢缺陷病，源于次黄嘌呤-鸟嘌呤磷酸核糖转移酶缺失，缺乏该酶使得次黄嘌呤和鸟嘌呤不能转

换为 IMP 和 GMP，而是降解为尿酸，高尿酸盐血症引起早期肾脏结石，逐渐出现痛风症状。此种疾病见于男性，患者智力低下，有特征性的强迫性自身毁伤行为，如常咬伤自己的嘴唇、手和足趾，故亦称自毁容貌症。目前该病的致病基因仍不清楚。

思考题

1. 面部皮肤常见的单基因遗传病有哪些？
2. 口腔黏膜常见的单基因遗传病有哪些？
3. 请列举 2~3 种舌相关的遗传性疾病的名称。

第十章

累及口腔多组织的遗传性疾病

第一节　常见染色体病

染色体病是因细胞中遗传物质的主要载体——染色体的数目或形态、结构异常引起的疾病，通常分为常染色体病和性染色体病两大类。据不完全统计，目前约有800余种不同类型的染色体异常，其中至少有140种属于45，X，即缺少X或Y染色体；至少110种多了一条16号染色体；至少20种属于多了一条18号染色体；至少40种属于多了一条21号染色体。在自然流产胎儿中有20%～50%是由染色体异常所致；在新生婴儿中染色体异常的发生率是0.5%～1%。染色体病患者通常缺乏生活自理能力，部分患者在幼年即夭折。染色体病是临床遗传学的主要研究内容之一，其确诊一般是通过染色体组型的检查。目前对染色体病尚无有效的治疗手段，只能通过产前诊断、遗传咨询等预防措施，来指导控制染色体病患儿的出生。本小节主要介绍一些有口颌系统表现的染色体病。

一、21号染色体三体综合征

21号染色体三体综合征又称21三体综合征（21 trisomy syndrome）（OMIM，190685），先天愚型，Down综合征（Down syndrome）（OMIM，190685），是小儿染色体病中最常见的一种，母亲年龄愈大，本病的发病率愈高。60%患儿在胎儿早期即夭折流产。

患者主要特征为智力低下、体格发育迟缓和特殊面容。患儿眼距宽，鼻梁低平，睑裂小，眼外侧上斜，有内眦赘皮，外耳小，硬腭窄小，舌常伸出口外，流涎多；身材矮小，头围小于正常，骨龄常落后于年龄；头发细软而较少；四肢短，由于韧带松弛，关节可过度弯曲，手指粗短，小指向内弯曲。皮肤纹理特征有通贯手等。患儿在出生时已有明显的特殊面容，且常呈现嗜睡和喂养困难。随着年龄增长，其智力低下表现逐渐明显，动作发育和性发育延迟。约30%患儿伴有先天性心脏病等其他畸形。因免疫功能低下，易患各种感染，白血病的发生率也增高10～30倍。如存活至成人期，则常在30岁以后出现老年性痴呆症状。

据文献报道，在一些丹麦Down综合征患者当中，69.8%的女性和90.7%的男性均伴有先天性的缺牙，缺失牙多发生于上颌侧切牙、下颌中切牙和第二前磨牙。超过10%的患者中有一侧或双侧上颌乳中切牙缺失，10%患者出现锥形或桩样上颌侧切牙。此外，在一项关于 34 例以色列 Down 综合征的调查中发现，除第三磨牙外，59% 患者出现不同程度的牙缺失，25% 患者出现过小或锥形侧切牙。

按照核型分析 Down 综合征可分为三型：标准型、易位型和嵌合型。标准型：患儿体细胞染色体为 47 条，有一条额外的 21 号染色体，核型为 47，XX（或 XY），+21，此型占全部病例的 95%。其发生机制系亲代（多数为母方）的生殖细胞染色体在减数分裂时不分离所致。双亲外周血淋巴细胞核型都正常。易位型：约占 2.5%~5%，多为罗伯逊易位（Robertsonian translocation），是指发生在近端着丝粒染色体的一种相互易位，亦称着丝粒融合，其额外的 21 号染色体长臂易位到另一近端着丝粒染色体上。嵌合型：约占 Down 综合征的 2%~4%。患儿体内有两种以上细胞株（以两种为多见），一株正常，另一株为 21 三体细胞，本型是因受精卵在早期分裂过程中染色体不分离所引起，临床表现视正常细胞所占百分比而定。

二、13 号染色体三体综合征

13 三体综合征（13 trisomy syndrome，trisomy D）是指患者多一条 13 号染色体。1960 年 Patau 首先描述本病，故又称为 Patau 综合征（Patau syndrome）。新生儿中的发病率约为 1∶25 000，女性多于男性。患儿表现为多发畸形和智力迟钝，其畸形程度比 21 三体综合征严重。45% 的患儿在出生后 1 个月内死亡，90% 在 6 个月内死亡，存活至 3 岁者少于 5%，平均寿命为 130 天。

颅面的畸形包括小头，前额、前脑发育缺陷，眼球小，常有虹膜缺损，鼻宽而扁平，2/3 患儿有上唇裂，并常有腭裂，耳位低，耳廓畸形，颌小，其他常见多指（趾），手指相重叠，足跟向后突出及足掌中凸，形成所谓的摇椅底足。男性常有阴囊畸形和隐睾，女性则有阴蒂肥大、双阴道、双角子宫等。脑和内脏的畸形非常普遍，如无嗅脑，心室或心房间隔缺损、动脉导管未闭，多囊肾、肾盂积水等，由于内耳螺旋器缺损造成耳聋。智力发育障碍见于所有的患者，而且程度严重，存活较久的患儿还有癫痫样发作，肌张力低下等。

细胞遗传学分析显示 80% 患者为游离型 13 三体，核型为 46，XX（或 XY），+13，其余的则为嵌合型或易位型。嵌合型一般症状较轻，易位型通常以 13 和 14 号罗伯逊易位居多，患者有一条 t（13q14q）易位染色体，核型为 46，–14，+t（13q14q），其结果是多了一条 13 号长臂。当双亲之一是平衡易位携带者时，因为绝大多数异常胎儿均流产死亡，产出患儿的风险不超过 5% 或 1%。如果双亲之一为 13q 易位携带者，由于只能产生三体或单体的合子，流产率达 100%。目前对导致 13 三体综合征因素所知甚少，父母亲高龄可能是原因之一，据统计，患儿母亲的平均年龄为 31.6 岁，父亲的平均年龄为 34.6 岁。

三、18 号染色体三体综合征

18 三体综合征（18 trisomy syndrome）又称 Edwards 综合征（Edwards syndrome）（OMIM，300484），是次于 Down 综合征的第二种常染色体三体征，1960 年 Edwards 等首先报道，至今已有数百例报道。主要临床表现为多发畸形，多于出生后数周死亡。本病在新生婴儿中的发生率为 1/3500~1/8000，多发生于年龄较大的父、母亲。18 三体综合征的畸形主要包括中胚层及其衍化物的异常（如骨骼、泌尿生殖系统、心脏最明显）。此外，接近中胚层的外胚层（如皮肤皱褶、皮嵴及毛发等）及内胚层（如梅克尔憩室、肺及肾）也异常。文献报道胚胎5周前发育正常，在妊娠第6～8周开始出现异常。初看患儿无明显异常，但仔细观察可发现骨骼比例异常，枕骨突出，胸骨短，骨盆小。新生儿早期肌张力低，以后肌张力增高，因而限制大腿充分外展能力。患者的畸形涉及多个组织和器官中枢神经系统、四肢、心血管、泌尿生殖系统、消化系统等。

患儿生长发育迟缓，口颌系统的主要畸形表现为：头前后径长，头围小，枕骨突出。两眼及眉距增宽，两侧内眦赘皮，角膜混浊，眼睑下垂，常见小眼畸形。鼻梁细长及隆起，鼻孔常向上翻。嘴小，腭弓高且窄，下颌小。耳有明显特征：耳位低，耳廓平，上部较尖。此外，偶见脑膜膨出、唇裂、腭裂、后鼻孔闭锁及外耳道闭锁等畸形。颈短，颈皮过长呈蹼状。

手的姿势是18三体综合征的特征性表现：手指屈曲，拇指、中指及示指紧收，示指压在中指上，小指压在无名指上，手指不易伸直，如被动地伸直时，则中指及小指斜向尺侧，拇指及示指向桡侧，示指与中指分开，形成V形。

细胞遗传学检查80%病例染色体为三体型47，XX（XY），+18；10%为嵌合型46，XY（XX）/47XY（XX），+18。其余可见双三体48，XXY（XXX），+18或D/E，E/G易位型。18三体综合征的畸形繁多，达115种以上，但非所有畸形在每个患者都存在。患者手指的病态为本病最明显特征。指纹弓形纹常在6个以上，如单有指纹弓形纹表现，可高度怀疑为18三体综合征。对父母年龄较大，有智能及发育障碍伴有多发畸形的患儿，要考虑有本病的可能。个别病例在出生后头几个月体格表现可能无明显特征。

四、4号染色体短臂缺失综合征

4号染色体短臂缺失综合征（chromosome 4p16.3 deletion syndrome）（OMIM，194190）又称Wolf-Hirschhorn综合征（Wolf-Hirschhorn syndrome，WHS）（OMIM，194190）、Pitt-Rogers-Danks综合征（Pitt-Rogers-Danks syndrome，PRDS）（OMIM，194190）和Pitt综合征（Pitt syndrome）（OMIM，194190），由Wolf于1965年首先报道。4号染色体短臂部分缺失（4p-）的患者出生体重低，智力及发育障碍严重，肌张力低，半数有癫痫。头小而长，前额高，婴儿哭时皱纹深，内侧眉毛稀少，眉间宽。鼻梁和鼻头一样宽，呈方形鼻，鼻孔三角形，人中窄而深。眼距宽，眼球突出，斜视，眼睑下垂，内眦赘皮。颈细长，躯干长。腹股沟疝，男性可有隐睾，睾丸移位，尿道下裂。半数以上病例有心脏畸形，如室、房间隔缺损，动脉导管未闭等。也可有神经系统或肾脏畸形。约1/3患者在2岁以内死亡，个别个体可活到30岁。

五、4号染色体短臂部分三体

4号染色体短臂部分三体（4p+）的患者智力低下，生长发育迟缓，矮小，圆脸，小眼球，鼻梁与眉间连接无界限，鼻根部的凹陷消失。上唇长，轻度突出，腭弓高，龋齿，耳位低，外耳大，对耳轮突出，耳轮上方折叠明显，耳屏宽，发际低。颈短，两乳头距离远，肋骨发育不良，脊柱侧弯。指屈曲不能伸直，赘指，四肢畸形。男性可有短阴茎，尿道下裂，隐睾等。

六、5 号染色体短臂缺失综合征

5 号染色体短臂缺失综合征（chromosome 5P deletion syndrome）（OMIM，123450）又称猫叫综合征（cat cry syndrome）（OMIM，123450）、Cri-du-chat 综合征（Cri-du-chat syndrome）（OMIM，123450），1963 年 Lejeune 首先报道此病。该综合征发生率为 1/10 万，自 1963 年发现以来，国内外报道仅 200 余例，我国有记录的仅 20 余例。患儿一般表现为生长发育迟缓，头颅部畸形，哭声轻，音调高，皮纹改变等特点，并有严重的智能障碍，而其最明显的特征是哭声类似猫叫，"猫叫综合征"因此而得名，其原因在于喉肌发育不良，患儿哭声轻、音调高很像猫叫。患者一般表现为两眼距离较远、外眼角向下斜、鼻梁低平、耳位低、下颌小、生长发育迟缓、哭声奇异等特点，并存在严重的智力障碍。这种病的患儿 50% 伴有先天性心脏病，通常在婴、幼儿期就夭折，少数活至成年，大部分病例源自基因突变，少数来自父母，家族遗传的发病率为 15%。目前尚无理想的治疗手段，只能对症治疗。

七、8 号染色体三体综合征

1971 年 Grouchy 首先报道该综合征，至今全世界报道已 100 余例。15% 的病例为原发性的 8 号染色体三体，85% 为嵌合型，男性较多见。该病的发生率约 1/25 000 ~ 1/50 000。患者平均寿命正常，多数患儿出生体重正常，通常有中度智力障碍，胼胝体可缺失。患者唇肥厚丰满，有的甚至出现下唇外翻，上唇较长。下颌小而后缩，上腭高尖，可伴腭裂；前额突出，有时为大头畸形。患者外耳发育不良、部分患者出现眶距增宽，并有斜视，角膜混浊较为常见。鼻基底较宽，鼻尖上翘。患者颈短，四肢长，指弯曲、畸形；多发骨畸形；先天性心脏病。

八、Turner 综合征

Turner 综合征（Turner syndrome）又称为先天性卵巢发育不全综合征、先天性性腺发育不全综合征，其典型核型为 45，X，故又称 45，X 综合征。患者身材矮小，成人身高约为 120 ~ 140cm，眼睑下垂，内眦赘皮，小颌，后发迹低位，颈短，50% 患者有蹼颈，即颈部两侧有多余的翼状皮肤，用手拉开似鸭蹼样。乳头和乳腺发育差，两乳头间距宽，肘外翻明显。卵巢发育不全，呈条索状，原发闭经，阴毛稀少，无腋毛，外生殖器呈幼女型。一般患者智力正常，也有的患者伴随智力低下。常伴发心脏缺陷和多发性骨骼畸形，第 4、第 5 掌骨短，第 5 指短而内弯。通常尿中缺乏雌激素。X 染色质检查为阴性。患者颅面的特征为小颌，腭盖高拱，腭裂，牙早萌等。

该综合征的核型非常复杂，除典型的 45，X，还有嵌合型以及各种结构异常的核型。由于染色体异常情况不同而表型差异也较大。嵌合型个体如异常核型的比例较小时，则其临床症状一般较轻。根据资料推测约有 98% 的 45，X 胚胎在孕早期自然流产，只有 2% 发育异常、程度较轻者能存活。在新生女婴中的发病率约为 1/5000 ~ 1/2500，一般出生后均能存活。

该病发生原因主要是双亲之一在性细胞形成过程中，发生性染色体的不分离，致使性细胞中发生性染色体的丢失，约 75% 是由于父方精子的性染色体丢失。另约 10% 是由于受精卵卵裂过程中性染色体的不分离，导致嵌合体的形成。患者在 14 岁前应用雌激素治疗，可促进第二性征和生殖器官的发育、乳房发育、月经来潮、心理状态改变等。目前倾向于儿童期可给予生长激素帮助其生长发育，以免成人后身材矮小，至青春期给予雌激素治疗。

九、先天性睾丸发育不全综合征

先天性睾丸发育不全综合征又称原发小睾丸症，或 47，XXY 综合征，即患者核型比正常男性多了一条 X 染色体。患者外表为男性，通常在儿童期无任何症状，青春期开始后，症状逐渐明显。身材高，四肢长，体力较弱。具有男性外生殖器，阴茎短小，小睾丸，无精子，因而不育。男性第二性征发育差，腋毛、阴毛稀少或无，无胡须，喉结不明显。青春期常见乳房发育似女性乳房，皮下脂肪堆积，皮肤细腻，性情体态均趋向女性化，此期尿检可发现促性腺激素明显增加。患者往往在青春期症状明显时才就诊。部分患者可见智力低下，有的具有精神异常或精神分裂症倾向。X 染色质和 Y 染色质检查均为阳性。患者颅颌面的特点为颅盖较小，颅底角小于正常，下颌角大于正常。患者中上颌前突畸形和下颌前突畸形均可发生，恒牙牙冠较正常大，有些患者有牛型牙畸形。

患者核型 80% 为 47，XXY；约 15% 为嵌合型。患者的染色体越多，其性征和智力障碍越严重，并伴有多发畸形。这种异常核型发生的原因是由于亲代性细胞形成过程中性染色体不分离的结果，约 40% 发生于父方，60% 发生于母方，可能与母亲的年龄有关，母亲年龄高的易发生。通常用睾酮治疗可以收到明显效果，可促使第二性征发育并改善患者的心理状态。

十、脆性 X 染色体综合征

脆性 X 染色体综合征（Fragile X syndrome）（OMIM，300624），又称 Martin-Bell 综合征，是指 X 染色体长臂近末端处有一细丝样的脆性部位，位于 Xq27-28，其相连的末端呈随体样结构，由于这一细丝样部位容易发生断裂，从而导致缺失和无着丝粒断片。患者多数为中度或重度智力低下，大睾丸在青春期后更为明显，一般比正常男性大 1 倍以上。患者具有特殊面容：颜面瘦长，前额突出，大嘴厚唇，下颌大而前突，大耳朵。语言有障碍，常常说话延迟，或仅发简单音节。性情孤僻或表现为多动症。这些临床特征对诊断具有一定价值。据调查，脆性 X 染色体综合征在男性群体中的发病率约为 0.92‰，在所有智力低下的男性中约占 10% ~ 20%。其发病率仅次于 Down 综合征。如女性个体携带有脆性 X 染色体，则为脆性 X 染色体女性携带者，过去认为女性携带者表型是正常的，后经研究发现约有 1/3 女性携带者表现轻度或中度智力低下，据估计女性携带者约占女性人群的 0.5‰。

第二节　常见遗传代谢疾病

遗传代谢病是指有代谢功能缺陷的一类遗传病，多为单基因遗传病，包括氨基酸、有机酸、脂肪酸等先天性的代谢缺陷，目前已发现的超过 500 种。遗传代谢病可以造成体内多器官和系统的损害，常见临床表现有：神经系统异常、代谢性酸中毒、严重呕吐、肝脏肿大或肝功能不全、特殊气味、容貌怪异、皮肤和毛发异常、眼部异常、耳聋等，多数遗传代谢病伴有神经系统异常，在新生儿期发病者可表现为急性脑病，造成痴呆、脑瘫，甚至昏迷、死亡等严重并发症。通常患儿在新生儿期常没有特别的临床表现，一旦出现异常，身体和智力的损害已不可逆转，失去了治疗的机会，死亡率和复发率也很高，是导致儿童夭折或残疾的主要病因之一。因此，专家建议新生儿应进行遗传代谢病检测。本小节主要介绍在口颌系统有表现的遗传代谢病。

一、黏 多 糖 病

黏多糖病（mucopolysaccharidoses，MPS）是由于溶酶体中某些酶的缺乏使不同的酸性黏多糖不能完全降解，在各种组织内沉积而引起的一组疾病。多以骨骼的病变为主，还可累及中枢神经系统、心血管系统以及肝、脾、关节、皮肤等。

黏多糖又名氨基葡聚糖，是骨基质和结缔组织细胞的主要成分，它是由糖醛酸和N-乙酰己糖胺或其硫酸酯组成的双糖单位的重复序列大分子，是富含阴离子多聚体的糖胺多糖，其中主要成分有硫酸皮肤素（DS）、硫酸类肝素（HS）、硫酸角质素（KS）、硫酸软骨素（CS）和透明质酸（HA）等。这些多糖的降解必须在溶酶体中进行，目前已知有10种溶酶体糖苷酶、硫酸酯酶和乙酰转移酶参与其降解过程，任何一种酶缺陷都会造成氨基葡萄糖链的分解障碍，积聚体内并自尿中排出。根据临床表现和酶缺陷，MPS可分为Ⅰ～Ⅶ等7型，其中Ⅴ型已改称为ⅠH/S型，每型又有若干亚型。MPS以Ⅰ型较为多见，临床表现亦最典型。除Ⅱ型为X连锁隐性遗传外，其余均为常染色体隐性遗传病。这里只介绍口颌系统有症状的黏多糖病。

1. 黏多糖病ⅠH型（mucopolysaccharidosis type Ⅰ H，MPS1-H）（OMIM，607014）又称Hurler综合征（Hurler syndrome）（OMIM，607014），为溶酶体 α-L-艾杜糖醛酸酶缺乏所致，发病率1/10万新生儿。主要临床表现为：进行性发育迟缓，体矮，智力低下，舟状头，颈短，面容粗俗，有角膜混浊，关节僵硬，活动受限，驼背。其他症状还包括视网膜色素沉着，耳聋，胸廓畸形，肝大、脾大，腹大，心脏瓣膜缺损和动脉硬化等。黏多糖筛查阳性，根据酶活性测定可检出携带者。预后差，多于儿童期死亡。

患者的口颌表现为：面容粗俗，鱼形口，口不能闭，唇厚外翻，人中平坦，上唇长。舌巨大，可伸至口外，造成开𬌗，3岁以后更明显。牙排列稀疏，部分牙倾斜移位，牙磨耗严重，牙迟萌。患者牙龈肥大，牙槽嵴增生，牙间隙明显。一些患者可出现含牙囊肿。下颌短小，下颌支短而窄，髁突运动受限，形态改变。患者颅缝早闭、骨肥厚形成舟形头畸形，鼻部也出现畸形改变。

该型黏多糖病的候选基因为*IDUA*（alpha-l-iduronidase）（OMIM，252800）。

2. 黏多糖病ⅠS型（mucopolysaccharidosis type Ⅰ S，MPS1-S）（OMIM，607016）又称Scheie综合征（Scheie syndrome）（OMIM，607016），其发病率为1/500 000，原因在于α-L-艾杜糖醛酸酶编码基因*IDUA*的缺陷导致硫酸皮肤素和硫酸已酰肝素在细胞内的非正常集聚所，与ⅠH型相似，是由等位基因的突变所造成的。

患者在儿童早期没有明显的异常，症状一般在5～15岁时变得显著。患者面部粗糙，但不似Hurler综合征。面型宽且面中部高度增加，下颌前突。多数病例均有口角下垂。有的患者伴随巨舌症，偶见阔鼻和宽鼻孔。一些患者在未萌的第一恒磨牙周围有囊性改变，患者的下颌髁突发育不良。患者角膜混浊、视力下降。其他的表现有骨骼系统表现，短颈、手脚短而阔，指（趾）固定呈爪形，所有关节的动度均受限。患者智力一般正常，肝脾可能增大，腹股沟疝或（和）脐疝较常见，有时也伴有心脏疾病。

3. 黏多糖病 I H/S 型（mucopolysaccharidosis type I H/S, MPS1-HS）（OMIM，607015）又称 Hurler-Scheie 综合征（Hurler-Scheie syndrome）（OMIM，607015）。其致病原因与 I H 型和 I S 型近似，但其临床表型较 I H 型轻，较 I S 型重。其口颌表现与 I H 型相似。

4. 黏多糖病 II 型（mucopolysaccharidosis type II）（OMIM，309900）又称 Hunter 综合征（Hunter syndrome）（OMIM，309900），为 X 连锁隐性遗传，其病因是艾杜糖醛酸 -2- 硫酸酯酶（iduronate 2-sulfatase, IDS）（OMIM，300823）缺乏。临床上有重型（A）和轻型（B）。由于酶缺乏使硫酸皮肤素和硫酸类肝素降解障碍，在体内贮留并由尿中排出，两者的排出量比为 1：1。

黏多糖病 II A 型的临床表现与黏多糖 I H 型相似，多在青春期前死亡。起病在 2~6 岁，有特殊面容和骨骼畸形，手指为爪样畸形。角膜内皮细胞虽有黏多糖沉积但无角膜薄翳，皮肤呈结节性增厚，以上臂和胸部最为显著。从幼儿期开始有听力损伤，呈进行性耳聋，视网膜变性。心脏增大可闻及收缩期与舒张期杂音，最后患者可因充血性心力衰竭或心肌梗死导致死亡。患者智力低下的程度差异较大，严重或轻微智力低下。其他临床表现包括肝脏肿大和关节强直。II B 型无智能障碍，临床症状亦较轻。

黏多糖病 II 型的口颌表现特征有：巨头畸形，面容粗俗，唇厚，巨舌；牙畸形，牙排列稀疏。

5. 黏多糖病 III 型（mucopolysaccharidisis type III A）（OMIM，252900）又称 Sanfilippo 综合征（Sanfilippo syndrome A）（OMIM，252900），其特点为不均一性。III A 型为硫酸酰胺酶（或称为类肝素 -N- 硫酸酯酶）（N-sulfoglucosamine sulfohydrolase, SGSH）（OMIM，605270）缺乏，III B 型（OMIM，252920）为 α-N- 乙酰葡糖胺酶缺乏，III C 型（OMIM，252930）为 N- 乙酰基转移酶缺乏，III D 型（OMIM，252940）为葡糖胺 -6- 硫酸酯酶缺乏，以上这些酶都是硫酸肝素降解所需要的酶，因此，以上酶的缺乏均可引起硫酸（类）肝素在体内的蓄积，由尿中排出 HS 增多。此类酶缺乏主要引起神经系统不同程度的破坏，神经元呈气球样变，脑室扩大，脑组织内硫酸类肝素、糖脂和 GM- 神经节苷脂含量增加，基底神经节损伤等。

患者出生后 1 岁内精神运动发育正常。2~3 岁时逐渐出现行为、语言、智能等障碍，面容粗糙，关节强直和毛发过多。肝大、脾大。神经系统症状表现为进行性手足徐动，四肢痉挛性瘫痪等。在四种亚型中，III A 型症状出现较早，临床表现较显著，进展较快。黏多糖病 III 型的口腔表现报道不一，有的患者出现牙槽脓肿，髓腔闭锁，继发性牙本质大量沉积。一些患者出现巨舌或伸舌等。

6. 黏多糖病 IV 型（mucopolysaccharidosis type IV A）（OMIM，253000）又称 Morquio 综合征（Morquio syndrome A），包括 A 和 B 两个亚型（OMIM，253000，253010）。A 型为半乳糖 -6- 硫酸酯酶（galactosamine-6-sulfate sulfatase, GALNS）（OMIM，612222）缺乏，B 型为 β-D 半乳糖酶（galactosidase, beta-1, GLB1）（OMIM，611458）缺乏，两种酶的缺乏导致硫酸软骨素和硫酸角质素的降解障碍，从而在细胞内沉积，硫酸角质素与软骨

素 –4/6– 硫酸由尿中排出增多，但黏多糖总量不增加。随着年龄的增长，硫酸角质素的浓度下降，至成年时排出量可正常。由于黏多糖在骨和软骨细胞沉积，骨发育障碍最为明显。Ⅳ型为常染色体隐性遗传。

黏多糖病Ⅳ型的临床特点为明显的生长迟缓，步态异常，骨骼畸形，且逐渐显著。骨骼的畸形表现和Ⅰ–S型相似，脊柱后凸和（或）侧凸，椎骨扁平，飘带型肋骨，还可有鸡胸，骨质疏松，髂骨外翻，股骨头变平，腕和膝关节肿大，但无关节强直。学龄期出现角膜混浊，皮肤增厚且松弛。智力发育基本正常为Ⅳ型的特点。青春期发育可正常，以后逐渐出现脊髓压迫症状，晚期出现麻痹性截瘫和呼吸麻痹。患者寿命多为20～30岁。

口颌特征为面容粗俗，颌骨突出，大口畸形，塌鼻。乳恒牙釉质发育不全，牙间隙宽，牙尖形成不良，磨牙和前磨牙牙尖细长呈针尖状。下颌骨髁突扁平或凹陷，下颌宽，轻度前突。

7. 黏多糖病Ⅵ型（mucopolysaccharidosis type Ⅵ）（OMIM，253200）　又称 Maroteaux-Lamy 综合征（Maroteaux–Lamy syndrome）（OMIM，253200），临床上包括重型和轻型，为 N– 乙酰半乳糖胺 –4– 硫酸酯酶缺乏所致。本综合征为常染色体隐性遗传，致病基因为在 5 号染色体长臂 5q13.3 区的 *ARSB*（arylsulfatase b）（OMIM，611542）。酸性黏多糖以硫酸皮肤素沉积为主，约占尿排出酸性黏多糖的 70%～95%，其余可能为硫酸软骨素和硫酸类肝素。

重型患者从 2～3 岁开始表现出生长迟缓，关节活动严重受限，颈短，角膜混浊发生较早，颅骨蝶鞍呈鞋型，颅骨缝早闭合可引起神经系症状，出现脑积水和痉挛性偏瘫。骨骼畸形的程度个体差异较大，逐渐发生，骨骼畸形如Ⅰ H型，如上肢长骨受累比下肢重。可有肝大、脾大。智力正常，但可有失明和耳聋。心脏亦可有异常而引起死亡，寿命多不超过 10 岁。

口颌表现与黏多糖病Ⅰ H型近似，表现为前额突出，鼻梁低平，颧骨突出，唇巨大，眼距增大，大头颅，宽下颌。舌巨大，挤压牙导致牙间隙增大。牙发育不全，萌出迟缓，有埋伏牙。

8. 黏多糖病Ⅶ型（mucopolysaccharidosis type Ⅶ）（OMIM，253220）　又称 Sly 综合征（Sly syndrome）（OMIM，253220），β – 葡萄糖醛酸酶缺陷症，是 β –D– 葡萄糖醛酸酶（beta–glucuronidase，GUSB）（OMIM，611499）缺乏所致，为常染色体隐性遗传，编码该酶的基因位于 7q21.2-q22 区。Ⅶ型临床上少见。患者在出生后不久即出现特殊面容，眼距宽，鼻梁低平，上颌骨突出，眼内眦赘皮小。骨骼畸形可有鸡胸和鸟嘴形脊椎弯曲，椎体扁平。上肢短，骨骼发育增速，皮肤粗糙而松弛，肝大、脾大逐渐加重。神经系损伤不明显。主动脉可有缩窄。

9. 黏多糖病Ⅷ型　是由于 N– 乙酰氨基葡糖 –6– 硫酸酯酶缺乏所致，体内蓄积大量的硫酸角质素和硫酸类肝素，两者在尿中以 3：1 的量排出。患者的临床表现与黏多糖病Ⅲ型和Ⅳ型存在一定的共同特征，如侏儒，智力低下，脏器受累和骨骼畸形，无角膜混浊。

10. 其他　近年来，由于生物化学以及酶的代谢方面的不断深入研究，又发现了一些黏多糖病边缘性疾病，其症状与黏多糖病类似，但尿中排出黏多糖不增加，包括类风湿型黏多糖病、甘露糖累积病、岩藻糖或去氧半乳糖累积病（fucosidosis）、黏脂质累积病Ⅰ～Ⅲ型。这些疾病由于影响骨骼的基质代谢，从而也在口腔颌面有一定的表现。

二、低聚糖病和相关疾病

1. Ⅰ型神经节苷脂沉积病　曾在皮肤黏膜相关章节介绍过，属于较为典型的遗传代谢疾病，其原因在于β-半乳糖苷酶的显著缺陷。

2. 岩藻糖苷蓄积病　又称岩藻糖苷病（fucosidosis）（OMIM, 230000），墨角藻糖苷酶缺乏病，属于α-L-岩藻糖苷酶缺陷（alpha-L-fucosidase deficiency）（OMIM, 230000）而引起的类黏多糖蓄积症，呈常染色体隐性遗传，1966年Durand首先报道该病。临床上以神经系统异常、反复呼吸道感染、智力低下及心脏病变为特征，无黏多糖尿。其候选基因为 *FUCA1*（fucosidase, alpha-L, 1）（OMIM, 612280）。

该病分为Ⅰ、Ⅱ、Ⅲ型。Ⅰ、Ⅱ型多于婴幼儿期发病，症状重，也称幼儿型。Ⅲ型在成人发病，症状轻，又称成人型。幼儿型在1岁左右就可出现反复发作的呼吸道感染，全身肌张力低下，出汗过多，体态矮小，进行性智力和运动发育迟缓。自2岁开始，患儿神经症状进行性加重，伴以频发的抽风。有些患儿呈现黏多糖贮积症ⅠS型面容，肝大、脾大，心脏扩大，皮肤增厚，腰背侧弯。另有患者面容更像黏多糖贮积症ⅠH型，表现有前额突出，眼间距过宽，鼻梁塌陷，唇厚和伸舌等丑陋面容。成人型可出现进行性智力和运动发育障碍、生长迟缓、肌无力和肌张力低下、面容粗俗，但无肝大、脾大、无角膜混浊，其最特征性表现为皮肤有弥漫性血管角质瘤，表现为针尖大小蓝褐色隆起的皮损，起初分布于腹背部，以后可扩展至上、下肢。有时可出现皮肤无汗症，一旦感染，就可出现高热和抽风。本病可并发神经系统症状，呼吸道感染症状，全身肌张力低下，成人型还可并发进行性智力和运动发育障碍。

3. 天冬氨酰葡萄糖胺尿症　天冬氨酰葡萄糖胺尿症（aspartylglucosaminuria, AGU）（OMIM, 208400），是由于体内溶酶体内缺乏 N-天冬氨酰-β-氨基葡萄糖苷酶而引起的一种常染色体隐性遗传疾病，1976年最早由Pollit描述。其临床特征为智力低下，面容粗笨，多发性骨发育不良，周围血液中淋巴细胞内有空泡，无黏多糖尿。口颌表现呈黏多糖贮积症Ⅰ型样特征，患者表现为面部粗糙，面颊明显内陷、鼻背宽而扁平，鼻孔前倾，短颈，颅骨多不对称，唇厚。多数患者在幼儿期即出现上呼吸道感染、皮肤感染和肠道感染，并引起腹泻。智力和运动发育障碍，可导致身材矮小、运动笨拙、语言障碍。约半数病例有较大的皮肤痣、光感性色素沉着及酒渣鼻（玫瑰痤疮）等皮损。多数病例可有精神症状，表现为攻击性和反常行为或狂躁、抑郁性精神病等。其他表现可有肝脏轻度肿大，主动脉瓣肥厚、狭窄及其他心脏异常。其候选基因为 *AGA*（aspartylglucosaminidase）（OMIM, 613228）。

4. 甘露糖苷病　别名甘露糖苷过多症（mannosidosis）（OMIM, 248500），是一种因α-甘露糖苷酶缺乏所引起的全身性疾病，呈常染色体隐性遗传。临床特征类似Hurler综合征，无黏多糖尿，但组织中含甘露糖的成分增加。按起病年龄，可将甘露糖苷贮积症病情严重且在婴儿期发病者称为Ⅰ型或婴儿型；病情轻且在少年发病者称为Ⅱ型或少年型，前者出生时多发育正常，1岁左右可出现进行性面容丑陋，巨舌，扁鼻，大耳，牙间隙增宽，头大，手足大，四肢肌张力低下并运动迟钝，但其程度不及 Hurler 综合征。胸骨隆凸胸腰驼背，颅盖骨增厚，角膜一般清晰，但也有患者出现晶体混浊，初生时部分患者就有耳聋或语言障碍，智力低下。Ⅱ型多于 2 岁后发病，体格与精神运动发育正常，2 岁后开始进行性大脑发育迟缓，频繁的呼吸道感染，面容丑陋，眉粗厚，牙间距增宽，颌骨前突，前发际低，有轻度双侧耳聋（多为感觉性）。

5. 唾液酸病（sialidosis）　又称神经氨酸酶缺乏症（neuraminidase deficiency）（OMIM，256550），是一组低聚糖病的总称，表现为糖蛋白唾液酸酶转化糖蛋白和低聚糖活性的缺乏，相关基因为定位于第 6 号染色体的 *NEU1*（neuraminidase 1），该组病为常染色体隐性遗传。其临床表现存在脂肪、软骨、骨、神经肌肉等系统异常，伴随肝大、脾大、肾小球病变、听力损害、癫痫等。目前发现该组有三种亚型存在颌面畸形：先天性致死性胎儿水肿型，婴儿型（肾盂唾液酸病）和儿童型（Spranger 综合征）。如儿童型唾液酸病表现为类似于黏多糖病ⅠH 型的面容，患者唇厚、鼻背塌陷、眶距轻度增宽等。

6. 半乳糖苷唾液酸病　半乳糖苷唾液酸病（galactosialidosis，GSL）（OMIM，256540），为常染色体隐性遗传疾病，与 β - 半乳糖苷酶和酸性 α 神经氨酸酶缺陷有关。患者生长迟缓，脂肪软骨组织发育营养不良、智力障碍、脑干共济失调、肌痉挛及癫痫等。患者面容粗糙，角膜混浊，视斑可有红色斑块样变。患者通常无内脏器官肿大，无血细胞空泡性变，无黏多糖尿症。该病的致病基因为定位于 20 号染色体的组织蛋白酶 A（cathepsin A，*CTSA*）。

7. 唾液酸蓄积病　属于一种常染色体隐性遗传疾病，主要特征为患者智力和躯体重度发育障碍。婴儿期唾液蓄积病的特点是头发稀疏、面容粗糙、肝大、脾大，多数患者伴发腹水、腹泻。患者还有空泡性变，尿中有游离的唾液酸。此病需与 Salla 病鉴别，后者生长发育正常。

8. 黏硫酸酯酶病　黏硫酸酯酶病（mucosulfatidosis）（OMIM，272200），又称为 Austin 综合征（sulfatidosis，juvenile，Austin type）（OMIM，272200），多种硫酸酯酶缺乏症（multiple sulfatase deficiency，MSD）（OMIM，272200），是一种罕见的常染色体隐性遗传病。1965 年 Austin 首先报道了 2 例，最初将该病诊断为异染性脑白质营养不良，生化检测发现患者不仅芳基硫酸酯酶 A 降低，同时还有芳基硫酸酯酶 B、芳基硫酸酯酶 C 的降低，尿中出现黏多糖和脂类。随着对本病认识和研究的深入，至今已有 40 余例报道。该病属于一种溶酶体蓄积病，呈常染色体隐性遗传，患者的主要临床表现有：脂肪软骨营养不良，精神运动障碍，面容丑陋，听力损害，肝大、脾大。常合并幼稚型异染性脑白质营养不良和黏多糖病，受累患者肌无力，有行走及语言功能障碍。目前认为该病是由于 *SUMFI* 基因突变导致体内全部硫酸酯酶（17 种）的翻译后修饰出现异常，致使酶活性减少或缺乏，造成各种硫酸酯酶的硫酸酯底物堆积在细胞的溶酶体和其他细胞器中，损害细胞的正常功能。

三、黏 脂 病

黏脂病又称黏脂贮积症（mucolipidosis），是一组新发现的溶酶体病，近年来在遗传性代谢异常中引起较多关注，其病因为溶酶体酸性水解酶有缺陷，从而在内脏和间质细胞内沉积过量的酸性黏多糖、神经鞘脂或糖脂。黏脂病的容貌和身体其他特征与黏多糖贮积症相似，但尿中无过多黏多糖排出。黏脂贮积症者为常染色体隐性遗传，包括多个类型。

1. 黏脂病Ⅰ型　又称为脂质黏多糖病，极少见，最早由 Spranger（1968）提出。患儿早期尚正常，但坐、立和走路的能力出现较晚。从 1 岁开始，有 Hurler 综合征样面容，表现为眼间距过宽，眶上嵴轻度突出，扁平鼻梁和短头畸形。轻度骨畸形与黏多糖蓄积病Ⅲ型相似，智力发育迟缓。部分患儿有角膜混浊和皮肤樱红斑点。常有语言发育迟缓和听力障碍。骨骼异常，为多发性成骨不全。在智力发育障碍的同时，可出现肌张力低下、共济失调和末梢神经炎症状，年长儿可出现惊厥。个别患者可有隐匿性视力障碍。目前已经将Ⅰ型黏脂病（mucolipidosis type Ⅰ）归为神经氨酸酶缺乏症（neuraminidase deficiency）（OMIM，256550）。

2. 黏脂病Ⅱ型（mucolipidosis Ⅱ，ML Ⅱ）（OMIM，252500）　又称包涵体细胞病（inclusion cell disease），简称 I-cell 病（I-cell disease，ICD）（OMIM，252500）。1967 年 Leroy 等最早发现此病，1970 年 Spranger 将其分类为黏脂贮积症Ⅱ型。皮肤成纤维细胞培养有大量粗大细胞质包涵体。患者临床特征接近 Hurler 综合征，出生时就有明显的临床和 X 线异常，如先天性髋关节脱位、腹股沟疝、面容粗笨、骨骼异常、运动受限和全身性肌张力低下等。出生后 6 个月，婴儿的身高正常，但有全身性肌张力低下，不能在床上滚动，头支撑不良，外观异常，部分病例可有重度智力低下。患者关节运动受限并有挛缩，运动迟缓。皮肤紧而增厚，腹部膨隆，肝脏增大，一般在 1 岁以后可出现心脏收缩期杂音、短颈胸廓畸形等。可伴发反复发生的呼吸道感染、肺炎和中耳炎。颅面表现为小头畸形，面容呈进行性粗笨，前额高，内眦赘皮，眼睑肥厚，鼻扁平，口鼻上翻，牙龈增生，角膜清晰，但经裂隙灯检查可发现有细微的弥漫性基质异常。该病的致病基因为定位于 12q23.2 的 GNPTAB（N-acetylglucosamine-1-phosphotransferase，alpha/beta subunits）（OMIM，607840）。

3. 黏脂病Ⅲ型（mucolipidosis Ⅲ，ML Ⅲ）（OMIM，252600）　又称为假性 Hurler 综合征、假性 Hurler 多发性不良，1966 年 Maroteaux 和 Lamy 最早报道，其病程较 Hurler 综合征长。1970 年 Spranger 把这种综合征分类为黏脂病Ⅲ型，并证明在该型患者培养的成纤维细胞内有多种溶酶体酶缺陷，相反在患者血清中这些酶的活性明显增加。患者最早表现为手和肩关节僵直，通常发生在 2～4 岁，关节僵直进行性加重，在 6 岁时患儿均有爪状手畸形。身材矮小，短颈脊柱侧弯，髋关节发育不良，呈 Hurler 综合征样面容。在学龄期骨骼发育不良可引起手、髋、肘和肩关节功能障碍，常发生腕管综合征和皮肤增厚。在裂隙灯下可见角膜混浊。半数病例有心脏受累，能听到心脏瓣膜病变所引起的杂音。有轻度或中度智力低下，随着年龄的增长，似乎智力可进一步退化。成人型患者矮小，智力轻度低下或正常。该病的候选基因为定位于 12q23.2 的 GNPTAB（N-acetylglucosamine-1-phosphotransferase，alpha/beta subunits）。

4. 黏脂病Ⅳ型（mucolipidosis type Ⅳ，ML Ⅳ）　又称 Berman 综合征，最早由 Berman 于 1974 年报道，其特征为角膜混浊，智力低下，精神异常，但无骨骼改变及面容粗笨。患者出生后 6～12 个月内发育正常，以后则出现较轻的运动迟钝。本型患者最早的体征为角膜混浊，角膜上皮层和基质均可受累。可出现四肢肌张力低下、腱反射亢进及踝阵挛。无肝大、脾大，同其他几型黏脂贮积症一样，也无黏多糖尿。患者面容丰满，但无面容粗笨，一些患者具有球状鼻和下唇肥厚。目前已将该型黏脂病归为神经节苷脂症（OMIM，252650）。其候选基因为 *MCOLN1*（mucolipin 1）（OMIM，605248）。

5. 黏脂病 V 型（mucopolysaccharidosis type V，formerly） 又称 Scheie 综合征（Scheie syndrome）（OMIM，607016），现已被分类为黏多糖蓄积症 I 型的亚型，这是因为本病患者酶的缺陷与 I 型相同，两者的基因与遗传方式也相同。本综合征的特征为智力正常，有中度骨骼改变、主动脉瓣病变及神经压迫症状。临床症状与黏多糖蓄积症 I H 型相似，但较轻。进行性角膜周边混浊最早出现，还可发生色素性视网膜炎。患者于 6~8 岁出现轻度关节强直，爪状手，面容轻度粗笨样，口宽大，多毛，无明显侏儒。可有肝大，脾不大。可有耳聋，智力正常，有的甚至聪明过人。也有的出现精神病症状。由于胶原组织压迫神经，常出现腕管综合征（正中神经分布区感觉障碍，手指水肿，鱼际萎缩），以后可出现主动脉瓣关闭不全或狭窄。其候选基因为 *IDUA*（alpha-L-iduronidase）（OMIM，252800）。

四、其他引起颌面畸形的遗传代谢疾病

此类遗传代谢疾病有 Fabry 综合征、高胱氨酸尿症、磷酸酶过少症、假性甲状旁腺功能低下症、Williams 综合征、Zellweger 综合征等。Fabry 综合征，磷酸酶过少症和假性甲状旁腺功能低下症在以前相应章节曾论述过，在此主要介绍其他几种。

1. 高胱氨酸尿症 高胱氨酸尿症（homocystinuria）（OMIM，236200），又称胱硫醚合成酶缺乏症（homocystinuria due to cystathionine beta-synthase deficiency）（OMIM，236200）。1962 年 Field 和 Gerritsen 等分别报道该病。高胱氨酸是甲硫氨酸的中间代谢产物，它与丝氨酸一起在胱硫醚酶催化下可经胱硫醚而形成胱氨酸，由于胱硫醚合成酶（cystathionine synthetase）缺乏，致使高胱氨酸不能形成胱硫醚（cystathionine），从而胱氨酸堆积而半胱氨酸缺乏。病变主要累及眼球、骨骼、中枢神经系统和血管等，属于常染色体隐性遗传。其候选基因为定位于 21q22.3 的 *CBS*（cystathionine beta-synthase）。

患者表现为智力障碍、发育障碍、四肢强直、头发稀疏、心血管系统异常等症状，可因血栓而死亡。临床症状较复杂，典型病例表现为皮肤白、金发、智力发育迟缓或智力低下、肝脏肿大、晶体异位、心血管异常、骨骼畸形、关节挛缩和细长指（趾）等，与 Marfan 综合征表现类似。患者面部潮红，皮肤薄，静脉明显，毛发稀少，并可见大的毛孔，还可有眼球异常。身材细长，主要为肢体增长，双臂平伸，指尖距超过身高，趾－跟距大于顶－趾距；两侧下肢长度不匀称，膝外翻，上肢弯曲，以及细长指（趾）；还可能有脊柱侧弯畸形。患者出生时可无异常。婴儿期表现为敏感性较高，随后则发现学步晚，步态不稳，或呈鸭步。可发现晶体脱位，小眼畸形、视神经萎缩、先天性青光眼和白内障。某些关节可表现为松弛，还可有血栓形成，并可因此而猝死。口腔表现：腭盖狭窄高拱，牙列拥挤，排列不齐，下颌前突。

2. Williams 综合征（Williams syndrome） 又称 Williams-Beuren 综合征（Williams-Beuren syndrome，WBS）（OMIM，194050），是一种因 7 号染色体长臂 7q11.23 区段部分缺损的先

天性疾病，这一区域的缺失会造成近 21 个基因的失活。患儿有典型的面部外观，身体瘦小，有轻、中度的智能发育迟缓。大多数患者表现为心血管系统异常，常见的为主动脉瓣狭窄和（或）其他血管系统的狭窄。约有 50% 的病例会出现血管系统的狭窄并逐步发展为高血压。虽然危及患者生命的心血管系统并发症的风险较低，但多因素交互影响，如合并严重的双心室流出道疾病，还是会导致患者预后较差。患有 Williams 综合征的儿童具有典型的"精灵面容"，如患者面中部扁平，鼻背塌陷，鼻孔前倾，人中过长，唇较厚，常见开口畸形。上牙弓明显宽于下牙弓，小颌畸形，下颌角宽，硬板区骨硬化，牙迟萌。患者牙通常长得很慢，牙冠小而稀疏，牙发育不全，呈蕾状畸形，牙根小而细。颊黏膜增厚，唇系带附着过低等。

患者中枢神经系统的症状通常有注意力不易集中、接受能力和反应能力较弱、运动功能减退等。还可出现泌尿生殖系统畸形、骨骼畸形、高钙血症等。在 Williams 综合征患者中，单纯性主动脉瓣上方狭窄和肺动脉狭窄可作为一种常染色体显性遗传症状。

3. Zellweger 综合征（Zellweger syndrome）（OMIM，214100）　又称脑肝肾综合征（cerebro-hepato-renal syndrome）（OMIM，214100）。Zellweger 综合征最早报道于 1949 年。该综合征特征为多发性畸形，主要累及神经系统、肝和肾，但无异常核型，男女均可发病。患者的颅面表现为：头面部畸形，小颌畸形，如外耳畸形，前额突出，前囟门宽大，枕部平坦，内眦赘皮，白内障，眼周水肿等。神经系统症状为普遍性肌无力，紧抱反射消失，抽搐，屈曲性挛缩。患者多生长发育不良，肝大，黄疸。某些患者伴有出血、蛋白尿、低血糖等。其他症状包括：患者骨龄延迟，骨骼钙化不全，软骨呈点彩样钙化。一些轻型的变异型的 Zellweger 综合征患者早期有典型的生化特征，但无颅面部异常，也无脑肝异常。

Zellweger 综合征呈常染色体隐性遗传，属于一种过氧化物酶紊乱症。经典的 Zellweger 综合征患者的肝肾缺乏过氧化物酶体，且培养的皮肤成纤维细胞中酶的含量也明显减低。患者的生化特点表现为：尿、血、脑脊液中哌可酸含量增高，后者属于一种较小的赖氨酸的代谢产物。患者还表现出胆酸合成异常，患者血浆、尿液及胆汁中胆酸蓄积，超长链脂肪酸合成代谢障碍，植烷酸蓄积等。同位素肾图和肾盂造影可见异常。Zellweger 综合征有多个候选基因，均涉及过氧化物酶生物合成，主要包括 peroxin-1（PEX1），peroxin-2（PEX2），peroxin-3（PEX3），peroxin-5（PEX5），peroxin-6（PEX6），peroxin-12（PEX12），peroxin-14（PEX14）和 peroxin-26（PEX26）。这些基因分别定位于 1 号染色体（PEX14）、7q21（PEX1）、8q（PEX2）、6q（PEX3）、12（PEX5）和 6p（PEX6）。

第二节　口面裂相关遗传性疾病

面裂是一种常见的先天性畸形，其发生率约为 1‰ ~ 2‰，其发生存在一定的种族倾向性和明显的地区差异，如美洲印第安人的唇 / 腭裂发生率（活产发生率为 3.6/1000），为世界最高，日本和中国的唇 / 腭裂发生率也较高，分别为 2.1/1000 和 1.7/1000，但黑人和毛利人的唇 / 腭裂发生率则较低，唇腭裂相关内容在多基因遗传病相关章节描述，本小节主要描述口面裂综合征。需要指出的是遗传基因对于先天性畸形的产生只给以一定的易感性，要发生畸形还要具备某些特殊条件（如在特定时间、母体的营养缺乏、病毒感染等）。

胚胎第 7 周左右易受到环境因素的影响产生唇腭裂,发育较晚时期环境因素较难影响唇弓发育。

关于口面裂有许多分类,使用较多的是 Tessier 面裂分类系统,这种分类方法是解剖学描述性的,避免暗指词义和经常错误的病因机制,常见的口面裂包括面横裂、面斜裂、上唇正中裂、下颌正中裂等。

一、Robin 序列征

Robin 序列征最早由 Pierre Robin 于 1923 年提出,又称 Pierre Robin 综合征(Pierre Robin syndrome)(OMIM,261800)、舌后坠 – 小颌畸形 – 腭裂(glossoptosis,micrognathia,and cleft palate)(OMIM,261800)、小颌畸形 – 舌后坠 – 软腭裂 – 呼吸困难综合征、小颌大舌综合征、吸气性气道阻塞综合征、下颌退缩症、第一鳃弓综合征,或称原发缺陷 – 早期下颌发育不良。Robin 序列征出生发生率约为 1/2000 ~ 1/3000。该序列征是指以小颌畸形、腭裂和舌后坠三联征为基础的一系列综合征。在这些不同的定义中,舌降低不足、舌后坠造成的呼吸困难应为这一序列征的重要组成,不能孤立地把每一个腭裂和小颌畸形婴儿都称为 Robin 序列征。

目前认为,伴随 Robin 序列征的单基因遗传病有 Beckwith–Wiedemann 综合征、Campomelic 综合征、Carey 神经肌肉综合征、Catel–Manzke 综合征、脑肋骨下颌骨综合征、先天性肌张力不全、Donlan 综合征、下颌骨面部骨发育不全、Miller–Dicker 综合征、四肢 – 面骨发育不全、耳 – 腭 – 指综合征 Ⅱ、持续性左上腔静脉综合征、腘翼状胬肉综合征、轴后四肢 – 面骨发育不全、桡骨 – 肱骨联合综合征、Robin– 缺指趾综合征、先天性脊柱骺发育不全、Sticker 综合征、腭 – 心脏 – 面部综合征。伴随 Robin 序列征的染色体病有 4 号染色体长臂缺失综合征、6 号染色体长臂缺失综合征、11 号染色体长臂复制综合征。产生畸胎的有胎儿酒精综合征、胎儿乙二醇综合征、胎儿三甲噁唑烷二酮综合征、羊膜带综合征。还有一些综合征伴发 Robin 序列征,但其病因不详,如 CHARGE 并发症、股骨发育不良 – 罕见面型综合征、Martsolf 综合征、Moebius 综合征、Robin/ 无肢畸形并发镰形肩胛骨和棒状足。

二、van der Woude 综合征

van der Woude 综合征(van der Woude syndrome,VDWS)(OMIM,119300)又称范德伍综合征,唇 – 腭裂及下唇旁正中窦(cleft lip–palate and paramedian sinuses of the lower lip),属于一种常染色体显性遗传病,发病率约 1/35 000 ~ 1/100 000,约占综合征型唇腭裂总数的 1% ~ 2%,是最常见的口面裂综合征之一。其特征表现有:①下唇部凹陷或瘘管;②唇裂和(或)腭裂;③腭垂裂;④牙发育不全。患者的表型差异较大,可只有一种体征或几种体征同时出现。

van der Woude 综合征的临床特征为下唇瘘、窦道或瘘管,深 1 ~ 25mm,常位于下唇中线附近,外观为近圆形凹陷,中央为瘘管。这些瘘管口通常有唾液分泌,有时需要加压可见有液体排出,患者下唇部可呈肿胀表现。唇部瘘管是区别 VDWS 和非综合征型唇腭裂的最重要的特征,它发生的几率大于 80%,并且可以作为 VDWS 患者的唯一特征出现。约 21% 的 van der Woude 综合征患者有唇裂或腭裂,25% 的患者有牙发育不全,其受累缺

失的牙依次为上颌第二磨牙、下颌第二磨牙和上颌侧切牙。

VDWS 的遗传学研究：通过对不同区域患者家系的研究，目前发现三个区域可能存在 VDWS 的致病基因：1q32-q41、1p34、17p11.2-11.1。目前较为明确的是 *IRF6*（Interferon regulatory factor 6），该基因定位于 1q32.3-q41。*IRF6* 基因全长 2171bp，共有 10 个外显子组成。它位于 1q32-q41，属于 9 个转录因子组成的家族成员之一。这个家族都有一个高度保守的螺旋 - 转角 - 螺旋 DNA 结合区域和一个相对保守的蛋白结合区，这些结合域介导 IRF6 与靶序列的黏附，介导 TGF-β 信号转导途径调节口面部的形态发育。目前发现的突变大多数位于这两个区域内。IRF6 在唇腭部发育融合过程中起作用，*Irf6* 基因敲除小鼠模型的皮肤、四肢和口面部均表现异常。*IRF6* 的突变还可引起腘翼状胬肉综合征（popliteal pterygium syndrome，PPS）（OMIM，119500）。VDWS 和 PPS 是等位基因突变的同一疾病的两种表型。PPS 是一种与 VDWS 有相似口面部表征的综合征，同时伴有皮肤和生殖器的畸形。

VDWS 具有显著的表型差异性，一些 VDWS 家系受累患者存在 *IRF6* 基因碱基缺失，在此蛋白质截断性突变；介导 DNA 结合区域的错义突变可引起 PPS 的表型。据统计，目前有 67 个 *IRF6* 基因突变，其中 VDWS 患者中发现了 60 个突变，PPS 患者发现了 7 个。这些突变包括错义 / 无义突变、移码突变和不同形式的缺失突变，它们分散于基因的各个外显子，无突变热点区，其中 90% 是点突变。值得思考的是，尽管该病有家族遗传的特点，但 30%~50% 的 VDWS 患者是由新生突变引起。据统计，*IRF6* 存在多态变异体，在 3% 欧洲人和 22% 亚洲人当中存在，可能是一个很有意义的候选基因变异体，修饰 VDWS、PPS 和其他口面部畸形。

三、EEC 综合征

EEC 综合征又称为缺指（趾）- 外胚发育不全 - 裂综合征（ectrodactyly-ectoderrmal dysplasia, and cleft lip/palate syndrome, EEC）（OMIM, 129900, 604292），又称唇腭裂虾爪综合征、Walker-Clodius 综合征，以常染色体显性遗传为主，发病率约为 1/18 000。该病的外显率和表现度在人群中也存在较大差异。

EEC 综合征的表型复杂，患者主要表现为先天性缺指（趾）、并指（趾）或手足裂，外胚叶发育不全，伴或不伴腭裂的唇裂三联征：①四肢异常：手中线第 3 指或第 3、4 指缺如，后者的不对称掌面呈龙虾爪。一般情况下，患者中指（趾）都有 1 个裂口，其手或脚看上去如螯状指（趾）。②外胚叶发育不全：毛发发育异常，睫毛、眉毛和头发稀疏；牙发育异常，乳牙和恒牙完全或部分缺失，牙形态异常且排列不齐；唾液腺发育不全，唾液减少；泪点缺失，泪管狭窄、畏光、角膜炎；指甲混浊、变厚、表面粗糙、凹凸不平；汗腺发育不全，少汗或无汗；典型外胚叶缺损面容，即早年就有皱纹，颧骨高而宽，鼻梁下塌，严重时呈现鞍鼻，鼻尖小而上翘，呈愚型面容。也有患者仅表现出三联征中的一部分特征。③其他的伴发症状还包括鼻后孔闭锁、少数患者伴有内 / 外生殖器、肾脏、输尿管和膀胱畸形，传导性耳聋、慢性 / 复发性呼吸系统感染和发育迟缓。

目前认为 *P63* 基因是 EEC 综合征的致病基因。*P63* 基因是 *P53* 基因家族成员之一，含有 2 个独立的启动子，第 2 个启动子位于下游 30 kb 的内含子内。*P63* 基因在结构上可分为反式激活区、DNA结合域、寡聚区和SAM结构域。*P63*基因在人体组织中广泛表达，食管、肺、皮肤、肌肉、乳腺、脾、淋巴细胞、神经组织、消化系统和泌尿生殖系统等都有不同程度的表达，但在这些组织细胞中的构成和亚细胞定位却有所不同。现已证实*P63*基因在各种上皮组织的发育、分化和形态发生以及胚胎形成过程中、外胚层的发育和分化中起重要作用。*P63*基因的杂合突变主要与外胚层发育不全、口面裂畸形和肢端畸形有关。迄今为止，EEC综合征患者中已发现31个突变，包括5个突变热点（R204、R227、R279、R280和R304）。除R227外，与其余4个相对应的*P53*基因氨基酸位点也是突变热点。这些突变中，除1个发生在SAM结构域起始部分的移码突变外，其余均为错义突变，绝大多数位于*P63*基因的DNA结合域，影响*P63*基因与DNA的结合，造成其转录活性的降低。SAM结构域在组织发育和分化过程中参与蛋白质之间的相互作用，因此，推测发生于此结构的突变会抑制特异性蛋白质之间的相互作用。

四、其他口面裂

1. ECP综合征 又称缺指（趾）畸形–腭裂综合征（ectrodactyly-cleft palate syndrome，ECP syndrome）（OMIM，129830），呈常染色体显性遗传，表现为唇裂、毛发稀少、指甲发育不全和泪道缺陷等。致病基因不详。

2. AEC综合征 又称睑缘粘连–外胚叶发育不全–唇/腭裂综合征（ankyloblepharon-ectodermal defects-cleft lip/palate，AEC syndrome）（OMIM，106260）。该综合征于1976年被报道，其与EEC综合征最大的区别在于没有缺指（趾）、并指（趾）和手足裂等肢端症状，取而代之的是眼部的睑缘粘连。患者的皮肤病损严重，皮肤糜烂出现早、程度重，75%的患者出生时就有严重的皮肤糜烂，严重者甚至出现皮肤裸露，类似Ⅱ度烧伤，患者皮肤的更新也较正常人慢。4、5岁之后，皮肤症状会逐渐消失。80%的患者会出现指甲发育不全、牙缺失和唇腭裂。泪管狭窄、少汗和听力损害也是比较常见的症状。其候选基因为*TP63*（OMIM，603273）。

3. 肢体–乳房综合征 肢体–乳房综合征（limb mammary syndrome，LMS）（OMIM，603543）。该综合征以严重的手/足畸形、乳腺/乳头的发育不全甚至不发育为主要特征。外胚叶发育不全的表现轻于EEC综合征，泪管闭锁、指甲发育不全、少汗、少牙、伴或不伴腭垂裂的唇腭裂较常见。尚未见有毛发和皮肤异常的报道。

4. Rapp-Hodgkin综合征 Rapp-Hodgkin综合征（Rapp-Hodgkin syndrome，RHS）（OMIM，129400），RHS以无汗型外胚叶发育不全和唇腭裂为主要临床表现，于1968年被报道。少汗、毛发稀疏伴进行性脱发、牙缺失、指甲发育不全和听力损害比较常见。部分患者还表现为黏膜下裂甚至腭垂裂，患者面部外形也有异常，包括窄鼻和口裂。1/4的患者可伴有泌尿生殖器畸形。是否出现听力损害和泌尿生殖器畸形可作为与EEC综合征的鉴别要点。RHS的患者皮肤病损比较轻微，可作为与AEC综合征进行鉴别的要点之一。其候选基因为*TP63*（OMIM，603273）。

5. Patterson-Stevenson-Fontaine综合征 Patterson-Stevenson-Fontaine综合征（Patterson-Stevenson-Fontaine syndrome）（OMIM，183700）又称缺趾畸形和腭裂（ectrodactyly of the feet and cleft palate）（OMIM，183700），或缺趾畸形伴颌面发育不全（split-foot deformity with mandibulofacial dysostosis）（OMIM，183700）。该综合征呈常染色体显性遗传特征，

患者表现出缺趾和并趾畸形、小颌和下颌后缩畸形、耳廓形态异常、黏膜下腭裂和腭垂裂等。

6. 脑－肋骨－下颌骨综合征　又称肋骨间隙综合征，遗传类型不详，表现为宫内和出生后生长紊乱，脑发育异常或功能异常，肋骨异常生长、腭裂和小颌畸形、小颅畸形等。

7. Bowen-Armstrong 综合征　又称唇－腭裂－外胚发育不全和精神迟钝（cleft lip-palate, ectodermal dysplasia, and mental retardation）。患者表现为轻到中度的精神迟钝、外胚发育不全与唇裂和（或）腭裂；毛发稀疏直挺，眉毛睫毛缺失；甲发育异常；生殖器官异常等；上颌恒切牙和尖牙缺失，釉质发育不全等。

8. Larsen 综合征　Larsen 综合征（Larsen syndrome）（OMIM，150250）最早由 Larsen 于 1950 年报道，患者特征为扁平面型，多关节先天脱位，棒状足畸形，同时伴发腭裂，其他症状还包括心血管系统异常、中枢神经系统异常等。该综合征呈常染色体显性遗传。

9. Meckel 综合征　Meckel 综合征（Meckel syndrome）（OMIM，249000）又称 Gruber 综合征（Gruber syndrome）（OMIM，249000），颅内异常/内脏囊肿，呈常染色体隐性遗传。其临床表现特征为小颅畸形，脑膨出/小脑畸形或无脑畸形，小眼畸形、先天性心脏病、轴后多指（趾）畸形、唇和（或）腭裂等。多发的肾、肝、胰腺和肺脏等异常，如多囊肾、肝囊肿等。生殖系统异常。口腔特征为唇裂和（或）腭裂。

10. 致病性水肿综合征　1981 年由 Salonen 最先报道。该综合征呈常染色体隐性遗传。患者的临床表现有：羊膜水肿、不同程度的脑积水、交叉性多指（趾）畸形、畸形足、先天性心脏病（室间隔缺损和动静脉交通导管）、严重的小颌畸形、小眼畸形、喉气管和（或）支气管硬化或扩张等。

11. 上唇假裂、唇－腭裂和鳃裂血管瘤　又称鳃裂－眼－面综合征，属于常染色体显性遗传，患者的特征为前颅较小、头发较早灰白、眶距过宽、单侧小眼畸形、无眼球、白内障、近视、斜视、虹膜、脉络膜和视神经残缺，向上倾斜的睑裂；耳鼻发育异常；腭盖高拱，伴唇腭裂。其他特征为耳后裂血管瘤或薄的表皮血管瘤等。

12. 股骨发育不全－少见面型综合征　股骨发育不全－少见面型综合征（femoral hypoplasia rare facial syndrome）可能为多基因遗传，患者特征为身材矮小、下肢明显缩短、上肢和肩胛受累。面部特征包括睑裂向上倾斜，短鼻伴鼻翼发育不全，轻度耳廓畸形，人中扁平，上唇珠薄，小颌畸形，腭裂常见，唇裂较少见。其他症状还包括泌尿生殖系统异常等。

13. Fryns 综合征　又称腭裂膈疝－粗犷面型－四肢发育不全，呈常染色体隐性遗传。属于一种致死综合征，表现为多器官异常，如面部粗犷，伴睑裂狭窄、鼻梁宽大扁平、鼻大上翘、耳廓异常；上唇缩短，大口畸形，下颌过小或后缩，唇裂和（或）腭裂。无嗅脑畸形和嗅束缺失等。其他特征还表现为膈缺陷、消化系统异常；肾、心脏等异常。

14. Roberts- 假性反应停综合征　又称 Roberts 综合征，SC 海豹肢畸形综合征，属于常染色体隐性遗传。临床表现为小颅畸形、眶鼻耳异常、双侧唇腭裂。其他特征有毛发异常、血管瘤；肌肉骨骼异常；中枢神经系统、泌尿生殖系统、心脏等系统异常。

15. 腭－心－面综合征　腭－心－面综合征（velo-cardio-facial syndrome，VCFS）又称 Shprintzen 综合征、Sedlačková 综合征，为常染色体显性遗传。临床表现为小颅畸形，面型长，部分呈 Robin 系列特征，鼻发育异常。人中长、上唇薄、常维持张口状态。腺样体发育不全；腭裂、腭咽闭合不全；先天性心脏病等；学习困难，性格特征为感情淡漠，社交能力差；其他症状包括肌肉骨骼异常、免疫系统异常等。

思考题

1. 请列举 2~3 种伴随口腔颌面发育异常的染色体病的名称及其特征。
2. 请列举 3 种具有口腔颌面表型特征的不同类型的遗传代谢疾病的名称及其特征。
3. 举例说明 2 种伴随口面裂的系统性疾病及其在口腔的表现。

第十一章

口腔常见多基因遗传性疾病

第一节 唇 腭 裂

唇腭裂是一种常见的先天性畸形，其发生率约为1‰~2‰，欧洲唇腭裂的发生率约为1/700，仅比心血管畸形发生率低，并且带有明显的地区差异。唇腭裂病因及发病机制虽然不完全清楚，但多数人认为唇腭裂属于多基因遗传病。遗传度是指多基因发病中遗传因素所占的比重，遗传度愈高，提示遗传因素的作用愈大，遗传度在60%以上者，表示遗传因素有较重要的作用。唇裂（±腭裂）的遗传度，Ⅰ级亲属为78%，Ⅱ级亲属为78.8%，Ⅲ级亲属为80%。唇裂患者一级亲属的发病率为4%，二级亲属则为0.7%，先天性唇腭裂的发病率和临床表现及遗传度，充分体现了多基因遗传病的病因特点和规律，它们不同于单基因遗传病的规律和特点，相关防治应从多方面考虑。

一、非综合征型唇腭裂及其相关基因

一般来讲，以某综合征的表型之一出现的唇腭裂称为综合征型唇腭裂，多为单个基因突变引起。据OMIM数据统计，大约有170多种综合征可以出现唇腭裂的表型。这些单基因疾病为研究非综合征型唇腭裂提供了良好的模型，也为更好地理解颌面部的发育提供了有益的途径。临床上更常见的是非综合征型唇腭裂（nonsyndromic cleft lip with or without cleft palate，NSCLP）。从遗传学和胚胎发育的角度，可以将非综合征型唇腭裂划分为单纯型腭裂（cleft palate only，CPO）和唇裂伴或不伴腭裂（cleft lip with or without cleft palate，CL/P）。非综合征型唇腭裂病因非常复杂，近年人们发现一些基因参与该类疾病的发生，如 *TGFA*、*TGF-β3*、*BCL3*、*F13A* 等。

1. 转化生长因子 α（transforming growth factor α，*TGFA*） 定位于2p13。*TGFA* 在腭间充质和中嵴上皮（media edge epithelia，MEE）均有表达，其功能在于促进细胞外基质的生物合成和间充质细胞的迁移，保证了腭的正常融合，*TGFA* 可能作为一个修饰因子起作用，这与非综合征型唇腭裂寡基因学说相符。研究发现唇腭裂的发生与 *TGFA* 的2个RFLP位点有显著的关联性，表明 *TGFA* 或其邻近的DNA序列与非综合征型唇腭裂的发生有关。但也有研究表明，*Tgfa* 基因缺陷小鼠表现为皮肤、毛发以及眼畸形，并没有发现唇腭裂畸形，表明 *TGFA* 在唇腭裂发生中的作用相对较小。

2. 转化生长因子 β（transforming growth factor β3，*TGFB3*）定位于14q24。*TGFB3*

基因调控腭突中嵴上皮细胞的转化，从而调节上皮黏附和融合。外源性 TGF-β3 能够诱导腭突中嵴上皮细胞线状伪足生长，促进腭骨架的融合。TGF-β3 通过上调 Flk21、cyclin D1 和 CD3 表达水平，促进唇间充质组织中毛细血管内皮细胞增殖及血管发生，从而使唇组织正常融合。*Tgfb3* 基因敲除鼠模型表现为不完全性腭融合障碍。*Tgfb3* 缺陷小鼠腭突中嵴上皮细胞区域 *SMAD2* 均以非磷酸化形式存在，*SMAD2* 磷酸化直接受 TGF-β3 的调控，通过提高 *SMAD2* 的磷酸化水平可以明显改善 *Tgfb3* 缺陷小鼠表型缺陷。

3. *F13A*（factor XIII α subunit） 定位于 6p24-p25。凝血因子XIII由 2 个 A 亚单位和 2 个 B 亚单位组成，A 亚单位有催化作用，B 亚单位不具有转谷氨酰胺酶活性，可能作为一个载体起作用。对丹麦 58 个非综合征型唇腭裂家系的研究发现，CL/P 和 CPO 易感基因与 F13A 可能存在连锁，F13A 位于 6 号染色体短臂远侧部，而 NSCLP 的一个主要位点也位于该区域。

4. *BCL3*（B-cell CLL/lymphoma 3） 定位于 19q13。BCL3 是一种生长因子，也是一种原癌基因。传递不平衡检验证实了 *BCL3* 基因的 3 个等位基因与患病儿童有明显的连锁关系，从而推测 *BCL3* 或其邻近的基因在某些 CL/P 病例病因学上起重要作用。研究表明 BCL3 可能是一个遗传修饰位点，与唇腭裂的发生具有显著的相关性。

5. *MSX1*（msh homeobox 1） 定位于 4p16。对不同来源的 CL/P 病例 *MSX1* 基因测序证明该基因在唇腭裂发生中的作用。2% 的病例发现有 *MSX1* 基因突变。*Msx1* 基因敲除鼠模型表现为腭裂和少牙畸形。遗传学分析表明 *MSX1* 与 NSCLP 之间存在重要的连锁不平衡关系，一个伴有牙发育不全的荷兰唇腭裂家系中发现了 *MSX1* 基因突变。鼠 *Msx1* 主要表达在上颌第一磨牙前方的腭间充质，*Msx1* 突变引起腭裂的主要机制是前腭间充质细胞增殖障碍，*Msx1* 通过调控 *Bmp* 和 *Shh* 信号转导来调节腭前区生长。

6. *PVRL1*［poliovirus receptor-related 1（herpesvirus entry mediator C）］ 定位于 11q23-q24。*PVRL1* 编码 nectin1，一种免疫球蛋白相关的跨膜细胞黏附分子。对 Margarita 岛 CLPED1 高发病率研究发现，α 疱疹病毒感染可能引起 *PVRL1* 基因的无义突变。还有研究报道 *PVRL1* 基因 W185X 突变与散发性 NSCLP 存在明显的相关性。*PVRL1* 基因第 3 个外显子的突变可导致表达产物的改变，从而导致唇腭裂的发生。

7. *MTHFR*（methylenetetrahydrofolate reductase） 即亚甲基四氢叶酸还原酶基因，定位于 1p36。研究发现 *MTHFR* 的 C677T 位点，或 A1298C 多态性与 NSCL/P 可能相关。也有人研究发现患儿 *MTHFR* 基因的 C667T 或 A1298C 多态性与 NSCL/P 无相关。

8. *GABRB3*［gamma-aminobutyric acid（Gaba）A receptor, Beta 3］ 定位于 15q11-q13。动物模型分析发现 *GABRB3* 在胚胎腭发育过程中起重要的作用，研究发现 *GABRB3* 基因是意大利人群中 NSCL/P 的候选基因，但与日本人 NSCL/P 无明显的相关性。

9. 维 A 酸受体 α（retinoic acid receptor α, *RARA*） 定位于 17q21.1。有报道 NSCL/P 患者与对照组的 *RARA* 上的 *PST1* 等位基因频率有显著性差异。Kanno 等在日本人中未能证实 *RARA* 基因 PST1-RFLP 和 NSCL/P 的关联性。

10. *SKI*（v-ski avian sarcoma viral oncogene homolog） 定位于 1q22-1q24。*SKI* 是一种原癌基因，属于 myc 家族。*SKI* 基因编码核内 DNA 结合蛋白，可通过调节或诱导其他与面部结构形成有关的两组因子的转录作用，间接控制面部畸形的产生。第一组是 *RARA/RARG*（视黄素受体家族基因）和 *TGF*（转化生长因子）。第二组是 *MSX2* 和 *BMP4*。这两组基因都已被证明和唇腭裂的发生有一定的相关性。*SKI*基因虽然对颅颌面结构的形成起重要作用，但该基因的缺失或突变，是否导致NSCL/P畸形发生的相关研究国内外报道极少。高侠等认为*SKI*基因257C > G位点多态可能与中国华东地区部分人群NSCL/P无明显相关性。2005年，Wei Lu等对394位非综合征型唇腭裂病例进行*SKI*基因257C > G多态性分析，结果显示*SKI*基因257C > G可以降低NSCL/P的发生风险。这些结果充分说明NSCL/P的发生原因是非常复杂的。

二、综合征相关唇腭裂及其相关基因

van der Woude综合征是最常见的口面裂综合征之一，约占综合征型唇腭裂总数的1% ~ 2%，第十章已经介绍了该综合征及其候选基因*TP63*。其他类型综合征型唇腭裂的相关基因包括：外胚层发育不良综合征（CLPED）与*PVRL1*突变有关；先天性缺指（趾）-外胚层发育不良-唇腭裂综合征（EEC）和Hay-Well睑粘连-外胚层发育不良-唇腭裂综合征（AEC）都与*TP63*基因的突变有关；牙发育不良伴唇腭裂综合征（HYD1）、Wolf-Hirschhorn4p缺失综合征（WHS）则可能由*MSX1*突变或缺失引起；X-连锁/舌粘连综合征（CPX）由*TBX22*基因突变引起。

第二节 牙 周 病

牙周炎是指发生在牙支持组织的炎症，目前被公认为一种感染性疾病，但单有细菌不足以造成明显的牙周组织破坏，遗传因素作为重要的全身易感因素能影响和改变宿主对微生物的反应，并决定疾病是否进展及其严重程度。因此，微生物因素、宿主易感因素和环境危险因素均是牙周病的主要致病因素。牙周病致病菌的存在是牙周病发生的始动因子，宿主的易感性是基本因素。宿主的易感性可以影响牙周病发生方式、类型、进程和对治疗的反应。目前越来越多的牙周病研究也开始从易感基因、多基因遗传病等角度来为牙周病的发生寻找答案。有人认为牙周炎可能是X染色体连锁显性遗传，也有人认为侵袭性牙周炎（局限性或广泛性）具有常染色体隐性遗传特征。大多数牙周病遗传研究是依赖家系中多个患病个体或双生子来进行的，如依据成人双生子研究，人们发现各种牙周指数的遗传率在38% ~ 82%之间变化，显示每个检查项目的遗传控制作用不同。

此外，近年通过对群体、双生子等方面的研究，目前对牙周炎易感基因的研究方向已经实现了从宏观向微观直至具体基因的转换，基因和牙周炎的关系日渐明确。

一、牙周炎易感基因

近年研究发现，白细胞介素（interleukin，IL）、肿瘤坏死因子、中性多形核白细胞IgG Fc受体（Fcγ R）、雌激素及维生素D受体等基因多态性可能控制着机体对致病菌感染的免疫应答及炎症反应的类型。研究还表明，IL-1基因多态性与慢性牙周炎的炎症程度相关，Fcγ受体b基因多态性可能与侵袭性牙周炎相关，维生素D受体的基因多态性可能与女性牙周炎有关。

1. *IL*基因 牙周组织的免疫反应除具正面保护效应外，其自身也可在一定程度上造成组织损伤。TNF-α及IL-1是牙周病免疫反应中较重要的介质，可在牙周炎时引起组织破坏和牙槽骨吸收。IL-1 是主要的致炎因子，在机体对抗细菌的反应中起重要的调节作用，与各种急、慢性炎症疾病有关。IL-1 主要由单核细胞和巨噬细胞产生，IL-1 通过诱导胶原酶、纤溶蛋白酶的合成，降解胶原纤维和基质，从而造成牙周软组织损伤，并能直接或间接介导骨组织吸收，IL-1β 被认为是破骨激活因子。IL-1 包括 IL-1α、IL-1β 和 IL-1ra。IL-1α 和 IL-1β 是两种功能相似的蛋白。IL-1ra 是 IL-l 受体的天然拮抗剂。IL-1 是牙龈和牙周炎症中的主要调控因子，角质细胞、成纤维细胞、内皮细胞和多数白细胞家族成员都有 IL-1 细胞表面受体，这些细胞对 IL-1 的活化非常敏感。IL-1 可以激活几条信号传导通路，诱导快速反应，如产生 PGE_2，也可诱导慢性反应，如蛋白的磷酸化和下游基因的转录。IL-1 家族的基因簇集在人类 2 号染色体长臂 13 区（2q13），包括 *IL1A*、*IL1B* 和 *IL1RN*，分别编码 IL-1α、IL-1β 和受体拮抗剂 IL-1ra。*IL1A* 和 *IL1B* 基因结构相似，均由 7 个外显子和 6 个内含子组成，*IL1RN* 由 4 个外显子和 3 个内含子组成。

近年通过对 IL-1 家族基因多态性与牙周炎的易感性、严重程度、治疗效果等方面的广泛研究，发现这些基因型与牙周炎的易感性及严重程度等有关系，但也有少部分的研究得到的是无关联的结果。一些研究表明，广泛性侵袭性牙周炎患者的 *IL1RN*（IL-1 基因的某些重复序列）的携带率明显高于健康对照组，而广泛性侵袭性牙周炎患者和健康对照组的 *IL1A* 和 *IL1B* 的基因型和序列却没有明显差别，因此，有人认为 *IL1RN* 是侵袭性牙周炎的易感基因。另有研究表明 *IL4* 基因的单核苷酸多态性和侵袭性牙周炎存在一定的关系。

2. IgG Fc 受体（FcγR） FcγR 是 IgG Fc 片段的受体，主要表达于免疫细胞膜表面。在特异型抗体和效应细胞间发挥桥梁作用，使体液免疫和细胞免疫紧密相连。FcγR 包括 FcγR（CD64）、FcγR Ⅱ（CD32）和 FcγR Ⅲ（CD16）三个亚型。FcγR Ⅱ 有三种形式，分别通过不同的胞内区发挥不同的作用。FcγR Ⅲ 有两种形式，中性粒细胞抗原 1 和 2（neutrophil antigen 1, neutrophil antigen2, NA1, NA2）。人类中性粒细胞表面主要表达 FcγR Ⅱa 和 FcγR Ⅲb。中性粒细胞通过细胞膜表面的 FcγR 识别与 IgG 结合的细菌，发挥吞噬和清除功能。在体液免疫和细胞免疫中，FcγR 起到了桥梁作用。编码 FcγR Ⅱa 和 FcγR Ⅲb 的基因 *FCGR2A* 和 *FCGR3B* 都位于人类染色体 lq23-24 上，*FCGR2A* 有两个等位基因，*FCGR3B* 有三个等位基因。它们的编码产物均具有结构和功能上的多态性。

目前的研究认为，FcγR 与牙周炎的发生可能有关。日本学者对早发性牙周炎和成人牙周炎进行了维生素 D 受体（VDR）和 *FCGR3B* 基因多态性的分析，认为 *VDR-FCGR3B* 复合基因型与早发性牙周炎易感性有关。对 70 岁以上日本老年人的研究则表明，FcγR Ⅲb NA1 有利于抵抗牙周炎。也有人发现，局限性侵袭性牙周炎患者和牙周健康者相比 FcγR Ⅲb 有显著不同，而 FcγR Ⅲa，FcγR Ⅱa 没有差异，初步认为，FcγR Ⅲb 可以作为确定局限性侵袭性牙周炎的易感基因。

3. 肿瘤坏死因子 α（tumor necrosis factor α，TNF-α） TNF-α 是一种能够引起组织破坏和骨吸收的炎症细胞因子，其编码基因位于人第 6 号染色体短臂。TNF-α 基因启动子区域 308 位点存在一种 G → A 碱基转换，使腺嘌呤取代了鸟嘌呤，造成限制性内切酶 *Nco* I 识别位点的缺失，研究表明该位点的多态性可能与系统性红斑狼疮和牙周炎等疾病有关。最早对 TNF-α 的编码基因 *TNFA* 的 SNP 的研究多集中在高加索人，随后出现了我国、日本等方面的相关研究。在对日本牙周炎患者的多项研究中，人们发现 TNF-α，

TNF-α-1031，TNF-α-863，TNF-α-857 的 SNP 与严重的牙周炎有关，这些位点提示 TNF-α 的分泌量多。国内对汉族的研究认为 TNF-α-308 位点的基因多态性可能与中重度成人牙周炎易感性有关。

4. 雌激素受体（estrogen receptor，ER） 目前已发现 ER 存在三种亚型：ERα、ERβ 和 ERγ。ERα 由 595 个氨基酸组成，蛋白质分子量为 66kD。ERα 的编码基因 *ESR1* 位于 6 号染色体的长臂上，包括 8 个外显子和 7 个内含子，主要分布在生殖系统、骨骼、乳腺等组织，其中以子宫表达水平最高。ERβ 的编码基因 *ESR2* 位于 14 号染色体短臂，含 8 个外显子，编码由 485 个氨基酸组成的分子量为 54.3 kD 的蛋白质。ERβ 在卵巢、雄性生殖器官、中枢神经系统中常有较高的表达，以卵巢表达水平最高。ERγ 目前仅发现在硬骨鱼类中有表达，其组织学分布及功能尚在研究中。牙周膜是雌激素的靶器官之一，研究发现在牙龈和牙周组织中有雌激素的特异性受体，人机体雌激素水平的周期性变化能对牙周疾病和牙周组织的状态产生影响。对雌激素受体基因 PCR 产物酶切分析发现，中、重度慢性牙周炎组易感性与雌激素受体 *Xba* I 基因型分布有关，多元因素分析表明年龄每增加 1 岁，患中、重度慢性牙周炎的可能性变为 1.128 倍。当其他条件一定时，Xx 基因型的人患中、重度慢性牙周炎的可能性是 XX 基因型的 0.187 倍，xx 基因型的人患重度慢性牙周炎的可能性是 XX 基因型的 0.421 倍。

5. 维生素 D 受体（vitamin D receptor，*VDR*） *VDR* 基因位于常染色体 12q13-q14，基因组 DNA 全长 75 kb，由 11 个外显子组成。*VDR* 基因编码产物维生素 D_3 受体蛋白为 50~60kD 的细胞内多肽，能特异地结合 1，25-（OH）$_2D_3$，并作用于靶细胞核，发挥调节成骨细胞、破骨细胞和软骨细胞分化、增殖的生物学作用，从而影响骨钙化、骨骼生长。由于维生素 D 在体内钙代谢调节和免疫应答过程中起重要作用，因此，*VDR* 基因多态性与维生素 D 功能相关疾病（骨质疏松、肾病、乳腺癌和传染性疾病等）易感性的关系受到关注。

VDR 基因多态性具有明显的种族差异性，到目前为止，已在多个种族中发现 *VDR* 基因呈多态性分布。中国汉族人、日本人和韩国人 *VDR* 基因多态性分布频率与高加索人明显不同。中国汉族与蒙古族、维吾尔族和回族人之间也存在差异。*VDR* 基因在我国汉族人中的分布存在性别差异。

VDR 基因的多态性与牙周炎的关系也备受人们关注。人们研究发现，依据 *Apa* I 和 *Taq* I 酶切，*VDR* 具有 AA TT、AA Tt 基因型的个体牙槽骨丧失、附着丧失和牙丧失进展最快，*Apa* I 型和牙周病进展，及骨丧失，附着丧失，牙丧失有关。有人认为在 *VDR* 基因中含 t 基因型较少的时候，增加了罹患局限性侵袭性牙周炎的危险性，但是不能确定 *VDR* 基因型和所有侵袭性牙周炎的个体相关。还有研究显示 *Taq* I 型 *VDR* 基因多态性与早发性牙周炎的易感性可能有关。携带 t 等位基因可提高患早发性牙周炎的风险。从现有的研究来看，有较一致的结论，但不同研究结果之间也有差异。

二、早发性牙周炎

早发性牙周炎（early-onset periodontitis，EOP）约发生在青春期至 35 岁，根据临床表现，可分为以下几种形式：青春期前牙周炎（prepubertal periodontitis）、青少年牙周炎（juvenile periodontitis）、快速进展性牙周炎（rapidly progressive periodontitis）等。这几种类

型均表现出不同的遗传相关特征，显示这些疾病状态受到某些遗传因素的影响。

1. 临床特征 可以发生在乳牙阶段（青春期前牙周病），也可发生在青春发育期间（青年牙周病），常出现牙槽骨快速过量吸收，又称快速进展性牙周炎。特别是在女性儿童中，青春期前牙周病常伴有低磷酸酯酶血症，通常引起乳牙根过早吸收、乳牙早失。青少年牙周疾病有如下特点：①早期引起牙槽骨破坏，牙槽骨丧失有两种类型：一种是慢性、广泛性牙周病，波及每颗牙；另一种是局部损害性牙周病，以切牙和磨牙区牙槽骨损害最重；②牙槽骨破坏迅速，且呈垂直吸收，好发于磨牙和切牙。在牙周病损区，有特殊的致病微生物；③有家族聚集性特征。

2. 致病机制 大量资料显示早发性牙周炎的家族聚集性。同一家族成员拥有相似的遗传和环境因素，与该类疾病家系发生有很大的关系。通过对伴放线放线杆菌的血清型、生物型和限制性片段多态性分析，表明该菌可在家庭成员间传播。EOP存在多种遗传方式，因其发病率女性高于男性，且未发现从父亲到儿子的传播，有人认为该疾病呈X连锁显性遗传。也有学者通过系谱调查和表型分析提出EOP具有常染色体隐性遗传特征。对来自南马里兰地区5代70个成员的连锁分析表明，局限性青少年牙周炎基因与牙本质发育不全型基因连锁，共同定位于第4号染色体（4q11-13），呈常染色体显性遗传。综合来讲各种报道在临床诊断标准、遗传检测手段等方面存在一定的差异，也从另一侧面反映早发性牙周炎遗传异质性的特征。

主要的候选致病基因包括：

（1）血清免疫球蛋白产物IgG2：IgG2是免疫球蛋白的重要亚类，能与细菌的碳水化合物及脂多糖反应，IgG2反应的缺陷可能会增加包括牙周炎在内的某些疾病对致病菌的易感性。目前已鉴定的人类IgG2分子上的同种异型抗原决定簇存在于重链C区和K轻链的C区，同一种属不同个体有不同的同种异型抗原决定簇，可作为一种遗传标志。

（2）Fcγ Ⅱα受体：人类吞噬细胞通过其表面受体，如与Fcγ Ⅱα结合的Fc受体与外部环境沟通，而吞噬细胞表面Fc受体表达的异质性是个体对感染易感性不同的重要决定因子。Fcγ Ⅱ基因紧密连锁于第1号染色体的长臂上，含有两个等位基因，分别是R131和H131，它们和IgG2的结合能力不同。研究显示，LJP患者血清中IgG2抗体与能够表达Fc受体的多形核白细胞结合时，能有效介导该细胞的吞噬活动。

（3）炎性介质：前列腺素E2（PGE_2）与炎症反应密切相关，可使血管扩张，通透性增强，导致局部水肿，并能介导成人牙周炎和患者的组织破坏。研究发现EOP基因与前列腺素的异构体PGE_1相连锁。

在前面小节我们介绍了IL-1基因多态性与牙周炎的关系，EOP与IL-1也存在一定的关系。研究发现EOP与IL-1β等位基因1的相关性大于与IL-1β等位基因2的相关性，并涵盖了吸烟及不吸烟人群，且表明IL-1β比IL-1α的多态性更为重要。IL-1基因改变可增加疾病易感性但并非一定导致疾病。一些研究还证实牙周病严重程度相同而IL-1基因型不同患者的龈沟液IL-1β水平不同，并提出基因型可能影响治疗后龈沟液中IL-1β水平，而对TNF-α水平的影响不明显。

（4）中性多形核白细胞功能相关分子：中性多形核白细胞是宿主抵抗牙周致病菌的重要吞噬细胞。当细菌入侵时，它在趋化因子的作用下为内皮细胞表面的黏附分子家族成员整合素和选择素所启动，移出血管进入组织，最终行使抗菌杀菌作用。中性多形核白细胞功能的遗传缺陷将导致机体对微生物的敏感性增高，如吞噬细胞表面的附着分子缺陷（leukocyte adhesion deficiencies，LAD）。LAD 有两种类型，分别为 Ⅰ、Ⅱ型。LAD–Ⅰ型为黏附分子 –1（adhesive molecular 1，MAC1）、淋巴细胞相关抗原 –1、P50 和 P53 糖蛋白家族 β 亚型功能缺陷，受常染色体隐性基因调控，已确定与一些广泛性青春前期牙周炎患者的发病机制有关，LAD–Ⅱ型为白细胞表面一种名为 Sialy–Lewis 配体的异常。

（5）T 细胞受体 β 链可变区域（receptor β –chain variable region by T cells，TCR–Vβ）基因：在 20 世纪 80 年代人们就已经发现 T 细胞存在于牙周病损中，健康及疾病牙周组织的 T 细胞有不同的 TCR–Vβ 表达，TCR–Vβ 基因对 T 细胞的表达有明显的调控作用。TCR 存在 8 个 Vβ 区，在龈炎和健康组中，Vβ5.2-3- 阳性 CD4 细胞数和 Vβ5.1 和 Vβ5.2-3- 阳性 CD8 细胞数明显高于成人牙周炎组。

（6）组织非特异性碱性磷酸酶（tissue–nonspecific alkaline phosphatase，*TNSALP*）基因：人类牙周韧带有异常高水平的改建率，且与龈组织的成纤维细胞不同，表达出高水平的碱性磷酸酶活性。组织非特异性碱性磷酸酶基因位于染色体 1p34-36.1，包括 12 个外显子和 11 个内含子。迄今，已证实在牙周炎患者该基因的等位基因中有 12 个不同的突变，其中 10 个见于美国、加拿大患者的错义突变，其余 2 个是错义突变及移码突变。该基因的异常改变将导致骨骼矿化不良，故 *ALP* 缺乏可能导致牙早失。

牙周病作为与全身疾病关系密切的口腔疾病，可能因全身疾病影响其临床进程；反之，也可能对全身状况产生一定影响，而对牙周病的基因研究已构成了人类认识自身规律的重要一环，在不久的将来一定会起到更重要的作用。

第三节　口腔黏膜常见的多基因遗传病

一、复发性口疮

复发性口疮（recurrent aphthous ulcers，RAU；recurrent oral ulcers，ROU）是最常见的口腔黏膜疾病，又称复发性口腔溃疡。

1. 临床表现　复发性口腔溃疡的临床表现有三种：第一种是轻型口疮，该型占 80%，最多见。溃疡较小，数目不多，1~5 个，好发于唇、颊等处非角化区黏膜。持续 7~14 天，可不治而愈。第二种是重型口疮，又称腺周口疮。溃疡大而深，一般为单发，好发于颊、咽喉、软硬腭交界处，持续月余或数月，愈合后留下瘢痕。第三种是疱疹样口疮，溃疡小而多，以舌腹、口底多见，也有自限性。重型口疮和疱疹样口疮占复发性口疮的 20%。

长期反复发作的口腔溃疡直接影响患者整个机体的免疫功能，引起代谢紊乱，出现口臭、慢性咽炎、便秘、头痛、头晕、恶心、乏力、精力不集中、失眠、烦躁、发热、淋巴结肿大等全身症状。

2. 病理特征　黏膜上皮破溃、脱落形成溃疡，表面纤维素渗出物与坏死的细胞、炎症细胞共同形成假膜。炎症细胞以中性粒细胞及淋巴细胞为主。固有层胶原纤维水肿、玻璃样变、弯曲断裂消失。深层炎症细胞多在血管周围，毛细血管扩张充血，血管内皮细胞肿胀，管腔狭窄、闭塞，局限性坏死。腺周口疮侵及黏膜下层，腺泡组织被炎症破坏，腺管上皮增生或扩张。严重时腺小叶结构消失，被大量淋巴细胞占据，也可形成淋巴滤泡样结构。溃疡发生于舌部可侵及肌层，肌束间水肿且有较多炎症细胞浸润。

3. 诊断 根据患者的临床特点和病变特征可确立诊断。

4. 致病机制 复发性口疮的发病有遗传倾向。有人对 6 个家族 4 代 318 人的患病情况进行分析，发现复发性口疮发病率第一代为 23.3%，第二代为 39.9%，第三代为 40%，第四代为 39.4%；另外有人对复发性口疮患者子女中的复发性口疮患病率进行了调查，总患病率为 47.9%，男性为 47.6%，女性为 48.3%，男女性别无差别，说明复发性口疮有明显的家族性。有人对沈阳地区 3714 人进行流行病学调查，计算 RAU 遗传度为 75%，与唇腭裂遗传度 76% 几乎相等，仅次于精神分裂症（80%）的遗传度。此外，国内学者发现父母均无复发性口疮，其子女发病的可能性为 12%～29%，父母一方患复发性口疮的子女发病率为 30%～45%，父母均患复发性口疮的子女发病率为 62%～67%，而国外学者的研究结果也与此相近。说明该病是一种多基因遗传病。此外，染色体分析发现，复发性口疮患者微核率较健康人高，且与溃疡数目有一定关系。

复发性口疮的其他致病因素包括免疫因素、系统性疾病、感染和环境因素等。

二、白 塞 病

白塞病（Behçet disease，BD）又称白塞综合征（Behçet syndrome）（OMIM，109650），口 - 眼 - 生殖器综合征（oral-oculo-genital syndrome）。1937 年由土耳其皮肤科医师 Hulusi Beçhet 最先描述本病，以后世界各地均有发现。本病在中国、日本、朝鲜、土耳其、伊朗以及东地中海地区发病率远较西方欧美国家高，有地区分布特征，故有的学者称本综合征为"丝绸之路病"。本综合征最初的描述主要是指复发性口腔溃疡，阴部溃疡和虹膜睫状体炎三联征，后来人们发现患者同时伴有多系统多器官的病变。

1. 临床表现

（1）口腔溃疡：溃疡多边缘清楚、疼痛、位于唇、舌、颊黏膜、牙龈上。溃疡呈圆形或卵圆形，表面有白色或黄色假膜。常为多发，一般 1～2 周后愈合，但反复发作。有些患者溃疡持久不愈，影响食欲。几乎所有患者都出现口腔溃疡。

（2）阴部溃疡：多发生在阴囊、龟头、女性阴唇、阴道壁，甚至子宫颈、尿道。溃疡形态与口腔溃疡相似，但反复性不似口腔溃疡强。查体可见外阴溃疡或溃疡愈合后的瘢痕。

（3）眼部炎症：早期表现为结膜炎、虹膜睫状体炎，后期可有前房积脓、眼色素膜炎，结膜、角膜和视网膜出血。眼部炎症很少为本病首发症状，多在口腔溃疡初次出现数年后发生。表现为眼及眶周疼痛、畏光，也可瞳孔变形，一侧或双侧视力受影响。眼底可见出血、动静脉闭塞、视神经萎缩。

（4）皮肤症状：常见的特征损害有结节性红斑（发生率约 65%），毛囊炎（发生率约 40%）、针刺试验（Pathergy test）阳性（发生率约 65%）。此外，还有多形红斑样损害，痤疮样皮疹等。

（5）其他：50%～60% 患者诉关节痛，可发生急性或慢性滑膜炎，但关节红肿及骨破坏者少见。四肢大关节尤其膝关节最多受累。10%～18% 患者出现中枢神经系统受损表现，如头痛、颈强直、脑膜炎、癫痫、软瘫、感觉及运动障碍、小脑共济失调、脑神经受损及各种精神症状。中枢神经受累多提示病情严重，预后差。一些患者还有静脉及动脉炎、胃肠道症状、附睾炎、肺实质阴影、局灶性肾炎、白血病等，还有少数病例有恶性组织细胞增多的表现。

2. 病理特征 基本病理变化是非特异性血管周围炎，以静脉明显。在溃疡局部有淋巴细胞及单核细胞浸润，坏死区还有嗜中性粒细胞浸润。血管壁和血管周围以及附近组织中皆可见淋巴细胞及单核细胞浸润。可有血管壁的坏死和血管栓塞。受累的血管可为动脉也可为静脉，可为毛细血管、细小血管（如皮下结节），亦可为大中型血管如肾动脉、肺动脉、主动脉、下肢动静脉、肺静脉、下腔静脉等。上皮细胞破坏，可在口腔、阴部形成溃疡，甚至形成胃肠道溃疡，而出现消化道大出血。

3. 诊断 根据口腔溃疡、阴部溃疡和虹膜睫状体炎三联征，以及皮肤等处的改变不难作出判断。本病应与单纯性口腔溃疡、瑞特综合征、炎症性肠病等相鉴别。单纯性复发性口腔溃疡是一种最常见的、具有反复发作特征的口腔黏膜溃疡性损害，多发生于青壮年，唇、颊、舌尖、舌边缘等处黏膜出现圆形或椭圆形溃疡，中央略凹下，表面有灰黄色的假膜，周围有狭窄红晕，有自发性剧烈烧灼痛，一般无明显全身症状。而白塞病是一种全身性疾病，不仅有口腔溃疡，而且有眼部病变、会阴溃疡和针刺反应等。瑞特综合征虽可有口腔溃疡、龟头炎及结膜炎，易与白塞病相混淆，但前者无针刺反应和静脉炎。克罗恩病可有口腔溃疡，主要表现为消化道节段性的溃疡或增生，肠道内可呈铺路卵石样改变；溃疡性结肠炎表现为下消化道的溃疡，主要为乙状结肠的病变，可以由下向上发展至回肠，有人称为倒灌性回肠炎。炎症性肠病的患者多有较严重的腹泻，大便为脓血样。而且X线或纤维结肠镜检查可以辅助诊断，并与白塞病鉴别。

4. 致病机制 目前认为白塞病属于多基因遗传病。白塞病与 *HLA-B51*（OMIM，142830）有关。HLA可能引起中性粒细胞功能亢进，而白塞病患者及 HLA-B 转基因鼠所呈现的中性粒细胞功能亢进与 HLA-B51 的表达显著相关。白塞病患者的不同临床症状有不同的遗传特征，如眼葡萄膜炎可能与 HLA-B 来源的视网膜-S抗原相关；易发生血栓的患者可能出现凝血酶原 G → A 的突变；但也有人认为内皮细胞黏附分子（*ICAM*）基因的多态性（G/R241）与白塞病有关。在对77例白塞病患者的调查中，发现患者 *MICA* 基因6个 GCT/AGC 的重复序列出现的频率更高。

思考题

1. 口腔常见的多基因遗传病有哪些？
2. 请举例比较 PL 综合征与早发性牙周炎在遗传致病机制的不同？

参考文献

主要参考书目

1. 陆可望，施荣山，杨保秀.遗传性口腔疾病.北京：科学出版社，1990

2. 陆国辉，徐湘民.临床遗传咨询.北京：北京大学医学出版社，2007

3. 刘雯，左伋.医学遗传学.第3版.上海：复旦大学出版社，2003

4. T.斯特罗恩，A.P.里德.人类分子遗传学.孙开来，译.北京：科学出版社，2007

5. 刘正.口腔生物学.第3版.北京：人民卫生出版社，2007

6. 张筱林.口腔生物学.北京：北京大学医学出版社，2005

7. 于世凤，高岩.口腔组织学与病理学.北京：北京大学医学出版社，2005

8. 邓辉.儿童口腔医学.北京：北京大学医学出版社，2005

9. Raoul Hennekam, Judith Allanson, Ian Krantz. Gorlin's Syndromes of the Head and Neck. 5th ed. New York：Oxford university Press，2010

第一章

1. 俞峰，毋江，闫召民，等.神经纤维瘤病1例家系调查报告.实用口腔医学杂志，2009，25（1）：142-143

2. 赵桢，陈兰英，郝春杰，等.牙釉质发育不全患者的家系调查与临床检查.武汉大学学报（医学版），2007，28（4）：511-513

3. Hart T C，Hart P S，Gorry M C，et al. Novel ENAM mutation responsible for autosomal recessive amelogenesis imperfecta and localized enamel defects. J Med Gene，2003，40：900-906

4. Kida M，Sakiyama Y，Matsuda A，et al. A novel missense mutation（p. P52R）in amelogenin gene causing X-linked amelogenesis imperfecta. J Dent Res，2007，86（1）：69-72

5. 赵红艳，王娜，赵静.安氏Ⅲ类错𬌗的遗传流行病学研究.口腔正畸学，2005，12（3）：120-123

6. 续美如，卜令楠，陈天骄，等.恒牙列拥挤的双生子研究.中国学校卫生，2006，27（1）：30-31，33

7. 陆国辉，徐湘民.临床遗传咨询.北京：北京大学医学出版社，2007

8. He M，Li W. PediDraw：a web-based tool for drawing a pedigree in genetic counseling. BMC Med Genet，2007，8：31

第二章

1. Needham M，Duley J，Hammond S，et al. Mitochondrial disease mimicking Charcot-Marie Tooth disease. J Neurol Neurosurg Psychiatry，2007，78（1）：99-100

2. 陆可望，施荣山，杨保秀.遗传性口腔疾病.北京：科学出版社，1990

3. 陆国辉，徐湘民.临床遗传咨询.北京：北京大学医学出版社，2007

4. 刘雯，左伋.医学遗传学.第3版.上海：复旦大学出版社，2003

5. 邓辉.儿童口腔医学.北京：北京大学医学出版社，2005

6. Bentley DR. Whole-genome re-sequencing. Curr Opin Genet Dev，2006，16：545-552

7. Bamshad MJ，Ng SB，Bigham AW，et al. Exome sequencing as a tool for Mendelian disease gene discovery. Nat Rev Genet，2011，12（11）：745-755

8. Hu JC，Simmer JP. Developmental biology and genetics of dental malformations. Orthod Craniofac Res，2007，10（2）：45-52

第三章

1. Vasconcellos JPC，Melo MB，Schimiti RB，et al. A novel mutation in the GJA1 gene in a family with oculodentodigital dysplasia. Arch Ophthalmol，2005，123：1422-1426.

2. Kelly SC，Ratajczak P，Keller M，et al. A novel GJA 1 mutation in oculo-dento-digital dysplasia with curly hair and hyperkeratosis. Eur J Dermatol，2006，16（3）：241-245

3. Michaelides M，Bloch-Zupan A，Holder GE，et al. An autosomal recessive cone-rod dystrophy associated with amelogenesis imperfect. J Med Gene，2004，41：468-473

4. 张晓慧，李杨. 视锥细胞营养不良及锥-杆营养不良相关基因研究进展. 国际眼科纵览，2006，30（6）：368-372

5. 张清炯，黎仕强，肖学册，等. 小儿视锥细胞与视锥杆细胞营养不良的临床特点与候选基因突变分析. 中华眼底病杂志，2001，17（4）：293-295

6. Haberlandt E，Svejda C，Felber S，et al. Yellow teeth，seizures，and mental retardation：A less severe case of Kohlschütter-Tönz syndrome. Am J Med Genet A，2006，140（3）：281-283

7. Guazzi G，Palmeri S，Malandrini A，et al. Ataxia，mental deterioration，epilepsy in a family with dominant enamel hypoplasia：a variant of Kohlschütter-Tönz syndrome? Am J Med Genet，1994，50（1）：79-83

8. Zlotogora J，Fuks A，Borochowitz Z，et al. Kohlschütter-Tönz syndrome：epilepsy，dementia，and amelogenesis imperfecta. Am J Med Genet，1993，46（4）：453-454

9. 毕瑞明，李海芬. 遗传性维生素 D 缺乏性佝偻病一例及家系报告. 中国优生与遗传杂志，2007，15（6）：124-124

10. Bailleul-Forestier I，Berdal A，Vinckier F，et al. The genetic basis of inherited anomalies of the teeth. Part 2：syndromes with significant dental involvement. Eur J Med Genet，2008，51：383-408

11. Bailleul-Forestier I，Molla M，Verloes A，et al. The genetic basis of inherited anomalies of the teeth. Part 1：clinical and molecular aspects of non-syndromic dental disorders. Eur J Med Genet，2008，51：273-291

12. Aldred MJ，Crawford PJ，Roberts E，et al. Genetic heterogeneity in X-linked amelogenesis imperfecta. Genomics，1992，14：567-573

13. Backman B，Adolfsson U. Craniofacial structure related to inheritance pattern in amelogenesis imperfecta. Am J Orthod Dentofacial Orthop，1994，105：575-582

14. Bartlett JD，Skobe Z，Lee DH，et al. A developmental comparison of matrix metalloproteinase-20 and amelogenin null mouse enamel. Eur J Oral Sci，2006，114（Suppl 1）：18-23

15. Delgado S，Girondot M，Sire JY. Molecular evolution of amelogenin in mammals. J Mol Evol，2005，60：12-30

16. Dong J，Amor D，Aldred MJ，et al. DLX3 mutation associated with autosomal dominant amelogenesis imperfecta with taurodontism. Am J Med Genet A，2005，133A：138-141

17. Elizabeth J，Lakshmi PE，Umadevi KM，et al. Amelogenesis imperfecta with renal disease-a report of two cases. J Oral Pathol Med，2007，36：625-628

18. Hart PS，Aldred MJ，Crawford PJ，et al. Amelogenesis imperfecta phenotype-genotype correlations with two amelogenin gene mutations. Arch Oral Biol，2002，47：261-265

19. Hart PS，Hart TC，Simmer JP，et al. A nomenclature for X-linked amelogenesis imperfecta. Arch Oral Biol，2002，47：255-260

20. Hart TC，Hart PS，Gorry MC，et al. Novel ENAM mutation responsible for autosomal recessive amelogenesis imperfecta and localized enamel defects. J Med Genet，2003，40：900–906

21. Hoppenreijs TJ，Voorsmit RA，Freihofer HP. Open bite deformity in amelogenesis imperfecta. Part 1：An analysis of contributory factors and implications for treatment. J Craniomaxillofac Surg，1998，26：260–266

22. Hu JC，Hu Y，Smith CE，et al. Enamel defects and ameloblast-specific expression in Enam knock-out/lacz knock-in mice. J Biol Chem，2008，283：10858–10871

23. Lau EC，Mohandas TK，Shapiro LJ，et al. Human and mouse amelogenin gene loci are on the sex chromosomes. Genomics，1989，4：162–168

24. Lee SK，Lee ZH，Lee SJ，et al. DLX3 mutation in a new family and its phenotypic variations. J Dent Res，2008，87：354–357

25. Lu Y，Papagerakis P，Yamakoshi Y，et al. Functions of KLK4 and MMP–20 in dental enamel formation. Biol Chem，2008，389：695–700

26. Ozdemir D，Hart PS，Firatli E，et al. Phenotype of ENAM mutations is dosage-dependent. J Dent Res，2005，84：1036–1041

27. Papagerakis P，Hotton D，Lezot F，et al. Evidence for regulation of amelogenin gene expression by 1，25–dihydroxyvitamin D（3）in vivo. J Cell Biochem，1999，76：194–205

28. Seow WK. Trichodentoosseous（TDO）syndrome：case report and literature review. Pediatr Dent，1993，15：355–361

29. Stephanopoulos G，Garefalaki ME，Lyroudia K. Genes and related proteins involved in amelogenesis imperfecta. J Dent Res，2005，84：1117–1126

30. Wright JT. The molecular etiologies and associated phenotypes of amelogenesis imperfecta. Am J Med Genet A，2006，140：2547–2555

31. Wright JT，Hart TC，Hart PS，et al. Human and mouse enamel phenotypes resulting from mutation or altered expression of AMEL，ENAM，MMP20 and KLK4. Cells Tissues Organs，2009，189：224–229

32. 段小红. 牙釉质和牙本质异常相关的系统性遗传病. 实用口腔医学杂志，2009，25（1）：128–132

33. Crawford PJM，Aldred M，Bloch–Zupan A. Orph J Rare Dis，2007，2：17

34. Kim JW，Simmer JP，Hu YY，et al. Amelogenin p. M1T and p.W4S Mutations Underlying Hypoplastic X–linked Amelogenesis Imperfecta. J Dent Res，2004，83（5）：378–383.

35. Hart PS，Michalec MD，Seow WK，et al. Identification of the enamelin（g.8344delG）mutation in a new kindred and presentation of a standardized ENAM nomenclature. Archs Oral Biol，2003，48（8）：589–596

36. Hart PS，Hart TC，Michalec MD，et al. Mutation in kallikrein 4 causes autosomal recessive hypomaturation amelogenesis imperfect. J Med Genet，2004，41：545–549

第四章

1. De Coster PJ，Cornelissen M，De Paepe A，et al. Abnormal dentin structure in two novel gene mutations［COL1A1，Arg134Cys］and［ADAMTS2，Trp795–to–ter］causing rare type I collagen disorders. Arch Oral Biol，2007，52（2）：101–109

2. Bailleul–Forestier I，Berdal A，Vinckier F，et al. The genetic basis of inherited anomalies of the teeth. Part 2：syndromes with significant dental involvement. Eur J Med Genet，2008，51：383–408

3. Bailleul–Forestier I，Molla M，Verloes A，et al. The genetic basis of inherited anomalies of the teeth. Part 1：clinical and molecular aspects of non-syndromic dental disorders. Eur J Med Genet，2008，51：273–291

4. Barron MJ，McDonnell ST，Mackie I，et al. Hereditary dentine disorders：dentinogenesis imperfecta and dentine dysplasia. Orphanet J Rare Dis，2008，3：31

5. Bonaventure J, Stanescu R, Stanescu V, et al. Type II collagen defect in two sibs with the Goldblatt syndrome, a chondrodysplasia with dentinogenesis imperfecta, and joint laxity. Am J Med Genet, 1992, 44: 738-753

6. Butler, W.T. Dentin matrix proteins. Eur J Oral Sci, 1998, 106 (Suppl 1): 204-210

7. Hu JC and Simmer JP. Developmental biology and genetics of dental malformations. Orthod Craniofac Res, 2007, 10: 45-52

8. Kurisu K, Tabata MJ. Human genes for dental anomalies. Oral Dis, 1997, 3: 223-228

9. Lee SK, Lee KE, Jeon D, et al. A novel mutation in the DSPP gene associated with dentinogenesis imperfecta type II. J Dent Res, 2009, 88: 51-55

10. Lukinmaa PL, Ranta H, Ranta K, et al. Dental findings in osteogenesis imperfecta: I. Occurrence and expression of type I dentinogenesis imperfecta. J Craniofac Genet Dev Biol, 1987, 7: 115-125

11. Lukinmaa PL, Ranta H, Ranta K, et al. Dental findings in osteogenesis imperfecta: II. Dysplastic and other developmental defects. J Craniofac Genet Dev Biol, 1987, 7: 127-135

12. MacDougall M, GuT T, Simmons D. Dentin matrix protein-1, a candidate gene for dentinogenesis imperfecta. Connect Tissue Res, 1996, 35: 267-272

13. Pallos D, Hart PS, Cortelli JR, et al. Novel COL1A1 mutation (G559C) [correction of G599C] associated with mild osteogenesis imperfecta and dentinogenesis imperfecta.Arch Oral Biol, 2001, 46: 459-470

14. Rios D, Vieira AL, Tenuta LM, et al. Osteogenesis imperfecta and dentinogenesis imperfecta: associated disorders. Quintessence Int, 2005, 36: 695-701

15. Saeves R, Wekre LL, Ambjornsen E, et al. Oral findings in adults with osteogenesis imperfecta. Spec Care Dentist, 2009, 29: 102-108

16. Song Y, Wang C, Peng B, et al. Phenotypes and genotypes in 2 DGI families with different DSPP mutations. Oral Surg Oral Med Oral Pathol Oral Radiol Endod, 2006, 102: 360-374

17. Sunderland EP, Smith CJ. The teeth in osteogenesis and dentinogenesis imperfecta. Br Dent J, 1980, 149: 287-289

18. Thotakura SR, Mah T, Srinivasan R, et al. The non-collagenous dentin matrix proteins are involved in dentinogenesis imperfecta type II (DGI-II). J Dent Res, 2000, 79: 835-839

19. Wang H, Hou Y, Cui Y, et al. A novel splice site mutation in the dentin sialophosphoprotein gene in a Chinese family with dentinogenesis imperfecta type II. Mutat Res, 2009, 662: 22-27

20. Wright JT, Gantt DG. The ultrastructure of the dental tissues in dentinogenesis imperfecta in man. Arch Oral Biol, 1985, 30: 201-206

21. Zhang X, Chen L, Liu J, et al. A novel DSPP mutation is associated with type II dentinogenesis imperfecta in a Chinese family. BMC. Med Genet, 2007, 8: 52-56

22. Zhang X, Zhao J, Li C, et al. DSPP mutation in dentinogenesis imperfecta Shields type II. Nat Genet, 2001, 27: 151-152

23. Xiao S, Yu C, Chou X, et al. Dentinogenesis imperfecta 1 with or without progressive hearing loss is associated with distinct mutations in DSPP. Nat Genet, 2001, 27: 201-204

24. 段小红. 牙釉质和牙本质异常相关的系统性遗传病. 实用口腔医学杂志, 2009, 25 (1): 128-132

25. Rajpar MH, Koch MJ, Davies RM, et al. Mutation of the signal peptide region of the bicistronic gene DSPP affects translocation to the endoplasmic reticulum and results in defective dentine biomineralization. Hum Mol Genet, 2002, 11 (21): 2559-2565

第五章

1. Garg RK, Agrawal P.Clinical spectrum of cleidocranial dysplasia: a case report.Cases J, 2008, 1 (1): 377

2. Huang KM, Wu J, Brooks SP, et al. Identification of three novel NHS mutations in families with Nance-Horan

syndrome. Molecular Vision，2007，13：470-474

3. Kim JW，Simmer JP，Lin BPJ，et al. Novel MSX1 frameshift causes autosomal-dominant oligodontia. J Dent Res，2006，85（3）：267-271

4. Lammi L，Halonen K，Pirinen S，et al. A missense mutation in PAX9 in a family with distinct phenotype of oligodontia. Eur J Hum Gene，2003，11：866-871

5. 付春花，夏世文. 新生儿前脑无裂畸形 1 例. 中国当代儿科杂志，2009，11（6）：504-505

6. Ku C，Dupuis-Girod S，Dittrichet A，et al. NEMO mutations in 2 unrelated boys with severe infections and conical teeth. Pediatrics，2005，115：e615-e619

7. McGovern E，AL-Mudaffer M，McMahon C，et al. Oculo-facio-cardio-dental syndrome in a mother and daughter. Int J Oral Maxillofac Surg，2006，35：1060-1062

8. Altug-Atac AT. Oculofaciocardiodental syndrome and orthodontics. Am J Orthod Dentofacial Orthop，2007，131：83-88

9. 高原，段银钟. 西安市青少年融合牙状况调查分析. 口腔医学研究，2007，3：336-337

10. Kaufman MH，Kaufman DB，Brune RM，et al. Analysis of fused maxillary incisor dentition in p53-deficient exencephalic mice. J Anat，1997，191（Pt 1）：57-64

11. Stewart RE，Dixon GH and Graber RB. Dens evaginatus（tuberculated cusps）：genetic and treatment considerations. Oral Surg Oral Med Oral Pathol，1978，46（6）：831-836

12. Koussoulakou DS，Margaritis LH，Koussoulakos SL. A curriculum vitae of teeth：evolution，generation，regeneration. Int J Biol Sci，2009，5（3）：226-243

第六章

1. 伍金林，陈娟，丘力，等. 新生儿磷酸酶过少症. 中国当代儿科杂志，2008，10（3）：301-303

2. 秦满. 石广香. 葛立宏. 低磷酸酯酶症乳牙的光镜和扫描电镜研究. 中华口腔医学杂志，1999，34（4）：220-222

3. Hart TC，Pallos D，Bowden DW，et al. Genetic linkage of hereditary gingival fibromatosis to chromosome 2p21. Am J Hum Genet，1998，62：876-883

4. 任雅丽，汤秀英. 幼年性玻璃样纤维瘤病. 诊断病理学杂志，2007，14（3）：227-228

5. Hoefnagel D，Benirschke K. Dyscephalia mandibulo-oculo-facialis. Arch Dis Child，1965，40：57-61

6. Souza LN，Júnior SML，Pimenta FGS，et al. Atypical hypercementosis versus cementoblastoma. Dentomaxillofacial Radiology，2004，33：267-270

7. The BT，Farnebo F，Kristoffersson U，et al. Autosomal dominant primary hyperparathyroidism and jaw tumor syndrome associated with renal hamartomas and cystic kidney disease：linkage to 1q21-q32 and loss of the wild type allele in renal hamartomas. J Clin Endocr Metab，1996，81：4204-4211

8. Abdelsayed RA，Eversole LR，Singh BS，et al. Gigantiform cementoma：Clinicopathologic presentation of 3 cases. Oral Surg Oral Med Oral Pathol Oral Radiol Endod，2001，91（4）：438-444

第七章

1. Van Hul E，Gram J，Bollerslev J，et al. Localization of the gene causing autosomal dominant osteopetrosis type Ⅰ to chromosome 11q12-13. J Bone Miner Res，2002，17（6）：1111-1117

2. Villa A，Guerrini MM，Cassani B，et al. Infantile malignant，autosomal recessive osteopetrosis：the rich and the poor. Calcif Tissue Int，2009，84：1-12

3. Marini JC，Gerber NL. Osteogenesis imperfecta. Rehabilitation and prospects for gene therapy. JAMA，1997，277：746-750

4. Treacher Collins Syndrome Collaborative Group. Positional cloning of a gene involved in the pathogenesis of Treacher Collins syndrome. Nature Genet, 1996, 12: 130-136

5. 黄汝太. 下颌面骨发育不全合并弱视1例. 中国中医眼科杂志, 2001, 11（4）: 235

6. Wagoner HA, Steinmetz R, Bethin KE, et al. GNAS mutation detection is related to disease severity in girls with McCune-Albright syndrome and precocious puberty. Pediatr Endocrinol Rev, 2007, 4: 395-400

7. 袁峻伟, 李铁军, 钟镐镐, 等. 牙源性角化囊肿中PTCH基因的突变检测. 中华口腔医学杂志, 2006, 41（1）: 41-44

8. Carvalho VM, Perdigao PF, Amaral FR, et al. Novel mutations in the SH3BP2 gene associated with sporadic central giant cell lesions and cherubism. Oral Dis, 2009, 15: 106-110

9. Cheung MS, Glorieux FH. Osteogenesis Imperfecta: update on presentation and management. Rev Endocr Metab Disord, 2008, 9: 153-160

10. Cho TJ, Moon HJ, Cho DY, et al. The c.3040C > T mutation in COL1A1 is recurrent in Korean patients with infantile cortical hyperostosis（Caffey disease）. J Hum Genet, 2008, 53: 947-949

11. Coffman JA. Runx transcription factors and the developmental balance between cell proliferation and differentiation. Cell Biol Int, 2003, 27: 315-324

12. Dhooge I, Lantsoght B, Lemmerling M, et al. Hearing loss as a presenting symptom of cleidocranial dysplasia. Otol Neurotol, 2001, 22: 855-857

13. Frattini A, Pangrazio A, Susani L, et al. Chloride channel CLCN7 mutations are responsible for severe recessive, dominant, and intermediate osteopetrosis. J Bone Miner Res, 2003, 18: 1740-1747

14. Gajko-Galicka A. Mutations in type I collagen genes resulting in osteogenesis imperfecta in humans. Acta Biochim Pol, 2002, 49: 433-441

15. Gensure RC, Makitie O, Barclay C, et al. A novel COL1A1 mutation in infantile cortical hyperostosis（Caffey disease）expands the spectrum of collagen-related disorders. J Clin Invest, 2005, 115: 1250-1257

16. Guerrini MM, Sobacchi C, Cassani B, et al. Human osteoclast-poor osteopetrosis with hypogammaglobulinemia due to TNFRSF11A（RANK）mutations. Am J Hum Genet, 2008, 83, 64-76

17. Hatani T, Sada K. Adaptor protein 3BP2 and cherubism. Curr Med Chem, 2008, 15: 549-554

18. Kamoun-Goldrat A, le Merrer M. Infantile cortical hyperostosis（Caffey disease）: a review. J Oral Maxillofac Surg, 2008, 66: 2145-2150

19. Kamoun-Goldrat A, Martinovic J, Saada J, et al. Prenatal cortical hyperostosis with COL1A1 gene mutation. Am J Med Genet A, 2008, 146A: 1820-1824

20. Lotan D, Eisenkraft A, Jacobsson JM, et al. Clinical and molecular findings in a family with the carbonic anhydrase II deficiency syndrome. Pediatr Nephrol, 2006, 21: 423-426

21. Maranda B, Chabot G, Decarie JC, et al. Clinical and cellular manifestations of OSTM1-related infantile osteopetrosis. J Bone Miner Res, 2008, 23: 296-300

22. Martin E and Shapiro JR. Osteogenesis imperfecta: epidemiology and pathophysiology. Curr Osteoporos Rep, 2007, 5: 91-97

23. Forlino A, Cabral WA, Barnes AM, et al. New perspectives on osteogenesis imperfecta. Nat Rev Endocrinol, 2011, 7（9）: 540-557

24. Osier LK, Popoff SN, Marks SC Jr. Osteopetrosis in the toothless rat: failure of osteoclast differentiation and function. Bone Miner, 1987, 3: 35-45

25. Otto F, Kanegane H, Mundlos S. Mutations in the RUNX2 gene in patients with cleidocranial dysplasia. Hum Mutat, 2002, 19: 209-216

26. Penarrocha M, Bonet J, Minguez JM, et al. Cherubism: a clinical, radiographic, and histopathologic comparison of 7 cases. J Oral Maxillofac Surg, 2006, 64: 924-930

27. Pirinen S. Genetic craniofacial aberrations. Acta Odontol Scand, 1998, 56：356–359

28. Rauch F, Glorieux FH. Osteogenesis imperfecta. Lancet, 2004, 363：1377–1385

29. Scimeca JC, Quincey D, Parrinello H, et al. Novel mutations in the TCIRG1 gene encoding the a3 subunit of the vacuolar proton pump in patients affected by infantile malignant osteopetrosis.Hum Mutat, 2003, 21：151–157

30. Turnpenny PD, Davidson R, Stockdale EJ, et al. Severe prenatal infantile cortical hyperostosis（Caffey's disease）. Clin Dysmorphol, 1993, 2：81–86

31. Ueki Y, Tiziani V, Santana C, et al. Mutations in the gene encoding c–Abl–binding protein SH3BP2 cause cherubism. Nat Genet, 2001, 28：125–126

32. Superti–Furga A, Bonafé L, Rimoin DL. Molecular-pathogenetic classification of genetic disorders of the skeleton.Am J Med Genet, 2001, 106（4）：282–293

33. Waltimo–Siren J, Kolkka M, Pynnonen S, et al. Craniofacial features in osteogenesis imperfecta：a cephalometric study. Am J Med Genet, 2005, 133A：142–150

34. Minkin C, Trump G, Stohlman SA. Immune function in congenital osteopetrosis：defective lymphocyte function in microphthalmic mice. Dev Comp Immunol, 1982, 6：151–159

第八章

1. Taji SS, Savage N, Holcombe T, et al. Congenital aplasia of the major salivary glands：literature review and case report. Pediatr Dent, 2011, 33（2）：113–118

2. Pham Dang N, Picard M, Mondié JM, et al. Complete congenital agenesis of all major salivary glands：a case report and review of the literature. Oral Surg Oral Med Oral Pathol Oral Radiol Endod, 2010, 110（4）：e23–72

3. 杨震，许建辉，寿柏泉，等.先天性大涎腺缺失2例报告.华西口腔医学杂志，1999, 17（3）：290–291

4. Wisenfield D, Ferguson MM, Allan GJ, et al. Bilateral parotid gland aplasia. Br J Oral Surg, 1983, 21（3）：175–178

5. Higashino H, Tsuguo H, Yoshiaki O, et al. Congenital absence of lacrimal puncta and of all major salivary glands：case report and literature review. Clin Pediatr, 1987, 26（7）：366–368

6. Whyte AM, Hayward MWJ. A genesis of the salivary glands：a report of two cases. Br J Radiol, 1989, 62（743）：1023–1026

7. Myers MA, Youngberg RA, Bauman JM. Congenital absence of the major salivary glands. J Am Dent Assoc, 1994, 125（2）：210–212

8. Sucup ira MS, Weinreb JW, Camargo EE, et al. Salivary gland imaging and radionuclide dacryocystography in agenesis of salivary gland. Arch Otolaryngol, 1983, 109（3）：197–198

9. Noonan VL, Kalmar JR, Allen CM, et al. Sclerosing polycystic adenosis of minor salivary glands：report of three cases and review of the literature. Oral Surg Oral Med Oral Pathol Oral Radiol Endod, 2007, 104（4）：516–520

10. Rowe SM, Miller S, Sorscher EJ.Cystic fibrosis.N Engl J Med, 2005, 352（19）：1992–2001

11. Eggermont E, De Boeck K. Small–intestinal abnormalities in cystic fibrosis patients. Eur J Pediatr, 1991, 150（12）：824–828

12. Cohn JA, Friedman KJ, Noone PG, et al. Relation between mutations of the cystic fibrosis gene and idiopathic pancreatitis. N Engl J Med, 1998, 339（10）：653–658

13. Dodge JA. Male fertility in cystic fibrosis. Lancet, 1995, 346（8975）：587–588

14. Stern RC. The diagnosis of cystic fibrosis. N Engl J Med, 1997, 336：487

15. 刘焯霖.神经遗传病学.第2版.北京：人民卫生出版社，2002

16. 尹飞，于加平，蔡茂季，等 .Marcus Gunn 张口瞬目综合征 . 整形再造外科杂志，2005，2（1）：47–49

17. 周顺铭，张学军，杨森 . 色素失禁症的分子遗传学研究进展 . 国外医学皮肤性病学分册，2005，31（4）：247–249

18. Lygidakis NA，Lindenbaum RH. Pitted enamel hypoplasia in tuberous sclerosis patients and first-degree relatives. Clin Genet，1987，32：216–221

19. Sampson JR，Attwood D，al Mughery AS，et al. Pitted enamel hypoplasia in tuberous sclerosis. Clin Genet，1992，42：50–52

20. Flanagan N，O'Connor WJ，McCartan B，et al. Developmental enamel defects in tuberous sclerosis：a clinical genetic marker? J Med Genet，1997，34：637–639

21. Kraemer KH，Lee MM，Scotto J. Xeroderma pigmentosum：cutaneous，ocular，and neurologic abnormalities in 830 published cases. Arch Derm，1987，123：241–250

22. 郑家伟，孙坚，张志愿 . Ⅰ型神经纤维瘤病研究进展 . 上海口腔医学，2007，16（6）：561–569

23. Quigg M，Rust RS，Miller JQ. Clinical findings of the phakomatoses：Sturge–Weber syndrome. Neurology，2006，66：E17–E18

24. Kraemer KH，Coon HG，Petinga RA，et al. Genetic heterogeneity in xeroderma pigmentosum：complementation groups and their relationship to DNA repair rates. Proc Nat Acad Sci，19975，72：59–63

第九章

1. 赵喜荣，康素海，康连春 . 黑斑 – 胃肠道息肉综合征的研究进展 . 人民军医，2005，48（2）：116–118

2. 李洪义，屈艳霞，郑辉 . Hermansky–Pudlak 综合征的临床表现、诊断与治疗 . 中国全科医学，2007，2：165–167

3. Terrinoni A，Rugg EL，Lane EB，et al. A novel mutation in the keratin 13 gene causing oral white sponge nevus. J Dent Res，2001，80（3）：919–923

4. Chao SC，Tsai YM，Yang MH，et al. A novel mutation in the keratin 4 gene causing white sponge naevus. Brit J Dermatol，2003，148（6）：1125–1128

5. Salowsky R，Heiss NS，Benner A，et al. Basal transcription activity of the dyskeratosis congenita gene is mediated by Sp1 and Sp3 and a patient mutation in a Sp1 binding site is associated with decreased promoter activity.Gene，2002，293（1–2）：9–19

6. Smith FJ，Coleman CM，Bayoumy NM，et al. Novel keratin 17 mutations in pachyonychia congenita type 2. J Invest Dermatol，2001，116（5）：806–808

7. Hamada T，McLean WH，Ramsay M，et al. Lipoid proteinosis maps to 1q21 and is caused by mutations in the extracellular matrix protein 1 gene（ECM1）. Hum Mol Genet，2002，11（7）：833–840

8. Isogai K，Fukao T，Matsui E，et al. Relatively common mutations of the Bloom syndrome gene in the Japanese population. Int J Mol Med，2004，14（3）：439–442

9. Turleau C，Grouchy JD，Chavin–Colin F，et al. Trisomy 11p15 and Beckwith–Wiedemann syndrome. A report of two cases. Hum Genet，1984，67（2）：219–221

10. Mizuki N，Ota M，Kimura M，et al. Triplet repeat polymorphism in the transmembrane region of the MICA gene：a strong association of six GCT repetitions with Behcet disease. Proc Nat Acad Sci，1997，94：1298–1303

11. Mizuki N，Ota M，Yabuki K，et al. Localization of the pathogenic gene of Behcet's disease by microsatellite analysis of three different populations. Invest Ophthal Vis Sci，2000，41：3702–3708

12. MA Karim，DL Nagle，HH Kandil，et al. Mutations in the Chédiak–Higashi syndrome gene（CHS1）indicate requirement for the complete 3801 amino acid CHS protein.Hum Mol Genet，1997，6（7）：1087–1089

13. Ringpfeil F，Lebwohl MG，Christiano AM，et al. Pseudoxanthoma elasticum：mutations in the MRP6 gene

encoding a transmembrane ATP–binding cassette（ABC）transporter. Proc Nat Acad Sci，2000，97：6001–6006

14. Le Saux O，Urban Z，Tschuch C，et al. Mutations in a gene encoding an ABC transporter cause pseudoxanthoma elasticum. Nature Genet，2000，25：223–227

15. Blumenthal GM，Dennis PA. PTEN hamartoma tumor syndromes. Eur J Hum Genet，2008，16：1289–1300

16. Leoyklang P，Suphapeetiporn K，Wananukul S，et al. Three novel mutations in the PORCN gene underlying focal dermal hypoplasia. Clin Genet，2008，73：373–379

17. 杨晓凯，王耀光，叶华，等.Melkersson–Rosenthal 综合征 1 例.实用医学杂志，2009，25（7）：1014

18. Barnett ML，Bosshardt LL，Morgan AF. Double lip and double lip with blepharochalasis（Ascher's syndrome）. Oral Surg，1972，34：727–733

19. Lemmers RJ，Van Overveld PG，Sandkuijl LA，et al. Mechanism and timing of mitotic rearrangements in the subtelomeric D4Z4 repeat involved in facioscapulohumeral muscular dystrophy. Am J Hum Genet，2004，75：44–53

20. Uppal S，Diggle CP，Carr IM，et al. Mutations in 15–hydroxyprostaglandin dehydrogenase cause primary hypertrophic osteoarthropathy. Nature Genet，2008，40：789–793

21. 沈红霞，周剑峰，柴建农，等.先天性无痛症（附 1 例报告及文献复习）.中国当代儿科杂志，2009，11（3）：197–198

第十章

1. 孟岩，黄尚志，魏珉.多种硫酸酯酶缺乏症研究进展.医学研究杂志，2006，6：68–69

2. 尹伟，叶晓茜，边专.先天性缺指（趾）- 外胚叶发育不全 - 唇 / 腭裂综合征的临床和遗传学特点.国际口腔医学杂志，2009，36（2）：243–245

3. Strauss RP. The organization and delivery of craniofacial health services：the state of the art. Cleft Palate Craniofac，1999，36（3）：189–195

4. Mitchell LE，Risch N. Correlates of genetic risk for non-syndromic cleft lip with or without cleft palate. Am J Hum Genet，1993，51：323–332

5. Jones MC.Etiology of facial cleft.Prospective evaluation of 428 patients.Cleft Palate，1988，25：16–20

6. Jugessur A，Wilcox AI.Exploring the effects of methylenetrahydrofolate reductase gene variants C667T and A1298C on the risk orofacial clefts in 261 Norwegian case-parent triads.Am J Epidemiol，2003，157：1083–1091

7. Bokhoven H，Hamel BC，Bamshad M，et al. p63 gene mutation in EEC syndrome，limb-mammary syndrome，and isolated split hand-split foot malformation suggest a genotype-phenotype correlation.Am J Hum Genet，2001，69（3）：481–492

8. McKusick VA，Howell RR，Hussels IE，et al. Allelism，nonallelism and genetic compounds among the mucopolysaccharidoses. Lancet，1972，299：993–996

9. Beesley CE，Meaney CA，Greenland G，et al. Mutational analysis of 85 mucopolysaccharidosis type Ⅰ families：frequency of known mutations，identification of 17 novel mutations and in vitro expression of missense mutations. Hum Genet，2001，109：503–511

10. 王晓方，刘嘉利，肖明振，等. Van Der Woude 综合征.国外医学口腔医学分册，2003，30（2）：127–128

11. 李午丽，梅陵宣.Van Der Woude 综合征的研究进展.中国优生与遗传杂志，2007，15（11）：122–123，104

第十一章

1. 贾晓真，樊明文，陈智.早发性牙周炎的遗传学研究.国外医学口腔医学分册，2001，27（4）：

227–229

2. 程岚，束蓉.影响早发性牙周炎易感性的相关免疫因素.牙体牙髓牙周病学杂志，2003，13（8）：474–477

3. 高令羽，李德懿.早发性牙周炎病因研究进展.国外医学口腔医学分册，2003，30（2）：138–139，142

4. 高侠，刘嘉茵，崔毓桂，等.SKI基因多态性与中国华东地区部分人群非综合征性唇腭裂的相关研究.中国美容医学，2008，17（3）：378–380

5. 周小平，王海琦，万伟东，等.非综合征性唇腭裂的环境与基因多态性分析及归因危险度估算.中国优生与遗传杂志，2005，13（12）：36–39

6. 杜新雅，汤炜，田卫东.非综合征性唇腭裂的遗传学研究现状.国外医学口腔医学分册，2004，31（5）：379–381

7. Shotelersuk V，Ittiwut C. Maternal 677CT/1298AC genotype of the MTHFR gene as a risk factor for cleft lip. J Med Genet，2003，40：e64

8. Ardinger HH，Buetow KH，Bell GI，et al. Association of genetic variation of the transforming growth factor alpha gene with cleft lip and palate. Am J Hum Genet，1989，45：348–353

9. Mitchell LE.Transforming growth factor alpha locus and nonsyndromic cleft lip with or without cleft palate：a reappraisal. Genet Epidemiol，1997，14：231–240

10. Lidral AC，Murray JC，Buetow KH. Studies of the candidate genes TGFB2，MSX1，TGFA，and TGFB3 in the etiology of cleft lip and palate in the Philippines. Cleft Palate Craniofacial，1997，34（1）：1–6

11. Satokata I，Maas R. Msx1 deficient mice exhibit cleft palate and abnormalities of craniofacial and tooth development. Nat Genet，1994，6：348–356

12. Lidral AC，Romitti PA，Basart AM，et al. Association of MSX1 and TGFB3 with nonsydromic clefting in humans. Am J Hum Genet，1998，63（2）：557–558

13. Beaty TH，Wang H，Hetmanski JB.A case-control study of nonsyndromic oral clefts in Maryland. Ann Epidemiology，2001，11（6）：434–442

14. Jezewski PA，Vieira AR，Nishimura C，et al. Comeplete sequencing shows a role for MSX1 in nonsydromic cleft lip and palate. Med Genet，2003，40（6）：399–407

15. Homanics GE，DeLorey TM，Firestone LL，et al. Mice devoid of gamma-aminobutyrate type A receptor beta3 subunit have epilepsy，cleft palate，and hypersensitive behavior. Proc Natl Acad Sci U S A，1997，94（8）：4143–4148

16. Scapoli L，Marinelli M，Pezzetti F，et al. Linkage disequilibrium between GABRB3 gene and nonsydromic familial cleft lip with or without cleft palate. Hum Genet，2002，110：15–20

17. Tanabe A，Taketani S，Endo-Ichikawa Y，et al. Analysis of the candidate genes responsible for non-syndromic cleft lip and palate in Japanese people. Clin Science，2000，99：105–111

18. Stein J，Mulliken JB，Stal S，et al. Nonsydromic cleft lip with or without cleft palate：evidence of linkage to BCL3 in 17 multigenerational families. Am J Hum Genet，1995，57（2）：257–272

19. Shiang R，Lidral AC，Ardinger HH，et al. Association of transforming growth-factor alpha gene polymorphisms with nonsyndromic cleft palate only. Am J Hum Genet，1993，53（4）：836–843

20. Braybrook C，Warry G，Howell G，et al. Identification and characterization of KLHL4，a novel human homologue of the Drosophila Kelch gene that maps within the X-linked cleft palate and Ankyloglossia（CPX）critical region. Genomics，2001，72（2）：128–136

21. Braybrook C，Doudney K，Marano ACB，et al. The T-box transcription factor gene TBX22 is mutated in X-linked cleft palate and ankyloglossia. Nat Genet，2001，29（2）：179–183

22. Sozen MA，Suzuki K，Tolarova MM，et al. Mutation of PVRL1 is associated with sporadic，non-syndromic cleft lip/palate in northern Venezuela. Nat Genet，2001，29（2）：141–142

23. Zucchero TM，Cooper ME，Maher BS，et al. Interferon regulatory factor 6（IRF6）gene variants and the risk of isolated cleft lip or palate. N Engl J Med，2004，351：769-780

24. Scapoli L，Palmieri A，Martinelli M，et al. Strong Evidence of linkage disequilibrium between polymorphisms at the IRF6 locus and nonsyndromic cleft lip with or without cleft palate in an Italian population. Am J Hum Genet，2005，76：180-183

中英文名词对照索引

OMIM数据库编号索引

101000	114	137400	133
101120	96	137575	74
101200	65，95	143100	112
101600	65	144200	132
102400	82	145001	75
102500	82	146300	76
103285	64	146400	77
105210	111	147250	67
106000	96	149730	105
106260	64，156	149730	64
108500	112	150250	157
109400	100	154400	98
109510	112	154500	97
109900	138	154700	99
118400	86	155900	137
119300	154	157900	139
119500	155	158350	136
119600	54，94	158900	139
123450	144	160120	112
123500	65，97	162200	114
123700	75	162300	136
123841	50	162800	81
124200	123	164200	40
125400	46	166600	88
125420	47	167200	131
125490	44	167200	131
125500	46	167210	131
127600	129	174800	102
128230	112	175100	101
129400	156	175100	55
129490	61	175200	121
129500	61	176000	111
129830	156	176100	111
129900	64，155	176200	111
130080	77	176670	83
130650	135	177850	136
134934	87	180500	65
135500	81	180900	81
135550	79	180920	65，105

302960	98	605270	147
304150	75	605380	52
305000	130	605400	79
305100	61	607014	146
305600	137	607015	147
307800	41, 53	607016	146, 152
308300	63, 115	607047	112
309800	57	607634	88
309900	147	610854	50
602080	100	611490	88
602482	65	611497	88
603543	64, 156	612301	88
604292	155	614097	83
604856	84		

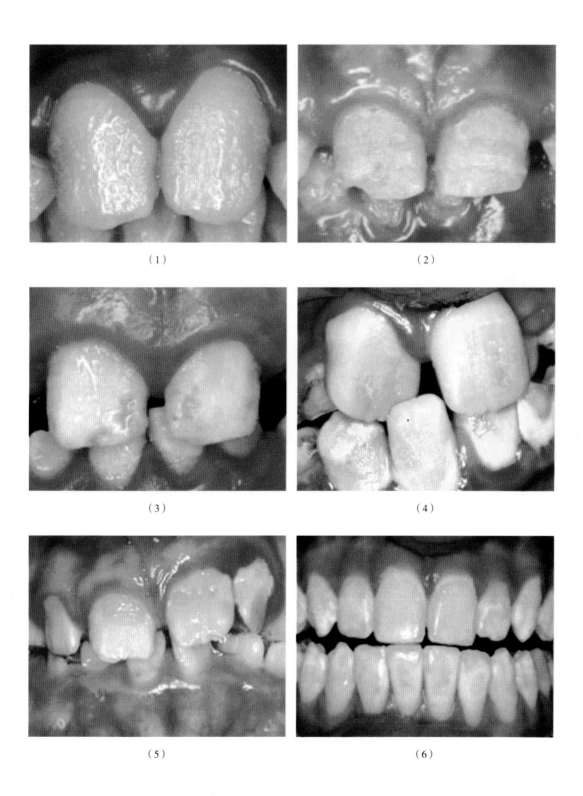

（1）

（2）

（3）

（4）

（5）

（6）

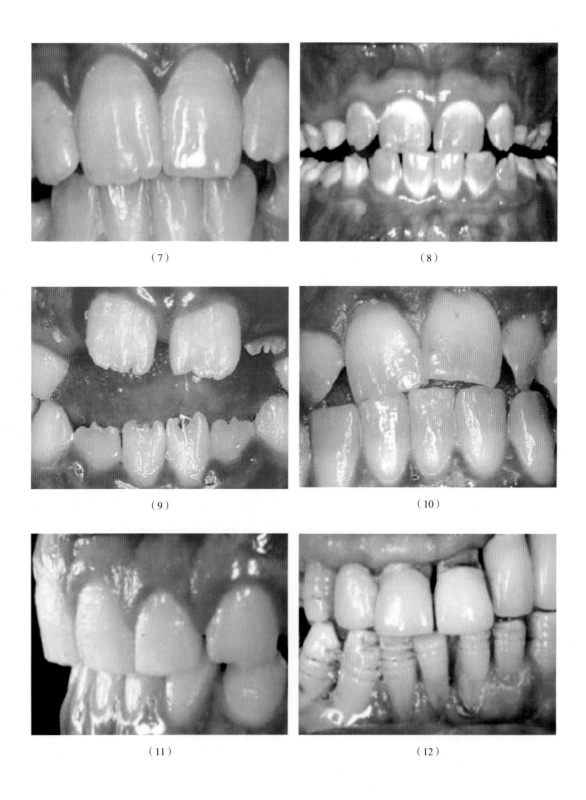

（7）

（8）

（9）

（10）

（11）

（12）

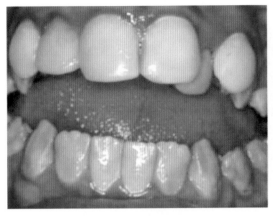
（13）

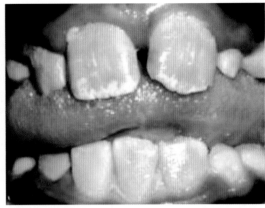
（14）

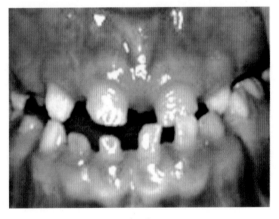
（15）

彩图 3-1　各种釉质发育不全

（1）～（3）发育不全型釉质发育不全。（1）点样或沟样凹陷的釉质；（2）水平条纹凹陷的釉质；（3）不规则凹陷的釉质。（4）和（5）钙化不全型釉质发育不全。釉质表面不光滑，颜色发暗，釉质容易碎裂。（6）和（7）成熟不全型釉质发育不全。釉质的厚度和硬度基本正常，但出现白灰样的改变，（6）更为显著。（8）ALMEX 基因突变引起的釉质发育不全。患者男性，患牙表现为成熟不全型的釉质发育不全，牙冠颈部呈不透明，牙冠整体釉质出现棕色变，基因检测表明 AMELX 出现点突变，继而导致酪氨酸富集区蛋白的改变（P70T）。（9）和（10）ALMEX 基因突变引起的釉质发育不全。（9）患者女性，7 岁半，其釉质薄而透亮。（10）为（9）中患者的母亲，37 岁，釉质变色，并有不规则凹陷。其基因突变类型为 ALMEX 的第 2 个外显子的第 4 个密码子出现突变。（11）和（12）ENAM 基因突变所引起的釉质发育不全。（11）釉质表面呈点窝样凹陷；（12）下颌釉质表面出现水平沟样凹陷，上颌除右尖牙外均已修复。（13）MMP20 基因突变所引起的釉质发育不全。釉质钙化程度降低，牙齿呈白 - 棕色变。（14）KLK4 基因突变所致的釉质发育不全。釉质表现为成熟不全型的色素沉着，呈黄 - 棕色变，釉质厚度正常。（15）TDO 综合征的异常釉质表现，釉质较薄，有点窝凹陷，轻度颜色改变［（1）～（7）改编自 Crawford PJM 等，2007；（9）和（10）引自 Kim JW 等，2004；（11）引自 Hart PS 等，2003；（8）、（11）～（13）引自 Wright JT，2006；（14）改编自 Hart PS 等，2004；（15）引自 Saint Joseph's Pediatric Dentistry Lit Review］

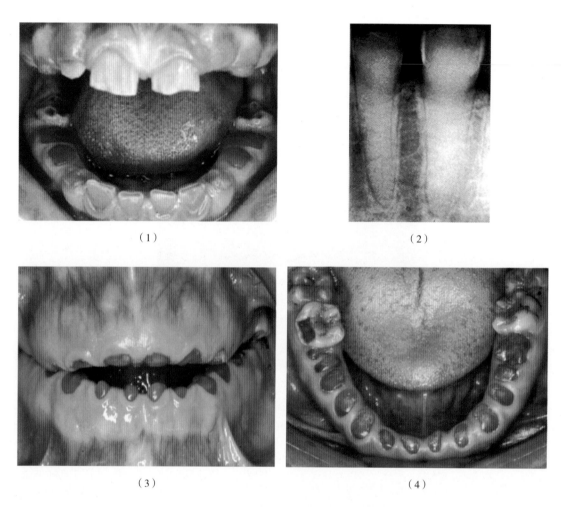

（1）   （2）

（3）   （4）

彩图 4-1 遗传性牙本质异常的临床表现

（1）Ⅱ型牙本质发育不全的口腔内表现，牙体呈灰棕色，磨耗显著，几乎至牙槽嵴。（2）Ⅱ型牙本质发育不全的 X 线特征。图中可见髓腔和根管几乎闭锁。（3）和（4）成骨不全患者的口腔异常表现，可见牙体硬组织磨耗严重至牙槽嵴［（1）改编自 http：//medical-dictionary. thefreedictionary. com/dentinogenesis+imperfecta；（2）改编自 http：//www. medcyclopaedia. com/library/radiology/chapter11/11_4. aspx? p=1］

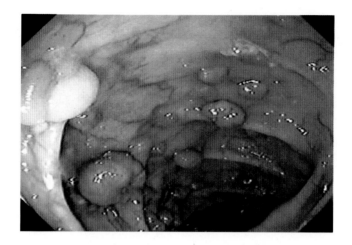

彩图 5-1　家族性腺瘤性息肉病表现为消化道部位多发息肉
（引自 http：//radiographics.rsna.org/content/24/6/1535/F23.large.jpg）

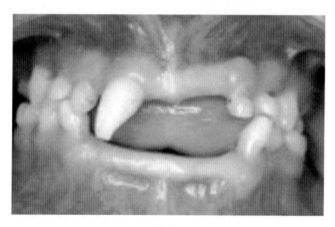

（1）

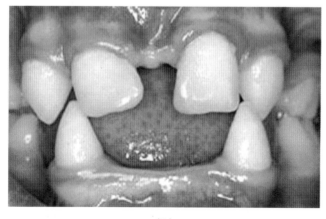

（2）

彩图 5-2　外胚层发育不全引起的牙数目减少
（1）患者男性，19 岁，牙发育不良、牙数目减少，同时伴有指甲异常；
（2）引自 http：//en.wikipedia.org/wiki/Ectodermal_dysplasia

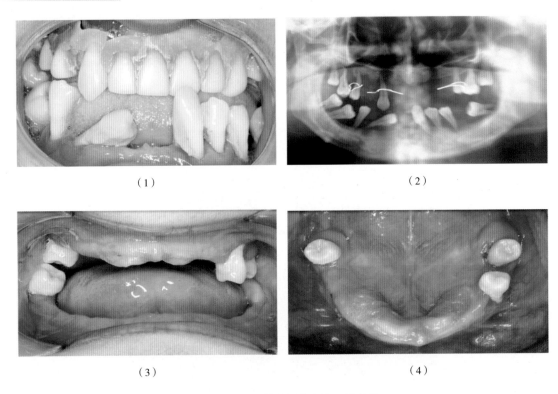

（1）　　　　　　　　　　　　　　　　　（2）

（3）　　　　　　　　　　　　　　　　　（4）

彩图 6-1　PL 综合征患者的口腔表现

（1）患者表现为牙松动、缺失，戴有不良修复体；（2）全口牙位曲面体层 X 线片显示牙槽骨吸收；

（3）去掉活动义齿以及活动牙拔除后的口腔表现；（4）口腔多数牙由于牙松动陆续脱落

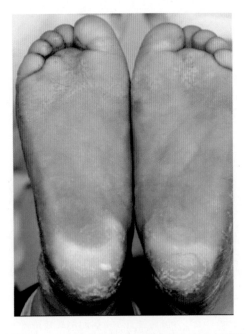

彩图 6-2　PL 综合征患者的脚底局部角化层增厚

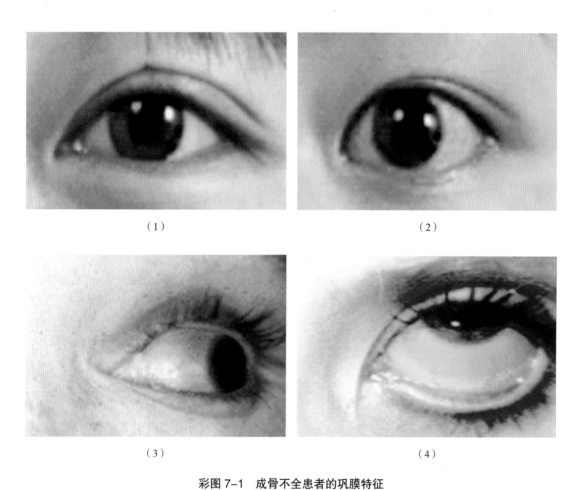

（1）　　　　　　　　　　　　　　　　　　（2）

（3）　　　　　　　　　　　　　　　　　　（4）

彩图 7-1　成骨不全患者的巩膜特征

（1）正常中国人的巩膜；（2）一位中国成骨不全患者的眼睛巩膜略呈浅蓝色。（3）和（4）白人成骨不全患者的
特征性蓝色巩膜（引自 Herbert L Fred. A Valuable Physical Sign. Resident & Staff Physician，2005）

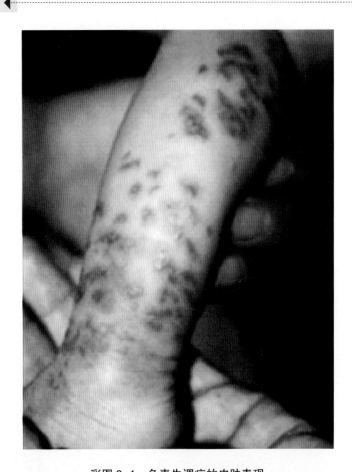

彩图 8-1　色素失调症的皮肤表现

（引自：http://www.mdconsult.com/das/patient/body/146417059-4/0/10041/2860_en.jpg）

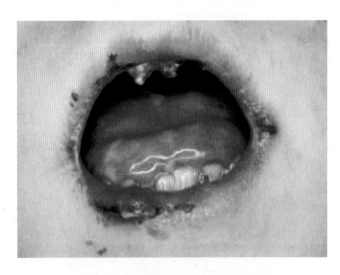

彩图 9-1　大疱性表皮松解症的口腔表现

（引自：http://img.tfd.com/mosby/thumbs/500075-fx6.jpg）